내 몸을 살리는
왕실 및 민간 약초 단방!

약용
약초
보감

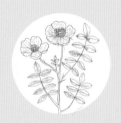

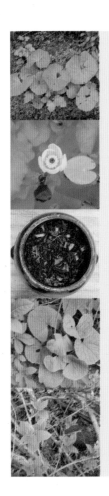
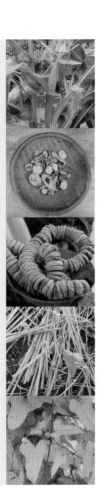

내 몸을 살리는
왕실 및 민간 약초 단방!

약용
약초
보감

글·사진
정구영 | 정로순 | 정경교 | 손영호

전원문화사

"건강의 보물 창고 약초!"

우리나라에서 자생하는 나무는 1,000여 종이고 이중 주변에서 흔히 접할 수 있는 나무는 100여 종이다. 자생하거나 재배하고 있는 3,500여 종의 약용식물 가운데 600가지를 가려 누구나 실용적으로 활용할 수 있도록 질병을 예방하고 치유할 수 있도록 식용, 약용(탕, 환), 성미, 독성, 특징 등을 실었다.

동양의학의 꽃 한의학은 수천 년 동안 우리 민족의 지켜준 민간의약(民間醫藥)이다. 조선 초기에 간행된 "향약집성방(鄕藥集成方)"과 한국·중국·일본 동북아시아의 의학 문헌을 집대성한 "의방유취(醫方類聚)", 조선 중기 "의림촬요(醫林撮要)"와 허준이 쓴 "동의보감(東醫寶鑑)", 정조 때 한의학 서적 "제중신편(濟衆新編)", 한의학의 대미를 장식한 이제마가 쓴 사상체질론 "동의수세보원(東醫壽世保元)"으로 이어진 민간의약의 계보를 가지고 있다.

한약재의 기본은 초근목피(草根木皮)로 각종 약재 처방은 "방약합편(方藥合編)"에 기록돼 있다. 고대 중국에서 신농씨(神農氏)가 쓴 "신농본초경(神農本草經)"과 중의학의 경전이라 할 수 있는 "황제내경(黃帝內經)"과 이시진이 쓴 "본초강목(本草綱目)"이 전수되고 있다.

조선 시대 세조의 궁중에서 임금이나 왕족을 치료했던 어의(御醫) 전순의가 쓴 "식료찬료(食療纂要)"에서 "음식이 으뜸이고 약(藥)이 다음이다"라고 했듯이 현재 나의 건강 상태는 지금까지 먹어왔던 식습관과 생활습관의 결과라 할 수 있다.

우리 선조는 우리 땅에서 자생하는 약초를 식용과 약용으로 이용하여 건강을 지켜왔다. 약산 정구영 선배가 가칭 "약초를 알면 건강이 보인다" 원고를 보여 주며 추천을 의뢰해 음식으로 먹는 채소와 약초를 비롯해 민간의약에서 전해 내려오는 단방(單方)이 독자들에게 건강상으로 도움이 될 것으로 확신한다.

민간의약은 질병을 예방하고 면역력 증진을 통해 스스로 치유하는 힘을 길러주는 예방의학이다.

이 책은 약초의 기초상식과 · 채취 · 약성의 작용 · 용량 · 저장 및 보관 · 약용식물 건조방법 · 부작용을 줄이는 방법 · 달이는 시간 · 법제와 해독 · 약초 무용물(無用物)을 제거하는 법 · 독초 구분법 · 중독 및 해독 · 방약합편(方藥合編)에서 약재의 제조 및 법제(法製) · 독초 법제과 인체를 지켜내는 면역에 좋은 약초와 각종 질병(암, 소화기 질환, 근육과 뼈, 심장, 간, 췌장, 신장, 호흡기 질환, 피부 질환, 정신과 질환, 통증 등)과 특허로 검증된 약용식물 131종, 민간의약으로 밝혀진 약용식물 효능, 누구나 쉽게 만들 수 있는 한방 처방, 알아 두면 편리한 한약재 및 약초 구입처, 약초 명인이 실려 있다.

이 책은 현대의학의 기초상식과 약초를 알면 건강할 수 있는 식용법과 약용식물 단방집(單方集)으로 가정에서 쉽게 활용할 수 있어 일독(一讀)을 권한다.

원광대학교 한의과 대학 교수 **손인경 한의학 박사**

"몸을 알면 건강이 보인다!"

예부터 "재물을 잃은 것은 조금 잃은 것이요, 명예를 잃은 것은 더 많이 잃은 것이요, 건강을 잃은 것은 모든 것을 잃은 것이다"라 했듯이 세상에서 가장 귀한 생명과 건강을 아무리 강조해도 지나치지 않는다.

나는 의학 박사다. 내과 전문의, 가정의학과 전문의, 심장내과 분과 전문의, 소화내기경 본과 전문의, 결핵과 전문의, 방사선 동위원소 특수 전문의, 미국 ACCP 정회원으로 경희대학교 의과대학 교수와 동서 의학연구소 선임교수, 전북 도립병원장과 전북대 의학전문 대학원 왜래 교수를 역임하고, 전주에서 개인 클리닉과 사랑요양병원을 운영하고 있다.

나는 사람의 질병을 치료하는 의사는 부업이요, 평생 화두(話頭)는 건강한 몸을 유지하며 신선의 꿈을 꾸는 도학(道學)이 주업이다. 나는 내 몸을 위해 육식과 생선과 유제품을 하지 않는 비건(vegan)으로 살고 있고 지금도 84세지만 병 없이 건강한 몸을 유지하고 있다.

이 책의 저자 정구영 선생은 사랑하는 제자로 세속을 초월한 신비한 방외지사(方外之士)이다. 건강에 대한 해박한 지식은 질병에서 벗어날 수 없는 사람에게 희망의 등불과 같은 존재다.

약산 선생은 독실한 기독교 신자이면서 동양의 3대 사상인 유교, 불교, 도교 사상을 섭렵하고 선인의 지혜가 담긴 고전(古典)을 번역하는 저술가이다. 그가 노자 도덕경 81장을 의역하고 한 장당 2~3장씩 칼럼을 쓴 것은 아무나 할 수 없는 일이다.

약산과 정담을 나누다 보면 선도(仙道) 도사인지, 유학자인지, 불교학자인지 구별하기 어려울 정도이다. 그의 대학원 석사학위 논문이 불교 능엄경의 "소리 수행에 관한 연구"인 것을 보아도 알 수 있다. 그가 전통 의서를 두루 섭렵하고 몸학을 창시하고 도학, 자연 의학, 약초학, 양생술, 명상, 태극권 등을 섭렵하고 세상에 걸림이 없이 자유롭게 신선처럼 산다.

이 세상에 나를 지켜주는 안전지대는 없다. 코로나 시대를 종결하지 못하고 있는 이 시점에 이 책은 건강상으로 큰 도움이 되리라 확신한다.

세계보건기구에서는 건강이란 육체적, 정신적, 사회적, 영적으로 건강한 상태를 말한다. 이 세상에 건강과 관련하여 만병통치는 없다. 다만 질병을 예방하고 노화를 더디게 하는 식품은 우리 땅 지천으로 널려 있다.

사람은 오래 사는 것보다 더 중요한 것은 생을 마감할 때까지 병 없이 행복하게 사는 것이다. 인체의 병은 세포의 변질과 손상으로 염증이 생기면서 자리를 잡는다. 건강은 마음에서 기인한다고 정신신체의학에서는 주장하고 있다. 위드코로나 시대에 살아남기란 쉽지 않다. 건강을 잃으면 다 잃기 때문에 내 몸을 지키는 게 최우선이 되어야 한다.

지금부터라도 내 몸을 지키기 위해서는 욕심을 내려놓고 잘못된 생활습관을 바꾸고 육식 위주에서 채소 위주의 식습관으로 바꾸어야 한다. 긍정적인 생각, 절제된 생활, 휴식, 규칙적인 운동, 체중 관리 등을 해야 한다.

이번에 약산 정구영 제자가 쓴 "약초를 알면 건강이 보인다"는 30년 넘게 산천을 다니며 일간지(한국일보, 문화일보)와 잡지가(월간조선, 사람과 산 등) 신문에 연재하고 약초 책 40권 이상을 출간한 것은 아무나 쓸 수 있는 일이 아니다.

이 책은 독자는 물론 건강을 직업으로 가지고 있는 제도권 의사, 한의사, 한약사, 약사, 비제도권의 자연 요법사, 약초꾼, 건강원, 요양사 등에게 도움이 되리라 확신해 일독을 권하는 바이다.

전북대 의학대학원 외래 교수 **이동호 의학 박사**

"이 세상에서 생명보다 소중한 것은 없다!"

생(生)과 사(死)는 인간이 땅에 존재함과 동시에 죽음의 때까지 끝없는 질문과 답변을 요구하지만 결코 해결되지 않는 영원한 주제였고, 인류가 생존할 때부터의 가장 큰 관심으로서 과연 인간이 어떻게 하면 오래 사느냐는 것이었다. 그러다 문명과 문화의 발달로 인해 이제부터 인류가 오래 사는 장수의 비결에 더하여 어떻게 하면 건강을 오랫동안 유지하며 사느냐의 문제에 또 한 번 봉착하게 되었다. 곧 단순히 생존 여부의 차원을 뛰어넘어서 보다 건강한 삶의 질을 유지하고자 하는 열망이 더욱 뚜렷하다. 그렇지만 그런 인간의 열망과는 달리 오히려 생활양식과 환경변화에 의한 부작용의 산물로서 자체 면역기능의 저하로 인한 각종의 악성 암, 고혈압, 당뇨, 혈관질환, 심장질환, 대사증후군, 비만, 아토피, 대상포진 등을 유발시키고 더 나아가서는 비전염성 만성질환들에 의해 무병장수의 꿈이 각종의 질병에 무릎 꿇게 되고 사람의 주요 사망원인으로 대두되었다.

요즘의 병원을 찾아가보면 예전에는 있을 수 없던 일들이 요즘에 일어나고 있는 걸 볼 수 있다. 양방 전문인 병원들이 한방과 협력하여 질병의 치료에 협업하고 있다. 곧 주류인 현대의학에는 한계점이 왔고, 미래는 이것을 극복하기 위한 방법과 대안으로서 한방이나 자연치유법을 이용한 것으로 인류의 건강에 도전해야 한다는 것이다. 특히 자연치유는 자연이라는 것과 사람의 몸과 마음을 조화롭게 융화시켜 질병을 치유하기 위한 자가 면역력을 높이는 것이다. 자연치유를 활용한 방법으로서 고대의 사람들은 산과 들에서 채취한 산야초의 뿌리나 줄기, 잎, 꽃과 열매들을 섭취함으로 병을 고치고 생명을 유지시켜 왔다.

인체의 면역기능을 높여주고, 회복 능력을 향상시켜 주는 여러 종류의 자연적인 치료방식을 동원하는 방법 중에 음식 섭생을 통한 건강 유지의 방법으로 동서고금을 막론하고 자연으로부터 찾으려고 노력을 하고 있는데, 현대의 사람들은 여러 가지의 자연요법 중에 질병 예방과 치료를 위한 방법으로 약용에 적합한 산야초를 선호하는 쪽으로 방향을 잡고 있다. 곧 자연에서 채취한 약용 산야초를 통해 건강을 돕고 질병을 치료하는 방법을 찾고 있다는 것이다.

웰빙(wellbeing)문화의 확산과 함께 건강한 먹거리에 대한 관심으로서 산야초를 통한 건강관리가 더욱 주목받으면서 대중매체에서도 산야초의 효능에 대한 정보들이 많이 다루어지고 있고 특정 약초의 이름은 실시간 검색어로 뜨기도 하고, 지방자치단체에서 육성하는 특화작물들도 약용식물들인 경우가 대부분이다. 이런 측면에서 우리는 약용식물인 산야초의 가치를 재조명 확산시켜 다양한 연구를 통해 인류의 건강에 기틀이 되어야 할 시점에 왔다.

이 책은, 2021년 신축년(辛丑年)을 넘기는 시점에 여전히 맹위를 떨치는 전염성 코로나에 신음하는 인류에게 새로운 생명의 힘과 희망이 되어야 할 것이다. 역사적으로도 나라가 바람 앞의 촛불과 같은 상황에서도 민초(民草)가 국운(國運)을 짊어지고 일어섰듯이, 인생들의 건강을 책임져줄 약초들이 전국의 산하에서 여전히 자생(自生)하고 있다.

이 책이 건강을 살피며 가던 길을 멈추게 하고 새로운 건강의 길로 인도할 민초(民草)들의 건강 이정표가 되기를 소망하며, 건강에 대한 눈이 확 열려서 새로운 2022년에 건강한 계획들을 세우고 이뤄나가게 되기를 바란다.

힐링 자연치유 센터 건강 상담 실장 **정로순 박사**

"무예와 약초를 벗 삼아 청산에 살어리랏다!"

세상에서 가장 귀한 게 내 몸이다. 코로나 시대에 사느냐 죽느냐의 갈림길에서 '왜 사는가? 무엇을 위해 어떻게 사는 것이 잘사는 것일까?' 스스로 묻고 또 물어야 한다.

한 번도 경험하지 못한 코로나 대유행으로 인하여 22개월 째, 현재 멀쩡한 사람들이 2021년 11월 22일 지구촌 220개 국가에서 코로나 확진자는 257,973,246명 사망 5,171,224명이다. 여기에 긴급 사용된 백신을 맞고 후유증 환자가 급속하게 늘고 있고 사망과 영구 장애와 중증 환자로 전락해 사경을 헤매고 있다. 위드코로나로 전환한 우리나라만 해도 11월 22일 기준으로 확진자 425,065명 사망 4,116명이고, 하루에 수십 명이 죽어 가고 있다. 여기에 백신을 맞고 죽은 사람이 1,289명이고, 중환자실에서 12,755명이 죽음의 사경에서 헤매고 있질 않은가?

이 세상에 나를 지켜주는 안전지대는 없지만, 사람들은 돈만을 쫓는 삶으로 인해 건강의 소중함을 잊고 사는 게 문제라 생각한다. 뭐가 바빠서 내 몸이 자연의 풍광도 보지 못하고 앞만 보며 시속 100km로 질주하면서 자연도, 낭만도, 추억도, 멋도 없이 그저 엉덩이 꽁지에 불이 난 것처럼 살다가 비참하게 생을 마감하는 것을 볼 때 탄식만 나온다.

나는 고등학교를 졸업한 뒤 세상을 구경하고 싶어 인문대학을 접고 해양대학에 진학하고 해군을 만기 전역한 뒤 1982년부터 일등 항해사와 선장으로 외항선을 타고 지구를 36바퀴나 돌고 유람을 했다.

이 세상은 본래 주인이 없다. 사자성어에서 자연의 아름다운 풍경을 뜻하는 "강산풍월(江山風月)"은 이용하는 사람이 주인이다. 나는 이것을 깨닫고 선장으로 목돈을 챙기고 과감하게 사표를 내고 부모님이 사는 신선(神仙)도 머물고 간다는 백운(白雲) 산 속으로 들어와 "일입청산갱불환(一入靑山更不環)" 즉 "내가 한 번 청산에 들어왔으니 다시는 세속에 나가지 않으리라"를 다짐하며 둥지를 트고 내가 좋아하는 것을 하며 자연인처럼 살고 있다.

사람은 저마다 한세상을 살아가는 데는 여러 갈래의 길이 있다. 그리고 누구나 건강 속에서 행복하기를 원한다. 누군가 "희망은 길과 같은 것이다"라고 했다. 맞는 말이다. 내가 좋아하는 것을 추구하는 것도 길이요, 돈만을 쫓는 삶도 길이다. 그러나 어느 길이 좋은지는 살아가면서 스스로 알 수 있다고 본다.

나는 어릴 적부터 매화가 활짝 핀 꽃 길에서 무술을 하고 구름 위에서 신선이 되어 백마를 타고 하늘을 나는 꿈을 자주 꾸어 무예 외 만화를 3만 권 이상을 봤다. 그 영향인지 몰라도 제일 좋아하는 것이 동방 무예였다. 생활적으로 경제적 안정을 위해 이곳 진안고원 산자락 5만여 평을 매입하고 20년 넘게 가시오가피와 섬오가피 외 건강에 좋다는 여러 종류의 약용 나무와 약초를 심고 친환경 약초 농장과 공장도 운영하고 있다.

지금, 이 순간이 나에게 주어진 마지막 순간으로 알고 최우선으로 몸을 챙기고 욕심을 내려놓아야 이 세상을 자유롭게 살 수 있다고 본다.

이 책의 대표 저자인 약산과 나는 의형제가 되어 힐링 자연치유학교를 운영하면서 약초 산행과 체험, 약초 포럼과 교육, 건강 상담 등을 하고 있다.

이 책은 오늘을 살아가는 독자들에게 건강상으로 큰 도움이 되리라 믿으며 질병에 대한 기초상식과 식용과 병을 예방하고 치유하는 약초 단방(單方)이 고스란히 담겨 있다.

영웅문에서 정경교 문주

"하나님이 준 자연의 선물 약초!"

하나님은 세상을 말씀으로 창조하셨다. "셋째 날에 식물을 창조하고 땅에 생육하고 번성을 약속하며 흙에 씨 맺는 모든 채소와 열매를 맺는 모든 나무에서 먹을거리가 되리라"고 했다.

한자 "약(藥)"자는 태양(日)의 빛(丿)을 받아 자라난 어린 "풀(艸)"과 "나무(木)"이 들어 있다. 고대 갑골문을 보면 "약(藥)" 자는 즐거운 "락(樂)"으로 조합된 글자로 "즐거움을 주는 풀"로 사람이나 동물이 생명을 유지하는데 먹거리가 되기도 하고 식용과 약용이 된다는 것을 알아야 한다.

지구상에 자생하는 식물은 저마다 독특한 의미와 상징성을 가지고 있다. 오늘날 식물이 경외의 대상이 될 수 있었던 것은 질병에 대한 효능 못지않게 이용상 착오에서 오는 두려움과 식물의 신비에 대한 상징성 때문이다.

인간에게 식물은 무엇인가? 우리가 사는 지구는 식물의 공(球)이고, 인간은 식물 덕분에 살고 있다. 만약 식물이 없다면 우리 인간은 아무것도 아니다. 만약 식물이나 나무가 없다면 이 세상에는 종말이나 다름없다.

3,000년 전에 노자(老子)는 "천지불인(天地不仁)"이라 하여 "하늘과 땅은 만물(萬物)을 길러냄에 있어서 어떤 존재에 특별히 어진 마음을 베풀지 않고 더불어 다 함께 얼마간 사는 공간일 뿐이다"라는 경종을 했다. 이게 무슨 말인가? 푸른 녹색 식물의 광합성 작용을 통해 방출된 산소는 모든 동식물의 생존에 불가결하고, 합성된 탄수화물은 생명의 원천인 에너지(energy)를 주기 때문에 "인간은 식물을 떠나서 살 수 없는 존재"라는 뜻이다.

우리나라는 국토 면적의 70%나 되는 산국(山國)으로 축복을 받은 민족이다. 사계절 나무에서 내뿜는 피톤치드(phytoncide)는 인체의 질병을 치유하고, 통증 등을 덜어주는 효능은 흔히 말하는 식물에만 한정되지 않는다. 인간에게 식물은 생명의 근원인 동시에 몸과 마음을 즐겁게 하는 볼거리가 되고, 숲 체험의 효능에서 잇따라 확인하듯 함께 하는 그것으로 인간에게 심리적 안정과 평화와 행복을 안겨 주는 고마운 존재다.

식물은 자연의 이치에 순응하면서도 인간에게 건강과 삶의 지혜를 일러주기도 한다. 끊임없이 흐르는 세월 속에서도 변함없이 때가 되면 싹을 틔우고, 꽃을 피우고, 열매를 맺고, 자손을 퍼뜨린다. 인간은 식물의 고마움을 깨닫고 자연과 교감하며 섭리에 순응하는 것이야말로 삶의 질을 높일 수 있다고 본다.

인간의 최대 화두(話頭)는 건강과 행복이다. 나는 전남 구례에서 교회를 하며 지리산 자락에서 "지리산 산야초 농장"을 운영하면서 단군 이래 단 한 번도 경험하지 않는 전대미문(前代未聞)의 코로나 창궐(猖獗)을 겪으면서 삶과 죽음에 대한 성찰(省察)하며 인생의 가치관과 생명관과 자연관이 얼마나 중요한지를 깨달았다.

이 땅 아름다운 강산에 경제발전이라는 거대한 명분으로 인간들은 우리의 마음의 밭인 고향의 산과 들(野)을 깎아 그 위에 아파트를 지으면서도 내 삶의 양식인 몸과 마음의 쉼터라 할 수 있는 숲과 나무가 주는 혜택을 잊고 삶을 하고 있다. 예부터 사람들 곁에는 늘 나무가 있었다는 사실을 잊어서는 안 돼 건만 지금, 이 시각에도 지구촌 곳곳에서 숲과 함께 수천 종의 식물이 사라지고 있다는 사실에 탄식만 나올 뿐이다.

고대로부터 들(野)과 산에서 흔히 자라는 산야초는 재생의 영약(靈藥)인 불로초(不老草), 개안초(開眼草), 환생초(還生草) 등은 생명의 지켜주고 소생을 가져오는 영약으로 현재 우리가 질병에 걸렸을 때 먹는 대부분 약은 식물에서 얻고 있다는 것을 알아야 한다.

　고대 중국에서 B.C 2,700년경에 신농(神農)이 쓴 "신농본초경(神農本草經)"은 365가지 약초를 상품, 중품, 하품으로 구분하여 체계적으로 기록하였고, 고대 이집트에서 파피루스에 약초에 사용법이 기록되어 있고, 성서 시대 바빌론의 수메르인들은 B.C 2,000년경에 수많은 식물을 점토판에 새겨 남겼고, 고대 메소포타미아의 의서(醫書)에서도 약용식물에 대한 기록이 있는 것으로 보아 오래전부터 자연에서 자생하는 풀이나 열매 등을 약초로 사용하였음을 알 수 있다.

　이 책은 우리가 몰랐던 현대인의 질병 100가지의 기초상식과 우리 윗대 조상인 선조(先祖)로부터 구전(口傳)과 민간의약으로 전한 것을 누구나 쉽게 실용적으로 활용할 수 있도록 우리 땅에서 쉽게 구할 수 있는 약초를 통해 건강할 수 있는 비방집(祕方集)이다.

지리산 자락에서 지리산 산야초 농장주 **손영호 목사**

"醫는 하나, 醫學은 여럿, 民間醫藥은 수천!"

코로나 시대 살아 있다는 사실에 감사해야 한다. 오늘을 사는 우리는 탐욕과 물질의 풍요에 역습을 당하고 있고 자연을 훼손한 대가로 단 한 번도 경험하지 못한 전대미문(前代未聞) 코로나(COVID-19) 상황에서 사느냐 죽느냐 기로(岐路) 속에서도 힐링(healing)과 치유(cure)가 넘친다. 코로나 이전에 웰빙(well-being)은 "잘 먹고 잘살자"라는 화두(話頭)를 두고 살았으나 지금은 코로나로 인해 동물의 왕국처럼 살아남기 위해 발버둥을 치고 있다.

살아 있다는 것은 기적! 사는 동안 자연이 주는 은혜와 위로를 생각해 본적이 있는가? 없는가? 자연의 섭리는 생각 없는 인생에게 말없이 깨우침을 준다. 건강의 한 방편으로 약용식물에 그 해답이 있다고 본다.

오늘을 사는 우리에게 근본적인 삶의 문제를 해결할 수 있는 "키워드(keyword)"는 인터넷과 유튜브 등에서 정보를 탐색하는 "아이콘(icon)"이 자리를 잡았다.

지금, 나의 건강을 이대로 내버려 둘 것인가? 아닌가? 삶의 가치란? 결코, 물질적 부(富)나 권력이나 명예에 있지 않다. 그 가치를 안다면 함부로 주어진 생명과 내 몸이 훼손되지 않도록 할 것이다.

이 세상은 소유욕(所有慾)이라는 독(毒)에 든 술잔(酒盞)과 같은 것, 깨달음의 과정도 시간을 멈추게 할 수는 없는 것. 코로나 시대 사느냐 죽느냐 갈림길에서도 탐욕(貪慾)이라는 덫, 즉 그 감옥에서 탈출해야 한다.

사람은 이 세상을 사는 동안 첫째도 건강, 둘째도 건강, 셋째도 건강, 아니 삶에서 최우선으로 지키고 보존해야 하는 것은 건강이다.

지금 지구에 무슨 일이 벌어지고 있는지 관심을 가져야 한다. 내 몸을 위협하는 "미세먼지", "환경 호르몬", "유해 물질" 등에서 벗어날 수는 없다는 것을 깨닫고 몸 안에 쌓인 독소를 배출해야 한다. 독소를 빼는 것도 약초에 답이 있다.

필자는 삶에서 몸을 최우선으로 챙기는 것으로 시작한다. 이 책은 인체의 질병에 대한 현대의학적으로 기초상식을 제공하고, "약초를 알면 건강이 보인다"라는 명제를 두고 산야초의 기초상식 채취. 약성의 작용, 용량, 저장 및 보관, 약용식물 건조방법, 부작용을 줄이는 방법, 약초 달이는 시간, 독초 구분법 및 독초 법제와 중독에 따른 해독법, 약초 무용물(無用物)을 제거하는 법, 금기, 방약합편(方藥合編)에서 약재의 제조 및 법제(法製)하는 방법을 소개했다.

이 책의 본문 제1~12장까지 매 장에 식용과 약용 600여 개의 단방(單方)을 실었다!

- 제1장에서는 면역에 좋은 약초 비방으로 면역계 질환, 자가 면역계 질환, 코로나-19 예방 및 민간의약, 알레르기 비염, 아토피 피부염에 대한 식용과 약용 단방을 실었다.
- 제2장에서는 건강의 비밀 효소와 식초에 있다고 주장하는 지리산 산야초 손영호 명인에 대하여, 암에 좋은 약초 비방으로 갑상선암, 위암, 식도암, 간암, 유방암, 폐암, 대장암, 자궁암, 전립선암, 혈액암, 췌장암, 신장암, 피부암에 대한 식용과 약용 단방을 실었다.
- 제3장에서는 소화기 질환으로 소화불량, 식체, 설사, 변비, 위염, 십이지장궤양, 복통, 장염, 딸국질에 대한 식용과 약용 단방을 실었다.
- 제4장에서는 근육과 뼈에 좋은 약초 비방으로 요통, 근육통, 관절염, 염좌(삔

것), 견비통(오십견), 골절상, 골다공증에 대한 식용과 약용 단방을 실었다.

- 제5장에서는 심장에 좋은 약초 비방으로 고혈압, 저혈압, 뇌졸중, 동맥경화증, 고지혈증, 협심증, 심정지 & 심근경색증, 빈혈, 부정맥, 관상동맥에 대한 식용과 약용 단방을 실었다.

- 제6장에서는 간 및 췌장에 좋은 약초 비방으로 간염, 황달, 간경변증, 지방간, 당뇨병에 대한 식용과 약용 단방을 실었다.

- 제7장에서는 신장에 좋은 약초 비방으로 이뇨, 신장염, 방광과 요도 질환, 부종, 이명증, 남자 전립선 질환, 여자 요실금, 야뇨증 & 오줌소태, 신부전증, 성인 남성 정력 & 음위증에 대한 식용과 약용 단방을 실었다.

- 제8장에서는 호흡기에 좋은 약초 비방으로 기관지염, 천식, 기침, 인후염, 편도선염, 축농증, 폐렴, 감기에 대한 식용과 약용 단방을 실었다.

- 제9장에서는 여성에 좋은 약초 비방으로 여성 갱년기, 여성 냉증, 월경 불순, 산후 부종, 산후 출혈, 대하증, 불임증, 다한증 & 식은땀에 대한 식용과 약용 단방을 실었다.

- 제10장에서는 피부에 좋은 약초 비방으로 피부병, 피부소양증(가려움증), 치질, 화상, 무좀, 습진, 옴, 어혈과 멍, 옻독에 대한 식용과 약용 단방을 실었다.

- 제11장에서는 정신과 마음에 좋은 약초 비방으로 스트레스, 정신불열증(조현병), 화병, 우울증, 불면증, 약물 의존, 탈모 및 원형 탈모, 어지럼증, 비만에 대한 식용과 약용 단방을 실었다.

- 제12장에서는 통증에 좋은 약초 비방으로 두통, 신경통, 무통증 통, 치통, 월경통, 통풍에 대한 식용과 약용 단방을 실었다.

- 제13장에서는 논문과 의학적으로 검증된 약용식물을 실었다.

- 제14장에서는 특허로 검증된 약용식물 131개를 실었다.

- 제15장에서는 민간의약으로 밝혀진 약용식물 효능을 실었다.

- 제16장 누구나 쉽게 만들 수 있는 한방 처방으로 내 몸에 맞는 체질 약초를 설

명하고 누구나 쉽게 만들 수 있는 공진단, 경옥고, 오자환, 우황청심환, 쌍화탕, 사물탕, 십전대보탕을 실었다.

- 제17장에서는 알아 두면 편리한 한약재 및 약초 구입처인 한국생약협회, 서울 경동 약령시장, 대구 약령시장, 대전 한의학 거리, 제천 약령시장, 산청 동의보감촌, 함양 산삼 축제, 금산 약령시장, 지리산 화개장터 약령시장, 호남의 지붕 진안고원 한방약초센터, 전국 농협 하나로 유통을 소개했다.
- 제18장에서는 약초 명인으로 진안고원 가시오가피 명인, 지리산 약초골 꾸지뽕 명인, 진안고원 인진쑥 명인, 모악산 새만금 유기농 꾸지뽕 명인, 진안 덕태산 마가목 효소 명인, 치악산 산양 산삼 명인, 지리산 산야초 효소 · 식초 명인을 실어 약초에 대한 상담에 도움을 주었다.

부록에서는 우리가 잘 모르는 한방 용어를 실었다.

필자는 일평생 약용식물을 연구하고, 사진을 찍고, 연재하고, 식물 칼럼을 쓰고, 책을 내고, 약초와 건강 특강을 하고, 약초 교육과 포럼을 하며 살고 있다.

이 책에는 우리 선조(先祖)의 민간의약에 대한 지혜와 현대인의 질병에 대한 답이 담겨 있다고 확신하여 독자들에게 일독을 권한다.

册 寶物 倉庫 書齋에서 藥山 書

일러두기

- 우리나라에서 자생하는 목본식물, 덩굴식물, 수생식물, 산야초, 버섯 중에서 분류방식을 따르지 않고 편의에 따라 실었다.

- 인체의 질병 중 100가지를 선정해 기초상식으로 도움을 주었다.

- 각 질병별 약초의 성미, 식용과 약용, 독성, 특징, 부작용을 실었다.

- 이 책에서는 통상 식용으로 먹는 법과 한의원이나 한약방에서 처방하는 법을 실었다.

- 민간요법은 국립문화연구소의 "민간의약", 권혁세의 "약초 민간요법", 정구영의 "산야초 대사전"과 "질병 치유 산야초" 외 20권 저서에서 인용했다.

- 제14장에서는 특허로 검증된 약용식물 131종을 실어 도움을 주었다.

- 제15장에서는 민간의약으로 밝혀진 약용식물 효능을 실어 도움을 주었다.

- 제16장에서는 누구나 쉽게 만들 수 있는 한방 처방으로 도움을 주었다.

- 제17장에서는 알아 두면 편리한 한약재 및 약초 구입처를 실어 도움을 주었다.

- 제18장에서는 약초 명인을 실어 상담할 수 있도록 했다.

- 부록에 질병에 대한 도움을 주기 위해 한방 용어를 실었다.

- 이 책은 질병에 대한 기초상식을 통해 내 몸을 지킬 수 있는데 목적이 있으나, 의학적 한의학 전문 서적이 아니므로 여기에 수록된 식용으로 먹는 것 외 탕으로 달여 먹는 것은 각 개인의 책임이며, 질환에 따라 한의사의 처방을 받고 복용을 해야 한다.

- 이번 코로나 창궐에서 보았듯이 이 세상에 만병통치는 없다. 세상에서 단 하나뿐인 내 생명이 가장 소중하고 귀하다는 것을 깨닫고 살아 있다는 것과 죽음에 대한 성찰(省察)이 요구된다.

- 현재 나의 건강은 지금까지 먹어왔던 식습관과 생활습관의 결과라는 것을 깨닫는 일이다.

약초 기초 상식

1 채취

산야초에는 고유한 약성과 배당체와 건강에 유익한 성분과 유독(有毒)한 성분이 있다. 계절에 따라 채취 시기 · 미성숙과 익은 열매 · 색깔 · 냄새 · 효능 · 보존 상태 · 안전성 등 사용 목적에 적합한지 고려해야 한다. 산야초를 채취할 때는 계절과 적합한 지질(땅)에서 약효 성분이 가장 좋을 때 채취를 해야 한다.

산야초는 꽃 · 잎(어린순, 전초) · 열매(미성숙 열매, 익은 열매) · 줄기 · 뿌리는 각각 피는 시기와 성숙되는 시기에 따라 약효가 다르다. 예를 들면 꽃봉오리나 꽃가루, 어린순과 전초, 미성숙 열매와 익은 열매, 줄기와 나무의 껍질이나 속껍질, 뿌리와 뿌리 껍질을 쓰는 용도에 따라 다르다. 봄에는 꽃봉오리나 활짝 핀 꽃을, 어린순이나 잎(전초)은 신록이 무성하기 전에, 가지나 줄기는 여름철에, 열매가 익었을 때는 가을에, 통상 겨울에는 꽃과 잎 · 지상부가 다 시든 후 약성이 뿌리로 내려갔을 때 채취한다.

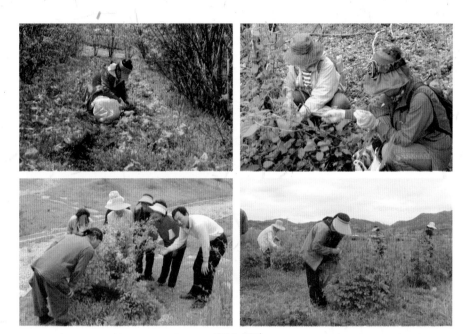

산야초 채취

꽃봉오리 • 목련꽃(신이), 매괴화(玫瑰花 · 해당화), 연꽃, 금은화, 골담초 등

꽃 • 매화, 제비꽃, 도화(桃花 · 복사꽃), 배꽃 등

어린순 • 새싹이 나올 때 딴다. 음나무 새싹, 옻나무 새싹, 삼지구엽초, 어성초, 삼백초, 가시오가피 새싹, 꾸지뽕나무 새싹, 감나무 새싹, 곰취, 머위, 돌나물, 참취, 미역취, 민들레 등

전초 • 지상부의 꽃이 피기 전에 채취한다. 산나물, 쑥, 인진쑥, 개똥쑥, 익모초, 현초, 부평초 등

가지 • 연중 수시로 채취한다. 가시오가피, 뽕나무, 꾸지뽕나무, 음나무, 담황백, 진피, 코르크(화살나무) 등

껍질 • 껍질(두충, 황벽나무, 후박나무, 칡, 으름덩굴, 자귀나무, 두릅나무, 백출, 두충, 느릅나무(유근피)), 속껍질(담쟁이덩굴 · 송절), 겉껍질을 쓰는 약초(도라지, 감초, 석류, 칡, 물푸레나무, 자작나무, 가죽나무) 등

미 성숙 열매 • 복분자 등

익은 열매 • 산수유, 마가목, 오미자, 머루, 가시오가피, 벚나무 열매(버찌) 등

뿌리 • 꽃과 잎과 줄기가 다 떨어진 후에 뿌리를 캔다. 칡, 도라지, 더덕, 강황, 용담, 만삼, 작약, 황기, 지치, 하수오, 삽주 등

종자(씨) • 새삼, 차전자, 결명자, 석결명, 산조인 등

2 약성의 작용

약용식물에는 각각 약성(藥性)이 다르다. 오미(五味) 중에 신감(辛甘)은 양(陽)이고, 산고함(酸苦鹹)은 음(陰)이다. 미(味)는 산고감신함(酸苦甘辛鹹)의 오미(五味)로 나뉜다. 즉 시고, 쓰고, 달고, 맵고, 짠맛으로 구분한다.

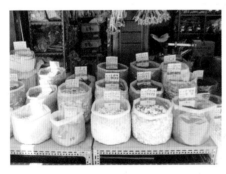 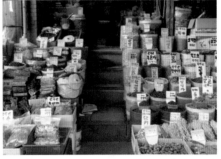

신미(辛味) • 매운맛으로 혈액 순환을 개선하고 혈압을 상승시켜 준다. 박하, 형대, 마황 등

감미(甘味) • 단맛으로 보익 작용과 해독을 돕는다. 대조(대추 열매), 감초, 건율 등

산미(酸味) • 신맛으로 수렴성이 강하여 발산한다. 오미자, 산수유, 석류 등

고미(苦味) • 쓴맛으로 해열 작용을 돕고 소염 작용이 있다. 고체, 고목, 황백 등

함미(鹹味) • 짠맛으로 단단한 덩어리를 풀어준다. 엉겅퀴, 함초, 붉나무, 망초, 현삼 등

3 용량

산야초는 인체에 꼭 필요한 다양한 영양소와 맛을 함유하고 있다. 산야초는 소량으로도 생명에 치명적일 수 있기 때문에 1회 사용량을 준수해야 한다. 약용식물의 제조 방법에 따라 효과가 다르다. 보통 탕은 장복을 해야 효과를 볼 수 있고, 환은 속효를 기대할 수 없지만 양(보통 30알)을 식전 · 식간 · 식후에 복용을 준수하면 효과를 볼 수 있다. 모든 산야초는 용량 또는 1회 사용량을 무시한 채 속효를 내기 위하여 과량으로 복용을 하지 않아야 한다. 기준 용량을 초과할 때는 간(肝)과 신장(腎臟)에 손상을 주기 때문에 신체적인 조건, 나이, 임산부, 지병이 있는 경우, 복용 중 금기하는 산야초를 복용해서는 안 된다.

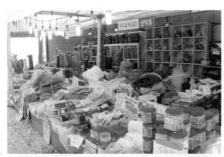
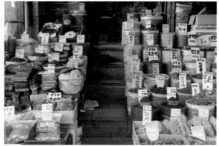
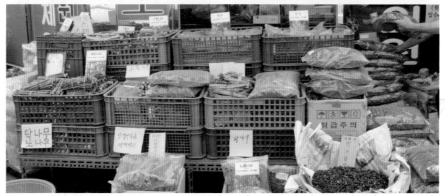

4 저장 및 보관

산야초는 공기 중에서 변질되고 약효가 분해되기 쉽기 때문에 손질과 건조와 저장이 매우 중요하다. 꽃·잎·열매에 정유(精油)가 함유된 약용식물은 신선한 상태에서 보관 기간이 짧을수록 좋고, 단단한 과실이나 뿌리, 유독 성분이 함유되어 있는 것은 1년 이상 경과된 것이 좋다.

대부분의 산야초는 2년이 경과 되면 약효 성분이 분해 합성되어 효능을 기대하기 어렵기 때문에 저온 상태에서 냉장보관을 한다. 특히 벌레가 먹거나, 곰팡이가 생기면 약효가 크게 감소되므로 주의해야 한다. 습기가 있는 곳에서는 쉽게 변질이 되기 때문에 항상 약용식물에 따라 저온이나 상온에서 보관해야 한다. 말린 약초를 보관할 용기나 망사를 청결히 해서 병충해를 방지해야 감량도 적어지고 효능도 감소되지 않는다.

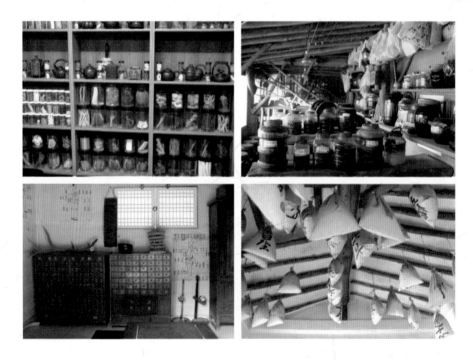

5 약용식물 건조 방법

산야초의 종(種)에 따라 저장 및 가공 방법이 각각 다르다. 약용식물이 양성(陽性·햇볕을 좋아하는 식물)이냐 음성(陰性·그늘을 좋아하는 식물)이냐에 따라 다르다. 예를 들면 양성인 도라지 뿌리는 햇볕에 말려야 좋고, 음성인 더덕은 그늘에 말려야 효과를 볼 수 있다. 기본적으로 산야초를 말릴 때 양성인지 음성인지를 구분할 수 있어야 한다.

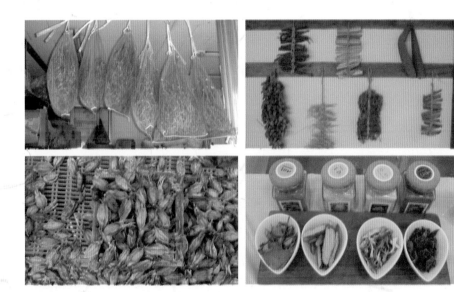

일광(日光)법 • 햇볕에 직접 건조시키는 방법으로 대부분 뿌리, 줄기, 종자, 단단한 과실 등

음건(陰乾)법 • 바람이 잘 통하고 서늘한 방이나 그늘에서 건조시키는 방법으로 꽃, 어린순, 산나물 등

불에 말리는 법 • 습기와 수분이 많은 약용식물은 일시에 빨리 건조시키기가 어려우므로 종이나 헝겊에 싸서 불 속에 넣어 건조시키는 방법으로 부자(附子), 초오(草烏) 등

증기에 쪄서 건조하는 법 • 약물의 약성을 변화시키거나 병충해의 예방, 그리고 장기 보관을 위해 쪄서 건조시키는 방법으로 생지황, 숙지황, 황정, 현삼, 천마, 현호색, 천궁, 마 등

❻ 부작용을 줄이는 방법

약용식물을 채취하여 건조를 시켜 약함(藥函 · 약초를 넣는 보관함)이나 망사(그물망)에 보관하는 이유는 병충해를 방지함은 물론 균(菌)류 등의 침습을 예방할 수 있으므로 대부분의 약재는 건조시켜서 주로 구기자 · 산수유 · 인삼 · 육종용 · 금은화 등 병충해가 심한 것을 저장 보관한다. 백지 · 방풍 · 만삼 등은 방향성이 높고 단맛이 있어서 충해가 심하므로 각각 보관해야 한다. 방향성이 높은 익지인, 사인 등은 성분의 부패 작용을 막기 위하여 각각 분리해서 저장한다.

산야초를 잘못된 방법으로 처리하여 복용하면 전혀 엉뚱한 방향으로 약물이 작용하여 치료 효과를 기대할 수 없다. 예를 들면 산나물은 하룻밤 물에 담가 쓴맛을 제거하는 경우가 많다. 또한 잿불에 묻어 굽거나 볶는 것과 소금물에 하룻밤 담그는 것은 모두 소량의 독(毒)을 없애기 위함이다.

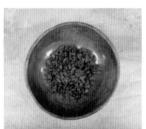

구기자

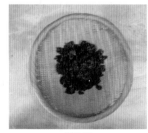

산수유

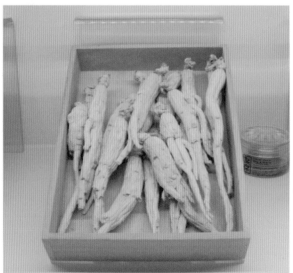

백삼

7 달이는 시간

일반적으로 가정에서는 약탕기를 이용하거나 각종 약재를 넣는 보자기에 넣어 묶은 후 용기에 넣고 3~4배의 물을 붓고 끓여 복용한다. 약한 불로 30분 이상 달인 후 한나절 동안 우려내고 다시 끓인 후 약초의 건더기는 버리고 달인 액만을 용기에 넣고 적당량을 차(茶)처럼 복용한다. 요즘은 채취한 약초를 건강원이나 경동시장 한약방(처방에 따른 구입도 가능)에 맡기면 4시간 정도 달인 후 파우치로 포장되기 때문에 복용하기가 좋다.

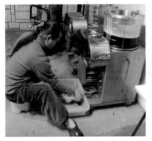 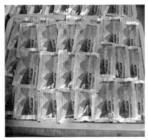 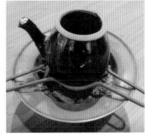

전통 약탕기

잎 • 약한 불로 20분 내외

가지 · 뿌리 · 종자 · 껍질 • 30분~1시간 내외

진하게 달일 때 • 1~3일

8 법제와 해독

산야초를 채취하여 이물질과 잡질을 제거한 후에 물로 씻고 물기를 뺀 다음 쓰는 것도 있고, 물로 씻지 않고 그대로 쓰는 약초도 있다. 산야초를 말려두었다가 필요에 따라 물에 넣어 끓이기도 하고, 증기로 쪄서 가공도 하고,

잘라서 가공도 하고, 밀폐된 용기 속에 약재를 넣은 뒤 약한 불로 가열하고, 약재를 볶아서 가공하기도 한다.

흐르는 물로 산야초를 반복해서 씻어서 냄새나 독성을 감소시키기도 하고, 가루로 만들어 환을 만들고, 약한 불로 약재의 표면이 노릇해질 때까지 볶기도 하고, 황토 또는 복룡간과 함께 약재를 볶기도 하고, 패각을 갈아 이 가루를 가열한 뒤 약재를 넣고 볶기도 하고, 강한 불로 재빨리 태우기도 한다.

약용식물을 복용할 때는 발열·설사·복통이 있을 때나 허약체질 등에는 따뜻하게 해서 복용한다. 질병이 있는 경우에는 반드시 한의사의 처방을 받고 복용해야 한다. 신장과 방광 질환에는 30분 전에 복용하고, 위장·간장·심장·폐 질환에는 식후 1시간 안에 복용한다. 피부 질환에는 식간에 복용하고, 정신 신경 질환에는 취침 전에 복용한다. 약용식물은 일반적으로 1일 2~3회 용량에 맞추어 복용하는 것을 지켜야 한다.

산야초에 종(種)에 따라 그대로 약초로 쓰는 것도 있고, 법제 과정, 독성 해독을 해야 하는 경우도 있다. 법제는 사용되는 보조물과 엄격한 조제 규정에 따라 독성을 가지는 약물의 유지 성분을 정제시켜 독성을 완화시킨 후 써야 한다.

하룻밤 물에 담가두거나 소금물이나 쌀뜸물에 담가 놓는 것은 독성을 제거하기 위함이다. 도라지나 고사리는 하룻밤 물에 담가 끓는 물에 살짝 데친 후 찬물로 번갈아 씻는다. 독성이 강해 생명에 치명적인 초오, 천남성, 대황 등은 반드시 한의사의 처방을 받아야 한다.

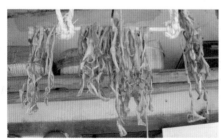
호박 껍질

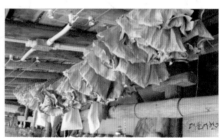
연잎

9 약초에서 무용물(無用物)을 제거하는 법!

한약재는 자연 상태에서 채취한 것을 그대로 쓰는 것도 있지만 다양한 조제 방법이 있다.

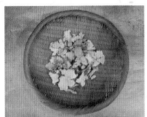

백출

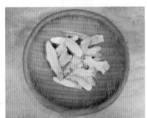

백작약

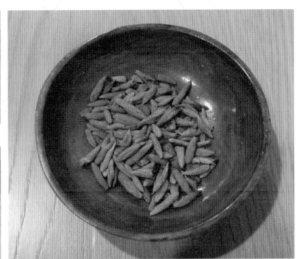

맥문동

겉 껍질을 벗기는 것 • 후박(厚朴), 백출(白朮), 작약(芍藥) 등

약초의 심(心)을 제거하는 것 • 목단피(牧丹皮), 맥문동(麥門冬) 등

약초 마디 부분을 제거하는 것 • 마황(麻黃) 등

껍질과 중심부를 제거하는 것 • 파두(巴豆) 등

얇은 껍질과 뾰쪽한 끝을 제거하는 것 • 도인(桃仁), 행인(杏仁) 등

껍질과 배꼽을 제거하는 것 • 부자(附子) 등

초(炒)하여 휘발 성분을 제거하는 것 • 천초(川椒 · 초피나무) 등

기름을 빼는 것 • 백출(白朮), 창출(蒼朮), 천궁(川芎) 등

뿌리의 꼭대기를 제거하는 것 • 인삼(人蔘) 등

🌸 10 금기

산야초를 복용할 때는 환자의 증상에 따라 다르다. 식전이나 식간 또는 식후, 식사 중에 복용을 준수해야 한다. 복용해서는 안 되는 사람, 임산부, 기(氣)가 허(虛)한 사람, 설사를 하는 사람, 위(胃)가 약한 사

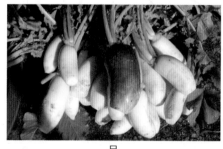

무

람, 알레르기가 있는 사람 등과 산야초와 함께 복용해서는 안 되는 약초와 식품과 돼지고기 · 무 · 식초 · 밀가루 음식 등과 먹지 않는다.

부자는 법제를 해야 한다. 부자를 남자 어린이 소변에 3일간 담근 후 냉수에 3일을 담그고 감초+검은콩으로 볶아야 이크니틴의 독성이 없어진다. 현호색은 식초에 담근 후 쓰고, 반하는 생강즙에 하룻밤을 담근 후 쓰고, 천남성은 뿌리는 독이 있어 법제를 해야 되고 잎은 나물로 먹을 수 있다.

🌸 11 독초 구분법

식물(약초, 산야초, 산나물, 약용 나무)은 비슷하게 생긴 것이 많아서 잘 모르는 사람은 구별하기가 쉽지 않다. 독이 있는 약초를 잘못 알고 먹는 일이 생길 수 있기 때문에 알지 못하는 식물은 먹지 않는 것이 안전하다.

① 독초(새싹 · 잎 · 열매 · 뿌리)에 상처를 내면 불쾌한 냄새가 나고 걸쭉한 진이 나오는 것이 많다.

② 식물을 혀 끝에 대어 본 후 독이 있는 약초는 혀끝을 쏘거나 마비된 듯한 느낌이 있

으면 즉시 내뱉고 물로 입 안을 헹군다.

③ 잎이나 줄기를 채취해 피부 즉, 겨드랑이, 목, 사타구니, 허벅지, 팔꿈치 안쪽에 대면
가렵고 따갑거나 물집의 반응이 나타난다.

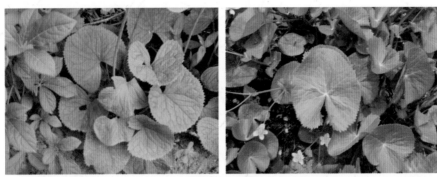

곰취와 동의나물

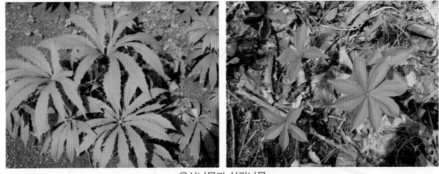

우산나물과 삿갓나물

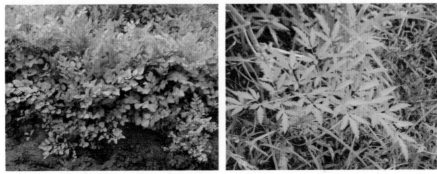

미나리와 독미나리

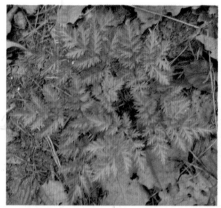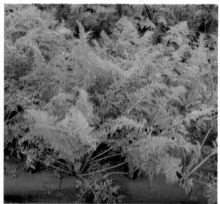

복수초와 당근

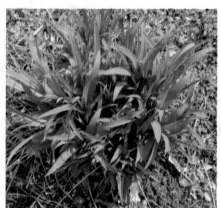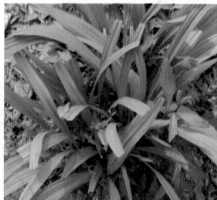

원추리와 여로

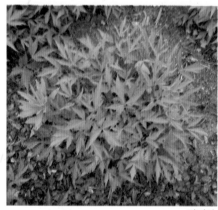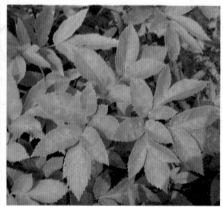

당귀와 지리강활

🍀 12 중독 및 해독!

① 독버섯 중독에는 표고버섯을 소주에 달여 먹는다.

② 식중독에는 갯완두를 달여 먹는다.

③ 복어 식중독에는 갈대, 방풍, 뽕나무를 달여 먹는다.

④ 과일 중독, 식중독, 알코올 중독, 약물 중독, 초오 중독에는 감초를 달여 먹는다.

⑤ 아편 중독에는 매실, 무, 방풍, 칡을 달여 먹는다.

⑥ 니코틴 중독 · 버섯 중독 · 마약 중독에는 복숭아, 무, 민들레, 민산초, 연꽃을 쓴다.

⑦ 생선 중독에는 민산초, 산초, 청각을 먹는다.

⑧ 과일 중독에는 배, 옻나무, 칡을 쓴다.

⑨ 약물 중독에는 여우콩, 작두콩, 청미래덩굴, 칡, 콩을 쓴다.

⑩ 식중독에는 율무, 이질풀, 칡, 흰민들레를 달여 먹는다.

⑪ 알코올 중독에는 작두콩, 콩을 쓴다.

⑫ 어류 중독에는 차조기, 참깨를 달여 먹는다.

⑬ 문어 중독에는 청각을 먹는다.

⑭ 수은 중독에는 청미래덩굴를 쓴다.

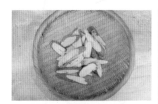
감초

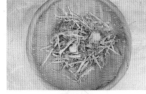
민들레

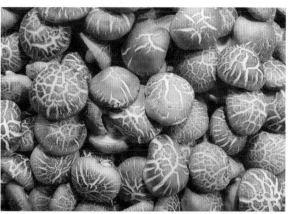
표고

⑬ 방약합편(方藥合編)에서 약재의 제조 및 법제(法製)!

약초의 고유한 약성(藥性)을 보존하기 위하여 물, 불, 식초, 술, 소금 꿀 등에 새롭게 가공하는 것을 법제라 한다.

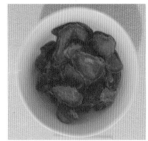
부자

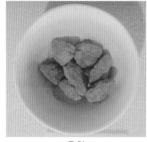
웅황

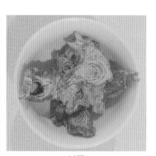
상륙

대꼬쟁이에 꿰어 숯불에 굽는 것 • 감초(甘草), 별갑(鱉甲)

약물을 숯불 위에 검게 태우는 것

태우는 것.

젖은 종이에 싸서 잿불 속에 묻어 익히는 것 • 부자(附子)

철판 또는 토기를 이용하여 볶는 것.

炒(초)하여 조려서 물기를 제거하는 것 • 파두(巴豆)

열탕, 물, 초, 술, 쌀뜨물 등에 담그는 것 • 백출(白朮)

물 또는 주세(酒洗)—술로 씻어 내는 것 • 우슬(牛膝)

시루에 찌는 것 • 대황(大黃)

탕(湯) 그릇에 다리는 것 • 적소두(赤小豆)

탕(湯) 그릇에 다려서 졸이는 것.

유발 또는 종지에서 갈아 가루로 하는 것 • 웅황(雄黃)

졸이고 졸여 고약같이 만드는 것.

불에 쬐어 말리는 것.

맑은 밤에 바깥에 두는 것.

물에 담구었던 것을 수분이 증발하도록 하는 것.

초, 술, 꿀, 식초, 물, 소금, 생강즙, 아이 오줌 등에 담구는 것.

약초 효능 및 보존을 위해 분무하여 칫솔로 흙을 제거하는 것 • 지치(紫草)

구증구폭(九蒸九曝)-약초를 찌고 말리기를 아홉 번 거듭하는 방법 • 녹차(綠茶)

약용식물 약성(藥性)을 유도하는 것.

산야초를 소금(염장(鹽藏))에 절여 장독에 보관하는 것 • 산야초(山野草) 등

14 독초 법제!

약초 중에는 독(毒)이 있는 게 많다. 특히 부자(附子), 초오(草烏), 반하(半夏), 천남성(天南星) 등은 그대로 쓸 수 없고 반드시 법제한 후 써야 한다,

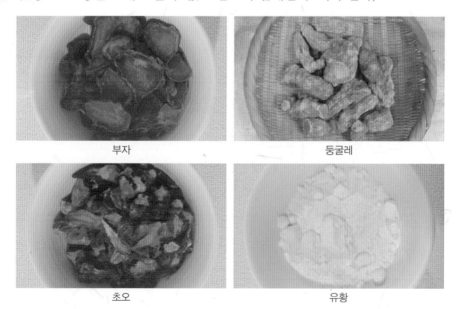

부자

둥굴레

초오

유황

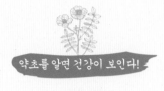

약초를 알면 건강이 보인다!

차례

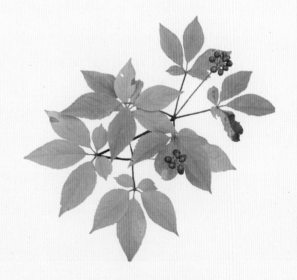

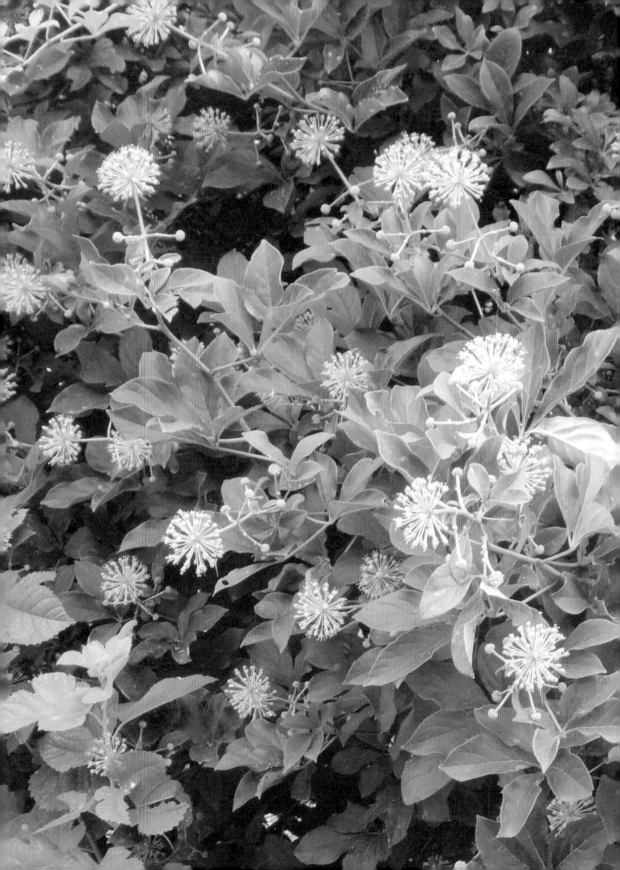

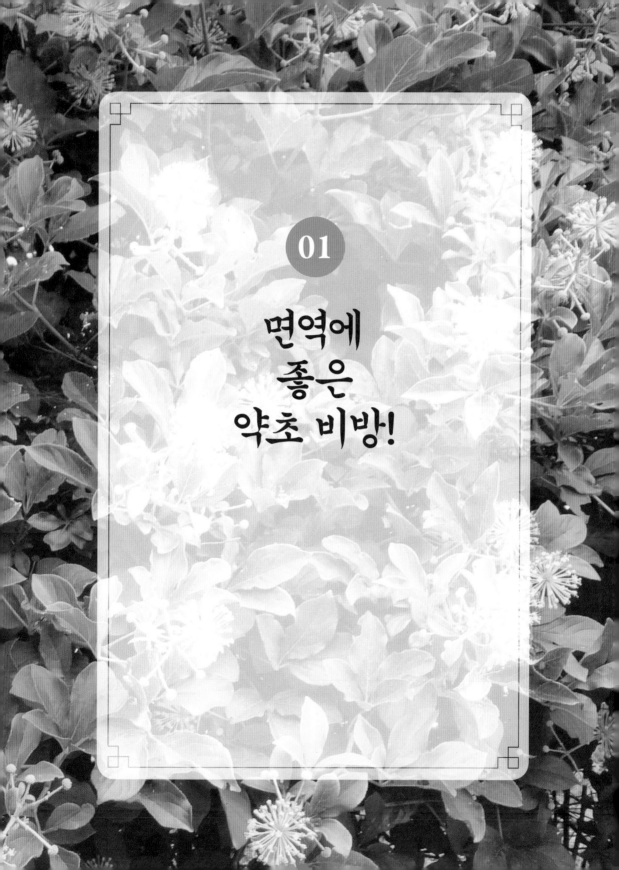

01

면역에
좋은
약초 비방!

"면역력(免疫力)은 건강의 잣대!"

인체는 세균, 바이러스, 기생충 같은 미생물 감염으로부터 자유로워야 한다. 면역(免疫)은 몸 안에 들어온 항원에 대하여 항체가 만들어져서 같은 항원이 침입하여도 두 번 다시 발병하지 않도록 저항력을 가진 것으로 병(病)에게서 벗어난다는 깊은 뜻이 있다.

인류의 숙적 바이러스 창궐은 개인으로는 생명과 직결되고 국가는 흥망성쇠를 거듭해 왔다. 우리가 경험한 사스, 신종플루, 에볼라, 메르스는 물론 코로나 19·코로나 델타 변이종에 속수무책이다.

건강한 몸을 유지하기란 쉽지 않다. 노화, 각종 재해도 있지만, 몸에 병원균이 체내에 침입하면 면역력으로 퇴치해야 한다. 면역력이 약한 어린이와 노약자는 병원균이 처음 몸으로 들어왔을 때 이를 막아내지 못해 병으로 이어지는 경우가 허다하다.

몸은 건강한 면역력을 유지하는 방법은 잘못된 식습관을 바꾸는 것과 잠이 들었을 때 몸속 미생물이 식이섬유를 마음껏 먹을 수 있도록 하고 면역에 도움을 주는 묵은, 김치나 발효식품을 먹는 것이다.

우리 땅에 자생하는 약용식물 중 가시오갈피 배당체에는 면역력을 강화해 주는 "리그산(Lysine)"이 함유되어 있고, 꾸지뽕나무에는 강력한 항산화제인 비타민C를 비롯해 비타민 A, B_1, B_2가 일반뽕잎이나 녹차 보다 많이 함유하고 있고, 마늘에는 "알리신"이 있고, 천년초에는 항산화제가 함유되어 있다.

코로나 백신은 영원한 게 아닌 유효 기간이 있으므로 평소에 잘못된 식습관을 바꾸고 면역에 좋은 가시오갈피, 꾸지뽕, 천년초, 산삼, 인삼, 마늘, 하수오 등을 먹는다.

🌿 **가시오가피** **용도:** 식용(새싹 나물, 쌈, 장아찌, 된장, 육수, 차, 액상차, 환, 효소, 오가피주) · 약용, **성미:** 따뜻하며 맵고 쓰다, **독성:** 없다.

여름~가을에 나무껍질 또는 뿌리껍질 6~10g을 채취하여 달여 하루 3번 복용한다.

🌿 **꾸지뽕나무** **용도:** 식용(나물, 장아찌, 육수, 차, 액상차, 효소, 꾸지뽕주) · 약용, **성미:** 평온하며 쓰다, **독성:** 없다.

여름~가을에 나무껍질 또는 뿌리껍질 6~10g을 채취하여 달여 하루 3번 복용한다.

🌿 **천년초** **용도:** 식용(생즙, 식료 재료, 차, 액상차, 효소) · 약용, **성미:** 맛은 싱겁고 차다, **독성:** 없다.

여름~가을에 푸른 열매 또는 붉은 열매를 채취해 가시를 제거한 후 즙으로 먹거나 적당한 크기로 잘라 설탕을 재어 10일 후 효소 1에 찬물 3을 희석해 음용한다.

🌿 **산양산삼** **용도:** 식용(생식, 쌈, 차, 탕, 효소, 산삼주) · 약용, **성미:** 따뜻하며 달고 쓰다, **독성:** 없다.

5~10월에 5년 이상된 산양산삼 잎과 줄기와 뿌리를 캐서 생으로 씹어 먹거나 달여 하루 3번 복용한다.

🌿 **마늘** **용도:** 식용(생식, 양념, 장아찌, 효소, 마늘주), **성미:** 따뜻하며 맵다, **독성:** 없다.

6~7월에 잎이 고사할 때 알뿌리를 채취하여 껍질을 벗기고 생으로 먹거나 용기에 넣고 끓인 간장에 소량의 식초와 소주를 부어 100일 후에 장아찌로 먹는다.

마늘 장아찌

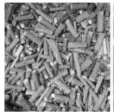 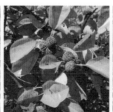 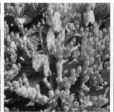 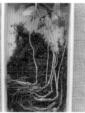

| 가시오가피 가지 | 꾸지뽕 열매 | 천년초 열매 | 산양 산삼(7년산) |

자가 면역계 질환
"자가 면역계 질환은 면역계의 이상기능으로 인체 조직에 반응한 것!"

인체의 모든 병은 염증으로부터 시작되고 면역력이 좌우한다. 면역력 저하되면 자신의 조직마저도 외부조직으로 오인하여 자기 조직을 공격하고 파괴하기도 한다. 자가면역질환이란? 인체의 면역력이 떨어진 상태, 즉 내 몸을 스스로 지키기 어려운 상태로 보면 된다.

현대 의학에서 아직 非 비정상적인 면역 반응의 원인을 명확하게 밝히지 못하고 있다. 자가면역질환을 치료하는 약은 아직은 부신 호르몬제 외는 없고 복용한다 해도 일시적으로 효과는 있지만, 결과적으로 낫지는 않는다.

자가면역질환으로는 코로나 19 바이러스와 델타 바이러스, 비염, 염증, 류머티즘 관절염, 파킨슨병, 루게릭병, 치매 등이 있다. 원인으로는 몸속의 독소를 생성하는 식품첨가물, 중금속, 농약, 항암제, 제초제 등과 과도한 스트레스이다.

자가면역질환을 예방하기 위해서는 몸속 녹슴을 막고 독소를 퇴치하는 SOD(Super Oxide Dismutase)를 높이는 방법밖에 없다. 식품 중에 미네랄과 베타카로틴, 셀레늄 등이 풍부한 식품에 답이 있다.

알다시피 동물은 병이 있으면 자연적으로 회복될 때까지 단식한다. 나무는 어떤가? 숲에서 나무는 온종일 햇빛을 받아 스스로 독소를 해독할 능력을 갖추고 있듯이 사람도 자연에 의지할 수밖에 없다.

세상에서 가장 귀하다는 몸, 자연치유력을 높여주는 방법은 육식 위주의 식습관에서 채소 위주의 식습관으로 바꾸어야 한다. 인체는 피가 맑은 상태에서 혈액순환이 좋은 엽록소가 풍부한 채소류와 나물류, 산야초, 생식, 씨눈, 발효식품, 된장, 청국장, 마늘, 양파 등이 좋다.

🌿 **오갈피**　**용도:** 식용(새싹 나물, 쌈, 장아찌, 된장, 육수, 차, 액상차, 환, 효소, 오가피주) · 약용,
성미: 따뜻하며 맵다, **독성:** 없다.
여름~가을에 나무껍질 또는 뿌리껍질 6~10g을 채취 후 달여 하루 3번 복용한다.

🌿 **머위**　**용도:** 식용(쌈, 나물, 튀김(관동화), 장아찌, 뿌리주) · 약용, **성미:** 서늘하며 달고 맵다, **독성:** 없다.
3~4월에 꽃 또는 잎 4~6g+가을에 뿌리 10~15g을 채취하여 달여 하루 3번 복용
한다. 혹, 꽃은 튀김, 새싹은 쌈, 줄기는 장아찌로 먹는다.

🌿 **마가목**　**용도:** 식용(새싹 나물, 쌈, 육수, 차, 환, 효소, 마가목주) · 약용, **성미:** 평온하며 맵고
쓰고 시다, **독성:** 없다.
가을에 익은 열매 또는 나무껍질 4~6g을 채취하여 달여 하루 3번 복용한다. 혹,
익은 열매를 따서 용기에 넣고 소주를 붓고 3개월 후에 마신다.

🌿 **구기자나무**　**용도:** 식용(나물, 두부 간수, 차, 환, 막걸리, 구기자주) · 약용, **성미:** 평온하며
달다, **독성:** 없다.
8~10월에 열매 3~6g이나 줄기와 뿌리 3~8g을 달여 하루 3번 복용
한다. 혹, 익은 열매를 따뜻한 물에 우려낸 후 차(茶)로 마신다. 혹, 익
은 열매를 용기에 넣고 소주를 붓고 3개월 후에 마신다.

구기자 열매

🌿 **지치**　**용도:** 식용(나물, 차, 환, 증류 홍주, 뿌리) · 약용, **성미:** 차며 달고 짜다, **독성:** 없다.
가을~이듬해 봄까지 뿌리를 채취하여 물로 씻지 않고 칫솔로 흙을 제거한 후에
용기에 넣고 소주를 붓고 3개월 후에 마신다. 혹, 뿌리를 가루낸 후 찹쌀과 배합
하여 환으로 만들어 한 번에 30~50알을 식후에 먹는다.

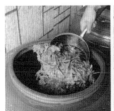
오가피 새순 효소

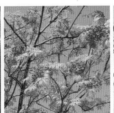
마가목

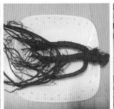
자연산 지치 뿌리

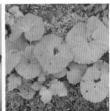
머위

"면역은 내 몸을 지켜주는 파수꾼!"

현대인은 단 한 번도 경험하지 못한 전대미문(前代未聞)의 코로나(corona) 19 공포에 살고 있다. 역사적으로 중세 흑사병이 북유럽까지 퍼지는데 4~5년이 걸렸다면 이번 코로나 19는 한두 달 만에 지구의 모든 국가를 공포로 몰아넣고 생(生)과 사(死)의 기로(岐路)에서 사투를 벌이고 있다. 세계보건기구(WHO)의 전염병 경보 단계 중 최고 위험 등급인 범유행(pandemic)을 선포했다.

코로나 19에 변이종까지 출현한 이후 전 세계적으로 확진자 증가가 줄어들 기미가 보이지 않는 가운데 삶의 모든 것을 바꾸어 놓았다. 나라별로 각자도생(各自圖生)을 모색하며 방역에 총력을 기울이며 예방과 치료에 죽느냐 사느냐의 갈림길에서 사활(死活)을 걸고 있으나 치료제도 없는 상황에서 안정성이 입증이 안 된 긴급 사용으로 승인된 백신에 기대를 걸고 있을 뿐이다.

코로나도 격리와 방역에 의존하기보다는 계절 독감처럼 사망률과 치명률을 줄이는 데 초점을 둘 수밖에 없다. 코로나 감염증을 예방하기 위해 사용 중인 손 소독제에는 바이러스의 단백질 껍질이 굳어 죽게 하는 "알코올" 성분과 건조를 막아주는 유분 "글리세린" 성분이다.

중국에서 향신료로 쓰이는 팔각회향(八角茴香) 추출물은 바이러스가 세포 밖으로 퍼져나가는 것을 막아 독감 항바이러스제인 "타미플루"의 주된 성분이다. 우리나라에서는 향낭(향 주머니)에 박하 잎+팔각회향+백출 넣어 쓴다.

인체는 면역력이 저하되면 질병과 감염증에 약하다. 질병은 세포의 변질과 손상에 의한 염증, 부전, 궤양, 종양(암 포함)으로 발전돼 결국은 기저질환에 합병증으로 이어지기 때문에 평소에 면역에 좋은 마늘과 양파 등 식품과 약용 식물인 오갈피, 버섯, 도라지, 더덕, 산양 산삼 등을 먹는다.

🌿 **버섯 용도:** 식용(표고, 송이, 능이, 꽃송이, 싸리, 목이, 석이 등) · **약용**(영지, 구름(운지), 상황버섯, 차가버섯, 말굽버섯, 동충하초, 복령 등), **성미:** 각 버섯 마다 다르다. **독성:** 식용 버섯도 소량의 독이 있어 생으로 먹으면 안 된다.

표고, 송이, 능이, 꽃송이, 싸리버섯, 목이, 석이 등을 국, 전골, 찌개, 볶음, 무침, 탕, 잡채, 고명 등으로 먹는다. 영지버섯을 용기에 넣고 35도 이상 소주를 붓고 3개월 후 마신다. 백두산에서 수십 년 자생하는 나무에서 목청에는 수백 가지 영양이 있다.

🌿 **소리쟁이 용도:** 식용(나물, 묵나물, 장아찌, 국, 소리쟁이 뿌리주) · **약용**, **성미:** 차며 쓰다. **독성:** 없다.
8~9월에 뿌리 5~7g을 달여 하루 3번 복용한다. 혹, 봄에 새싹을 채취하여 끓은 물에 살짝 데쳐거 나물로 무쳐 먹거나 끓인 간장에 소량의 식초를 넣고 한 달 후에 장아찌로 먹는다.

🌿 **도라지 용도:** 식용(생식, 무침, 장아찌, 튀김, 차, 청, 환, 효소, 도라지주) · **약용**, **성미:** 평온하며 쓰고 맵다. **독성:** 약간 있다.
7~8월에 꽃을 따거나 가을에서 이듬해 봄까지 뿌리 8~10g을 캐서 달여 하루 3번 복용한다. 혹, 생으로 먹을 때는 껍질을 벗긴 후 세로로 자른 후 하루 밤 물 속에 담근 후 각종 요리로 먹는다.

🌿 **더덕 용도:** 식용(나물, 생식, 장아찌, 구이, 차, 더덕주) · **약용**, **성미:** 평온하며 달고 맵다. **독성:** 없다.
8~9월에 꽃을 따서 먹거나, 가을에서 이듬해 봄까지 뿌리 6~10g을 캐서 달여 하루 3번 복용한다. 혹, 뿌리껍질을 벗긴 후 초고장에 찍어 생으로 먹거나 양념을 바른 후 석쇠에 구워 먹는다. 된장이나 고추장에 박아 60일 후에 장아찌로 먹는다.

🌿 **양파 용도:** 식용(생식, 데침, 무침, 찌개, 양념, 생즙, 장아찌, 효소) · **약용**, **성미:** 따뜻하며 맵다. **독성:** 없다.
줄기가 고사 된 후 뿌리를 캐서 껍질을 벗기고 생으로 먹거나 각종 요리에 쓴다. 혹, 껍질을 벗긴 양파를 용기에 넣고 설탕을 재어 효소로 먹거나, 간장에 약간의 식초를 넣고 한 달 후에 장아찌로 먹는다.

양파 효소

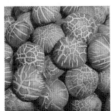
백화

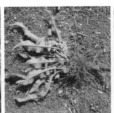
소리쟁이

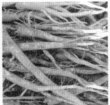
도라지 뿌리

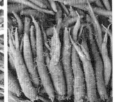
더덕 뿌리

"알레르기 비염은 쉽게 낫지 않는 봄철 불청객!"

알레르기(Allergy)는 "다르게 변화한 반응 능력"을 의미한다. 그리스어인 "allos(다르게 변한다)"와 "ergos(반응)"에서 유래됐다. 한마디로 알레르기는 외부 물질에 대한 면역계 이상 반응이다.

비염(鼻炎)은 알레르기 반응 때문에 코와 인후 점막에 염증이 생기는 질환이다. 알레르기 반응은 알레르기성 비염과 非 알레르기성 비염으로 나뉜다. 계절성 알레르기 비염은 봄과 여름에 먼지(연쇄상 구균 등), 잔디, 나무, 꽃, 풍매화(風媒花)의 꽃가루(잡초 등)에서 발생하며 코 비점막에 부착되어 염증을 일으킨다. 통년성 알레르기는 진드기(매트리스, 카펫), 동물털이나 깃털(강아지, 고양이), 곰팡이 포자에서 발생한다. 그 외 음식물에 대한 면역계 이상 반응으로 나타나는 음식물(땅콩 등) 알레르기, 약물에 대한 이상 반응으로 나타나는 약물 알레르기, 알레르기 반응의 결과 나타나는 두드러기가 있다.

알레르기 반응 결과 얼굴 주변에 종창이 발생하는 질환인 혈관 부종 외 대기오염 물질, 화학물질의 과다 사용, 초미세먼지 노출, 외기의 급격한 온도 변화, 정신적 스트레스 등이 원인이다.

몸 조직 세포에 여러 가지 갖가지 좋지 않은 알레르기 증상, 알레르기성 비염(鼻炎), 아토피성 피부염, 습진, 두드러기, 기관지천식 등이 생긴다. 알레르기 반응은 그 원인이 되는 항원이 몸으로 침입하면서부터 시작되기 때문에 면역력을 강화하고 원인을 제거해야 한다.

비염에는 목련 꽃봉오리, 갈근탕(갈근+마황+생강+대조+계지+작약+감초), 도라지, 대추한 줌+감초 소량을 달여 먹는다. 약국에서 코 혈관을 수축시키는 점비약(點鼻藥)을 분무하면 한시적으로 좋아진다.

✿ **목련 용도:** 식용(꽃차, 튀김, 청, 신이주) · 약용, **성미:** 서늘하며 맵다, **독성:** 없다.
3월경 꽃봉오리 4~6g을 달여 하루에 3번 공복에 3번 복용한다.

✿ **생강 용도:** 식용(생식, 나물, 양념, 장아찌, 김치, 차, 편강, 효소, 생강주) · 약용, **성미:** 따뜻하며 맵다, **독성:** 없다.
9~10월에 덩이줄기 3~6g을 캐서 강판에 갈아 즙을 내서 코로 들이마셔 입으로 뱉어낸다.

✿ **삼백초 용도:** 식용(나물, 묵나물, 차, 생즙, 환, 효소) · 약용, **성미:** 차며 쓰고 맵다, **독성:** 없다.
여름~가을에 전초 6~9g을 채취하여 달여 하루 3번 공복에 복용한다.

✿ **죽염 용도:** 식용(음용, 양치질, 양념, 요리, 각종 찌개에 넣어 먹는다) · 약용, **성미:** 짜다, **독성:** 없다.
소나무 장작불에 9번 구운 죽염을 탈지면에 적셔 콧속에 밀어 넣든지 아니면 스포이드를 이용해 코안으로 조금씩 반복하여 3~5회 떨어뜨린다. 참고로 죽염을 만들 때는 왕대나무 마디 속에 천일염을 다져 넣고 반죽한 황토로 입구를 막은 후 700~800℃가량의 소나무 장작불로 굽는다. 재로 변한 대나무를 털어내어 황토마개는 걷어낸 뒤 남아 있는 소금 기둥은 분쇄하여 다시 대나무에 다져 넣고 태우는 과정을 8회 반복한 후에 9회째 8회 구운 소금을 1300℃ 이상의 송진 불을 이용해 용암처럼 액상 상태로 녹는데 이 소금이 식으면 돌처럼 단단한 덩어리를 기계로 분쇄하여 분말 또는 알갱이를 쓴다.

01

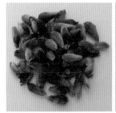

목련(신이)

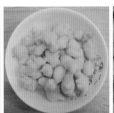
생강

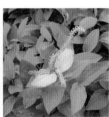
삼백초

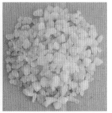
9회 죽염

"아토피 피부염은 고질병인가?"

아토피는 1923년 코카(Coca) 의사가 "불가사의한 질병"으로 명명했다. 아토피성 피부염은 유전적으로 어떤 물질에 대하여 과민상태를 지닌 체질인 사람이 잘 걸린다. 전신에 습진이 생겨 가렵고 잠도 제대로 이루지 못할 정도로 스트레스가 심하다.

아토피 피부염은 면역계 이상으로 생긴 알레르기성 질환이다. 아토피 피부염은 습진으로 피부 안으로 침입한 알레르겐(항원)에 대한 알레르기 반응이다. 현대 의학으로 완치법이 없어 일시적인 대증요법으로 의지할 뿐이다.

아토피 피부염 환자는 스테로이드에 의지하며 양방이나 한방을 찾고 있으나 완치할 수 있는 치료법은 없는 것 같다. 필자의 아토피 피부염 처방은 간단하다. 우선 육식 위주의 식습관에서 채식 위주의 식습관으로 바꾸고, 인스턴스 식품, 식품 첨가제가 들어간 음료수 외 일절 먹지 않는 것이다. 그리고 흙을 가까이하고 숲을 자주 찾아 산림욕을 하면 자연스럽게 완치가 된다.

건강은 내가 지금까지의 식습관과 생활습관의 결과다. 여기에 환경오염이 원인이 되기도 한다. 예로 꽃가루, 진드기, 애완견의 털, 곰팡이나 포도상구균 같은 세균류의 체내 침입이 원인이다. 내 몸이 이 물질(항원)을 잡아 처리하여 항체로 몸 밖으로 배설하려고 해야 한다.

아토피성 질환에는 알레르기성 비염, 아토피성 피부염, 기관지천식, 알레르기 결막염 등이 있다. 아토피성 피부염인 사람은 환절기나 냉난방 등에 민감하다. 아토피 피부염은 폐에 좋은 배, 도라지, 더덕 등을 먹는다. 평소에 피부가 건조하지 않도록 보습을 해주고 피부의 신진대사를 촉진하는 채식 위주의 식습관을 하고 환경을 정화하고 숲을 찾는다.

✿ **연꽃** **용도:** 식용(꽃차, 생식, 볶음, 튀김, 연자죽, 연근밥, 효소) · 약용, **성미:** 평온하며 달고 떫다, **독성:** 없다.

9월~이듬해 3월까지 뿌리(연근) 20g을 캐서 달인 물로 목욕을 한다. 혹, 연근 볶음을 자주 먹거나 강판에 갈아 즙을 바른다.

✿ **흰목이버섯** **용도:** 식용(차, 볶음, 전골, 탕, 찌개, 탕수육, 잡채) · 약용, **성미:** 평온하며 달고 차다, **독성:** 없다.

여름~가을에 활엽수의 고사목이나 그루터기에서 흰목이버섯을 따서 말린 후 차(茶)로 마시거나 탕, 전골, 볶음 요리로 먹는다. 참고로 흰목이버섯은 중국에서 불로장생 묘약으로 여긴다.

✿ **탱자+참깨** **용도:** 식용 탱자(차, 효소, 탱자주) · 참깨(양념, 나물, 고명, 기름, 참깨주) · 약용, **성미:** 탱자(서늘하며 쓰고 맵다) · 참깨(평온하며 달고 고소하다), **독성:** 없다.

6~8월에 덜 익은 탱자 4~6g을 따서 달인 물로 목욕을 한 후 이어 참깨를 한 스푼 먹는다.

✿ **사철쑥(인진쑥)** **용도:** 식용(차, 나물, 무침, 액상차, 효소) · 약용, **성미:** 평온하며 쓰다, **독성:** 없다.

5~6월에 사철쑥 6~10g을 채취하여 달여 하루에 3번 복용한다.

✿ **조릿대+질경이** **용도:** 식용 조릿대(차) · 질경이(나물, 장아찌, 차, 탕, 효소) · 약용, **성미:** 조릿대(차며 달다) · 질경이(차며 달고 짜다), **독성:** 각 조릿대 · 질경이에 없다.

연중 조릿대 수시로 10~20g+봄에 질경이 달인 물로 전신 목욕을 한다. 혹, 조릿대 새순을 따서 말린 후 차(茶)로 음용한다.

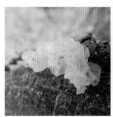 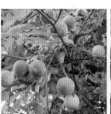 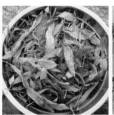 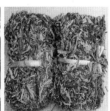

| 흰목이(사진-박효완) | 덜 익은 탱자 | 말린 조릿대 | 말린 쑥 |

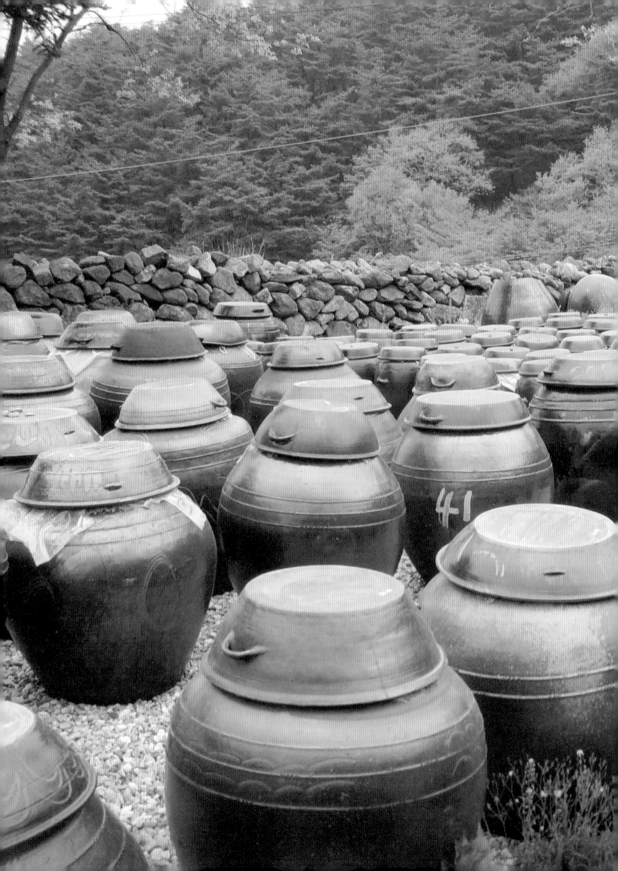

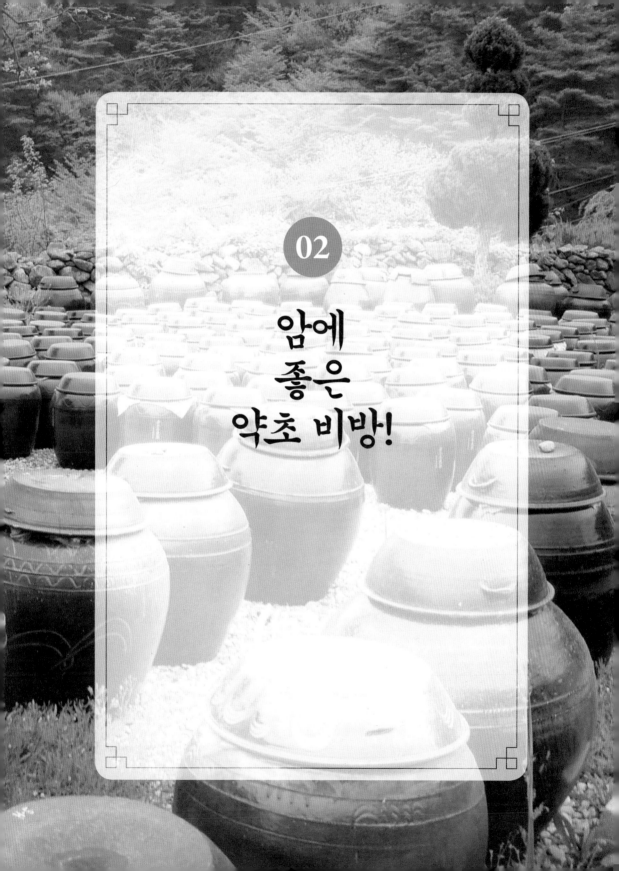

02

암에
좋은
약초 비방!

"건강하고 싶거든 효소와 식초를 음용해야!"

🌾
왜 효소인가?

우리가 몰랐던 건강과 효소 수명 결정설 이야기!

- 현재 나의 건강은 식습관의 결과물이다. 흔히 목숨이라고 하는 것은 효소의 고갈이다. 미국 에드워드 하웰(Edward Howell)에 의하면 인체는 몸속 체내 효소가 수명을 결정한다라고 주장하며 효소 부족으로 노화가 빠르게 진행되고 질병에 걸린다고 했다.

- 체내의 효소는 1억분의 1mm밖에 안 되는 단백질 알갱이로 상온에서는 변한다. 인체 체내 효소량을 100으로 본다면 20대는 −40% 소진, 50대는 −70% 소진, 60대는 −80% 소진, 70대는 −90% 소진까지 고갈된 상태다. 소진되고 부족한 효소는 체외에서 보충해 줘야 한다.

- 인체의 몸속에 효소가 없다면 한순간도 살아갈 수 없고, 체내 화학반응은 멈추게 된다. 필자는 몰랐다. 어머니가 효소 고갈로 인하여 밥도, 물도, 꿀도 그 어떤 것도 먹지 못하고 물맛도 느끼지 못하고 요구르트 하나를 드시고 한 달 후 돌아가셨는데 효소를 공부한 뒤에 알았다.

- 인체의 체내 효소는 단백질로 유전자 정보로부터 만들어지고 다른 물질을 붙잡아 분해하고 합성 같은 화학반응을 일으키는 촉매 구실을 한다. 마치

자동차를 시동 거는 것과 같은 것이다.

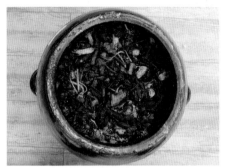

백야초 효소

- 사람은 체내에 효소가 풍족하지 못하면 건강할 수 없고 생존할 수 없다. 예를 들면 인체 근육 650개를 움직일 수 없고, 매일 먹는 음식물을 소화할 수도 없고, 몸속 저장도 할 수 없다. 여기에 인체에 해로운 모든 것을 해독이나 정화 작용을 할 수 없어 인체에 노폐물이 쌓이고, 뇌의 활동도 심장도 멈추게 된다.

효소의 종류 및 인체에서 부족하면?

- 인체의 체내에서 작용하는 효소는 지금까지 알려진 종류만 2000가지 중에서 크게 셋으로 본다. 음식물을 섭취했을 때 분해 · 흡수 · 배출에 관여하고 소화를 돕는 "소화 효소", 몸 안의 신진대사에 관여하며 생명에 불꽃 같은 "대사 효소", 체내 몸속 효소의 고갈을 보충해주며 먹거리를 통하여 생명을 유지하게 하는 "식품 효소"가 있다.

- 인체의 체내에 효소가 부족하고 고갈되면 음식물을 섭취해도 소화불량이 생기고, 건강한 몸을 유지할 수 없을 정도로 생체 조절기능이 떨어지거나 상실되고, 현재 나의 건강의 잣대라고 할 수 있는 면역체계와 신진대사 붕괴하여 코로나 19에서 벗어날 수 없을 뿐만 아니라 쉽게 각종 질병에 걸리기 쉽다.

우리가 몰랐던 인체에 효소가 미치는 영향!

- 어머니의 뱃속에서 태아 때 유전자 정보로부터 만들어진 효소는 살아가는 동안 몸 안에서 벌어지는 모든 신진대사를 통해 생명에 직간접적으로 세포, 뇌, 혈관, 장기, 신경, 뼈, 근육에 위치하여 생명 활동 전 과정에 관여한다.

- 건강을 유지하기 위해서는 섭취한 음식물의 영양 흡수와 소화, 에너지원인 지방 분해와 사용, 건강한 세포의 유지와 생성, 몸에 해로운 것들을 해독·살균·분해하여 배출, 단백질로 구성된 세포에 건강을 유지할 수 있도록 관여한다.

- 효소는 인체의 면역 증강, 혈액 정화, 적혈구 생산, 혈액 내 산성과 알칼리 균형 조절, 항암 작용 등을 한다.

- 효소는 심장 근육 세포막에 관여하고, 혈액 정화 및 혈압에 엔지오텐신아제(angiotensinase) 가수 분해 효소가 관여하고, 혈관을 먹는 혈전 유로키나아제(urokinase)가 관여하고, 인체에 침투한 세균이나 바이러스 등을 마이크파지(macrophage)가 먹어 치우고, 건강한 간 수치를 유지하게끔 아미노산 단백질을 채워주고, 몸속 세포가 DNA가 상처를 받으면 수리하고 원래대로 치유해 놓는다.

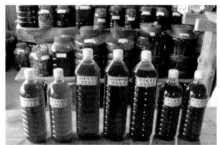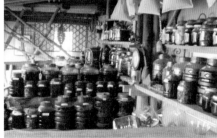

효소

발효 & 효소 기초 상식!

- 발효란? : 비닐 속 김치나 유리병 속 산야초 등은 산소를 이용하지 않고 미생물이나 균류 등을 이용해 에너지를 얻는 당 분해과정을 거치므로 사람에게 유익하다.
- 우리가 흔히 청이나 효소에 대하여 잘못 알고 있다. 예를 들면 100일~4년까지는 당류(설탕)+재료의 고유한 약성은 있는 것이고, 4년~7년까지는 단당류(포도당)+재료의 고유한 약성은 있는 것이고, 7년부터는 다당류(단백질)+재료의 고유한 약성은 있는 것으로 대표적인 일본 만다 효소와 지리산 산야초에서 20년 이상 된 효소 등이 있다.

우리가 꼭 알아야 할 인간의 효소 질병 치료의 역사!

- 1900년 : 효소의 아버지 의사 존 비어드(John Beard)가 효소 요법으로 치유 적용.
- 1907년 : 노벨상을 효소를 입증한 부흐너(Buchner)가 노벨 화학상 수상.
- 1946년 : "효소가 단백질"이라는 입증한 섬너(Sumner) · 노스럽(Northrop) · 스탠리(Stanley) 3명이 공동으로 노벨 화학상 수상.
- 1950년 : 미국 울프(Wolf)는 25년 동안 암 환자 5만 명에게 여러 가지 효소를 다양하게 복합적으로 사용한 결과 놀라운 사실을 발견했다. 암세포 전이를 줄이고, 암세포 간에 결합을 막고, 성장을 억제한다는 논문 발표.
- 1960년 : 암 환자에게 효소를 혈액에 공급해 주면 스스로 암과 싸우는 것을 돕는다는 사실 발표,
- 1962년 : 효소의 결정화 연구와 결합을 입증한 켄드루(Kendrew) · 피루츠

(Pertz)가 노벨 화학상 수상.

- 1993년 : 미국에서 여성 질환 치료에 적용.

- 1999년 : 러시아에서 아토피 피부염 치료에 적용.

- 2001년 : 미국에서 췌장 효소로 만성 췌장염 치료에 적용.

- 2007년 : 단백질의 경피 흡수를 돕는 캡슐로 치료에 적용.

- 1998~2004년 : 효소 제품으로 치료한 사례 12건 논문 발표로 주목.

- 2006년 : 영국에서 희귀한 유전성 대사 질환인 파브리병(Fabry disease · 리소 좀이라는 세포 내 소기관에서 특정한 당지질 대사에 필요한 효소가 결핍되어 발생하는 리소좀 저장 질환) 치료(12만 명당 1명 발생)에 적용.

- 2009년 : 외부에서 식품 효소를 섭취 후 건강 증진되는 것을 발표하여 주 목.

- 2013년 : 단백질의 복잡한 화학반응을 컴퓨터 시뮬레이션 길 열어 입증한 미국 카르플루스(carpus) · 마이클 레빗(Michael Levitt) · 아리에 와르셀(aria and resell) 3인 노벨 화학상 수상.

- 세포 속 단백질 이동 경로를 입증한 미국 스먼(Thurman) · 세크먼(Selman)과 독일 쥐트호프(rathot) 3인 노벨 생리의학상 수상.

- 2018년 : 효소가 정상인 척하는 암세포만을 찾아 공격하는 것을 입증한 미국 엘리슨(Ellison)과 일본 혼조(混調)가 노벨 의학상 수상.

- 현재 : 미국 국립보건연구원에서 효소를 이용한 치료를 조명하고 있다.

- 국내 효소 교육 및 연구 : 조선대학교 생명과학과 : 신현재 교수(정규 과목— 효소), 의과대학 미생물 연구소(효소 연구)

우리가 잘 몰랐던
자연이 준 기적의 물 식초 이야기

- 식초를 입증하여 1945년, 1953년, 1964년에 노벨상 3회 수상하다. 건강해지고 싶거든 귀를 쫑긋이 세우고 식초에 관심을 두고 음용해야 한다.

식초의 역사

식초

- 구약 성경에 강한 술 식초와 포도주 식초를 롯이 식초로 만든 음료를 받아 마셨다,
- 우리 조상은 이수광이 쓴 "지봉유설"에 "초(醋)"를 다른 말로 쓴술이라 했다,
- 고려 "향약구급방"에서 약초를 넣은 약장(藥欌)에서도 식초를 다양하게 사용했다,
- 오늘날에는 간장, 된장, 고추장, 식초, 효소 등을 만들 때 운(運)이 좋거나 상서로운 날 길일(吉日)을 택해서 만들었다.

왜 식초인가?

- 술(酒)을 만들 때는 늘 일정한 온도와 상온(常溫)에 보관하다가 공기와 접촉하게 되면 술 안의 초산균이 초산 발효를 일으킨다. 이때 초산균의 배설

물이 신맛을 내는데 이것이 건강에 유익한 식초다.

- 식초는 인체의 노폐물(배설물, 독소 포함) 제거 및 해독, 피로 해소(젖산 제거, 유기산 풍부), 살균, 항암(암세포 예방), 혈당 및 혈압 강하, 생활습관병 예방, 미용 효과(비타민C가 풍부해 콜라젠(colazene·피부 재생) 활성) 및 신진대사, 몸속 산성에서 알칼리성으로(몸속 활성산소 제거), 혈액순환, 몸속 나트륨 배출, 다이어트, 근골 강화 등에 좋은 것으로 알려져 있다.

자연산 식초를 음용해야!

- 식초는 요리, 음용, 치료에 쓰는 데 식료품에 신맛 낼 때, 무침이나 볶음, 부침개, 소스, 샐러드, 초간장, 초고추장, 조미료 사용한다. 약초를 해독이나 법제를 하고자 할 때 쓴다.
- 초막이란? : 항아리 속 식초 위의 하얀 막이 오래될수록 두텁다. 예로 솔잎에 설탕을 녹인 물을 붓고 1년 지나 막을 걷어낸 하얀 물이 식초다.
- 식초를 만들 때는 누룩이나 이스트를 넣는 것은 발효를 촉진하기 위함이다. 설탕 등의 당(꿀, 올리고당, 엿 등)을 넣고 일정 기간을 기다려야 한다.

  자연산 식초 : 약초의 고유 성분이 고스란히 담겨 있고, 유기산과 각종 미네랄 풍부하다.

  양조 식초 : 인위적으로 효모 또는 이스트를 첨가한 가정용으로 마트에서 구매할 수 있다.

  합성 식초 : 공업용으로 제조한 빙초산으로 음용할 수 없다.

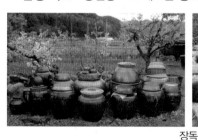 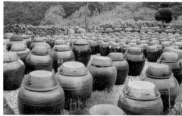 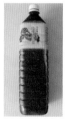

장독   자연산식초

02

지리산 산야초 손영호 명인!

지리산 · 섬진강 · 구례 들판의 3대(大),
아름다운 경관과 넘치는 소출과
넉넉한 인심의 3 미(美)를 갖춘
구례군의 풍광과 건강으로 행복을 누리는 지리산 산야초 농장 여행!

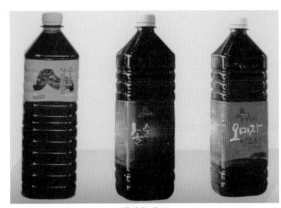

백야초 효소

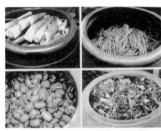

백초 효소(죽순, 솔순 외) 숙성 과정

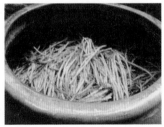

솔순 효소

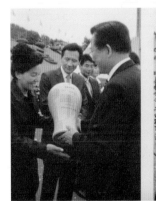

전라남도 농업박람회 농업인 대상

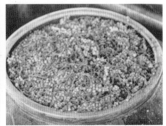

오미자 효소

대한민국 국립공원 1호 지리산은 전남, 북과 경남 등 3개 도에 걸쳐 구례 · 남원 · 하동 · 산청 · 함양 등 5개 군(郡) 15개 면(面), 둘레가 850리에 이르는 산줄기와 계곡에서 천기(天氣)와 지기(地氣)에 의해 자라는 2백45종의 목본 식물과 5백79종의 초본 식물이 자라는 국내 최대의 약용식물 보고(寶庫)이다.

이 세상에서 돈을 주고도 살 수 없는 게 건강이다. 건강을 유지하는 방법은 다양하다. 몸 안에서 벌어지는 거의 모든 대사 활동에 관여하는 단백질로 음식 소화 · 지방 분해 · 영양 흡수 · 세포 형성 · 해독 · 살균 · 분 해 배출 등에 사용되는 효소에 의해 생명을 유지한다.

효소에는 식물이 가진 고유한 성분이 고스란히 들어 있다. 인체 세포 내외의 환경을 정화하고 혈액으로부터 영양소를 세포로 흡수하도록 촉진하고 장내의 환경을 깨끗하게 유지해 건강에 도움을 준다.

지리산에서 230여 종의 산야초를 채취하여 10년 이상 발효 숙성시켜 구례군으로부터 '자연골 산야초 영농법인'과 식약청 '건강식품'으로 허가를 받고 2011년 전라남도 농업박람회에서 농업인 대상을 받았다.

영농조합법인 지리산 산야초 손영호 대표는 자연이 주는 건강의 선물 "지리산 백야초"와 "효소와 식초"를 공급하여 우리 땅에 사는 모두가 건강하고 행복을 주는 곳이다.

최근 산림청에서 산나물이 "암세포의 생성과 진행을 억제"하는 효과를 밝혀냈듯이 천혜의 청정 자연환경에서 자라는 산야초로 만든 백초 효소와 식초로 많은 분에게 건강의 희망을 전하고 있다.

우리나라 백운산은 16개가 있다. 그중에서 가장 높은 백운산(1222m)에는 서울대학교 농업생명과학대학 산림 식생의 변화 및 생장 특성 규명을 위한 식생 조사를 하는 남부학술임이 있다. 이곳에서는 산채, 약초, 산 열매 등 임산물을 채취 금지하고 있는 광양 쪽이 아닌 구례 간전면에 있는 산 중턱에 있는 "지리산 산야초 농장"은 해발 500~1,000m 자락에 약 20만 평에서 100

여 종의 약용식물을 가꾸고 가족과 단체가 힐링할 수 있는 계곡에 1,000평의 자연 펜션을 운영하고 있다.

지리산 산야초 손영호 대표가 직접 채취한 100가지 약용식물 목록!

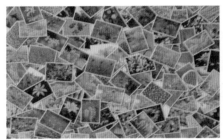
백야초

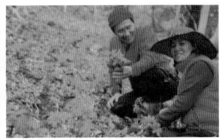
산야초 채취하는 손영호 대표 부부

- 약용 나무 : 가시오가피, 겨우살이, 느릅나무, 꾸지뽕나무, 골담초, 누리장나무, 두충나무, 마가목, 머루, 모과나무, 무화과나무, 유자나무, 은행나무, 뽕나무, 산초나무, 음나무, 상수리나무, 생강나무, 오가피, 오미자나무, 구기자나무, 헛개나무, 작약, 찔레, 정금나무, 초피나무, 호두나무, 측백나무, 화살나무, 산수유나무, 칡, 돌배나무, 두릅나무, 산딸기, 솔잎, 키위, 자두나무, 정금나무 등

- 산야초 : 곰취, 고사리, 고들빼기, 꿀풀, 더덕, 달맞이꽃, 닭의장풀, 도라지, 돌나물, 둥굴레, 차조기, 머위, 뱀딸기, 박하, 무, 번행초, 보리, 돌미나리, 비름, 원추리, 사철쑥, 약쑥, 개똥쑥, 삽주, 산마늘, 옥잠화, 삼백초, 새삼, 우산나물, 왕고들빼기, 참 소루쟁이, 여주, 얘기 수영, 쇠뜨기, 수리취, 토마토, 신선초, 씀바귀, 알로에, 약모밀, 엉겅퀴, 옥수수, 황기, 향유, 석창포, 캐질, 초석잠, 까마중, 하수오, 밀, 참취, 구절초, 도꼬마리, 민들레 등

상담 : 061-781-9133, 010-5548-9133

갑상선암
"갑상선암(甲狀腺癌)은 수술로 완치 가능?"

인체의 갑상선은 목이 튀어나온 정중앙 부분 아래에 있는 나비 모양(우엽 과 좌엽)의 장기(臟器)로 신체 내분비 기관이다.

인체의 신진대사 기능을 적절히 유지하는 역할을 한다. 갑상선에서 호르몬을 생산하고 저장했다가 필요할 때 혈액으로 내보내는 역할을 한다. 흔히 말하는 갑상샘암은 유두암으로 전체 환자의 90~95%가 해당한다.

갑상선암은 갑상샘에 악성 종양이 생긴 것을 말한다. 세포의 모양에 따라 유두암, 여포암, 수질암, 역성 상암으로 나뉜다. 흔히 말하는 갑상선암은 유두암으로 전체 환자의 90~95%가 해당한다. 갑상선 암 환자의 1%에 해당하는 역성 암은 발병 1년 내 90% 이상 사망한다.

건강 장수의 열쇠! 미역, 다시마, 톳, 우뭇가사리 등 점성 물질이 있는 해조류를 먹는다. 갑상선암을 예방하고 치유하기 위해서는 요오드가 풍부한 다시다를 먹는다. 참고로 일본 후쿠시마 원전 사고에 때 방사선(요오드 131) 유출시 다시마(천연식이 섬유 알긴간 함유)는 몸속 체내에 머물지 못하고 체외로 소변을 통해 배출시켜 갑상선암으로부터 예방해 준다.

【 갑상선 병기 】

구분	특징	비고
1기	45세 미만(장기에 암이 퍼지지 않는 경우), 45세 이상(종양이 2cm 미만에 림프절이나 다른 장기에 전이되지 않는 경우)	생존율 99%
2기	45세 미만(폐와 뼈에 퍼진 경우), 45세 이상(종양이 2~4cm로 장기로 전이되지 않은 경우)	방사선 동위원소
3기	종양이 다른 조직과 림프절로 퍼졌지만 전체에 전이가 되지 않는 경우	항암 약물
4기	나머지는 4기이다	생존율 1%

🌿 **다시마(곤포) 용도:** 식용(국, 찌개, 육수) · 약용, **성미:** 차고 짜다, **독성:** 없다.
요오드가 풍부한 해조류인 다시마를 구입하여 반찬으로 먹는다. 말린 다시마와 톳을 혼합하여 탕기에 넣고 달여 차(茶)로 음용한다.

🌿 **꿀풀 용도:** 식용(꽃차, 생식, 나물, 효소) · 약용, **성미:** 차며 맵고 쓰다, **독성:** 없다.
여름에 꿀풀 꽃이 절반 정도 말랐을 때 지상부 전체 10~15g을 채취하여 달여 하루에 3번 복용한다. 5~7월에 꽃을 따서 그늘에 말린 후 달여 차(茶)로 음용한다.

🌿 **백야초 효소 용도:** 식용(차, 음식 요리, 음용), 약용(효소 부족으로 인한 질병 및 암), **성미:** 달다, **독성:** 없다
지리산과 백운산에 자생하는 약용 식물 중에서 230여 종으로 20년 이상 숙성된 "백야초 효소"를 음용할 때는 원액을 소주병 반 잔 정도를 입에 넣고 1분 이상 침과 타액을 섞어 넘긴다.

🌿 **송이버섯 용도:** 식용(생식, 전골, 탕, 죽, 밥, 찌개, 장아찌, 부침개, 송이주) · 약용, **성미:** 평온하며 달다, **독성:** 없다.
연중 솔잎혹파리에 병든 소나무에 공생하는 곳에서 채취하여 생식으로 먹거나 각종 전골, 탕, 죽, 밥, 찌개, 부침개로 먹는다. 혹, 송이버섯은 면역력을 높이는 베타글루칸 함유하고 있어 항암 효과가 있다.

02

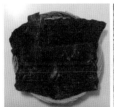
다시마

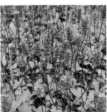
꿀풀(하고초)

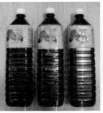
백야초 효소

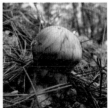
송이(사진-박효완)

"위암(胃癌)의 원인은 잘못된 식습관!"

인체의 위(胃)는 소화기관 중에서 가장 넓은 부분으로 식도에서 보내온 음식물을 일시 담아두는 주머니와 같은 장기(臟器)이다. 주로 하는 일은 위에 들어온 음식을 연동운동하여 잘 휘젓고 소화액인 위액(胃液)을 분비하여 음식물을 소화한다.

위의 안쪽에서부터 점막, 점막 하층, 근(筋)층, 장막(獎膜) 하층, 장 막으로 나뉜다. 위암은 한국인 악성 종양의 1위를 차지할 정도로 흔하다. 위는 정신적, 육체적 스트레스를 받기 쉬운 장기로 위궤양이나 만성위염의 원인이 되기도 한다.

위암의 원인은 음식물 섭취와 위 점막 속에서 서식하고 있는 헬리코박터균과 나이트로사민이라는 발암물질이다. 위암을 예방하기 위해서는 염도가 높은 절인 음식이나 태운 음식을 먹지 않는 게 좋다. 위에 부담을 적게 주기 위해서는 음식을 천천히 먹고 오래 씹는다. 인스턴스 식품, 방부제, 질산염 등을 먹지 않고 비타민C가 신선한 과일과 야채를 먹는다.

【 위암 병기 】

구분	특징	비고
1기	위 점막이나 점막층에 암 세포가 한정되고 전이가 없는 경우	수술로 완치
2~3기	암 세포가 일부 근육층과 임파선에 퍼진 상태	수술을 해도 재발 가능
4기	암 세포가 피를 타고 간, 폐, 뼈로 전이된 상태	수술 불가능 생존율 10%

✑ **상황버섯 용도:** 식용(차, 육수, 상황버섯주) · 약용, **성미:** 맛이 평하다, **독성:** 없다.
연중 활엽수의 뽕나무 고사목 또는 입목(등걸)이나 그루터기에서 따서 적당한 크기로 잘라 달여 하루에 3번 복용한다. 혹, 상황버섯을 차(茶)로 마시거나 가루를 내어 꿀에 재어 먹는다.

✑ **느릅나무 용도:** 식용(나물, 차, 육수, 유근피주) · 약용, **성미:** 평온하며 달다, **독성:** 없다.
유근피 말린 약재 10~15g을 물에 달여서 하루 3번 복용한다.

✑ **백야초 효소 용도:** 식용(차, 음식 요리, 음용), 약용(효소 부족으로 인한 질병 및 암), **성미:** 달다, **독성:** 없다
지리산과 백운산에 자생하는 약용 식물 중에서 230여 종으로 20년 이상 숙성된 "백야초 효소"를 음용할 때는 원액을 소주병 반 잔 정도를 입에 넣고 1분 이상 침과 타액을 섞어 넘긴다.

✑ **가지꼭지 용도:** 약용, **성미:** 차며, 달고 맵다, **독성:** 없다.
말린 가지꼭지 10~20g을 물에 달여서 하루 3번 공복에 복용한다.

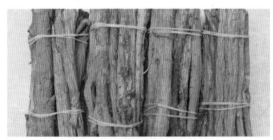
유근피

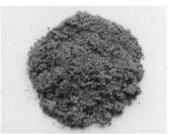
상황버섯 가루

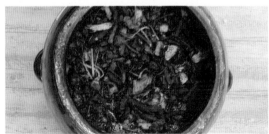
백야초 효소

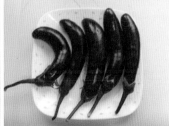
가지 열매와 꼭지

식도암
"식도(食道)는 인체의 공기와 음식물이 들어가는 통로!"

인체에서 공기와 음식물이 들어가는 통로를 "상부 기도 소화관"이라 하는 후두, 인두, 식도를 말한다. 후두는 외부의 공기를 기관지와 폐로 전달하는 역할을 하고, 인두와 식도는 구조상 연결돼 있다. 인두는 음식물이 내려가는 통로로, 후두와 협력해 삼키면 운동을 해서 음식물을 원활하게 식도로 전달한다.

식도암 수술이 위험하다고 해서 내버려 두면 암이 다른 장기로 퍼진다. 식도암을 그대로 내버려 두면 밥이 안 넘어가는 증세부터 사망까지 길어야 6개월 정도 걸린다. 암세포가 식도 주변 림프샘에 퍼져 성대 신경이 마비돼, 환자가 음식물을 삼키면 바로 토하기 때문에 말 그대로 못 먹어서 죽는 것이다.

우리나라 사람들에 잘 걸리는 "평편 상피암"의 원인은 담배와 술이다. 그 외 뜨거운(음식, 차)이다. 담배 연기(발암물질)를 들이마시면 혀에서 후두, 인두를 거쳐, 폐로 갔다가 식도를 통과한다.

【 식도암 병기 】

구분	특징	비고
0~1기	암이 식도와 점막 하층에 있는 경우	
2~3기	암이 식도 근육층까지 있는 경우	5년 생존율 30~40%
4기	암이 목·폐·뼈와 임파절로 전이되는 경우	생존율 1년 6개월

🌿 **느릅나무** **용도:** 식용(나물, 육수, 차, 탕, 환, 유근피주) · 약용, **성미:** 평온하며 달다. **독성:** 없다.

봄~여름 사이에 느릅나무 줄기 껍질+뿌리(유근피) 10~15g을 채취하여 껍질을 벗긴 후 햇볕에 말린 것을 달여 하루에 3번 식후에 복용한다.

🌿 **백야초 효소** **용도:** 식용(차, 음식 요리, 음용), 약용(효소 부족으로 인한 질병 및 암), **성미:** 달다, **독성:** 없다.

지리산과 백운산에 자생하는 약용 식물 중에서 230여 종으로 20년 이상 숙성된 "백야초 효소"를 음용할 때는 원액을 소주병 반 잔 정도를 입에 넣고 1분 이상 침과 타액을 섞어 넘긴다.

🌿 **녹황 채소** **용도:** 식용(생식, 생즙, 식료 재료, 고명, 무침, 식초, 효소) · 약용, **성미:** 평온하며 달고 쓰다, **독성:** 없다.

여러 종의 채소와 나물과 과실(미나리, 민들레, 개똥쑥, 블루베리, 키위, 무화과)를 믹서기에 갈아 즙을 수시로 마신다.

🌿 **표고버섯** **용도:** 식용(생식, 양념, 볶음, 구이, 밥, 탕, 무침, 육수, 효소, 표고버섯주) · 약용, **성미:** 평온하며 달다. **독성:** 없다.

봄~가을에 자연산은 활엽수(참나무, 졸참나무, 너도밤나무)의 고사목, 농가에서는 참나무에 구멍을 내고 그 속에 포자를 넣어 배양한 후에 채취하여 각종 볶음, 구이, 탕, 무침, 육수, 효소, 약술 등에 쓴다. 혹, 독버섯을 먹고 해독을 할 때는 표고버섯에 술을 첨가해 달여 복용한다.

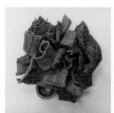 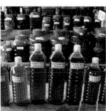 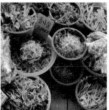 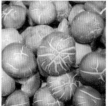

| 느릅나무(유근피) | 산야초 효소 | 봄나물 | 표고(송화) |

"간염(급성, 만성)→간병변→간암 순으로 진행? 공식은 없다!"

간암(肝癌)은 간에 발생하며 양성(兩性)과 악성(惡性)이 있다. 악성 종양 중에 대표적인 것이 간세포암(간암)이다. 우리 몸에서 다른 장기의 기능이 정상인 경우에도 생기지만, 간암은 정상적인 간에서는 간암이 생기지 않고 주로 간염, 간경변증 등 간이 손상된 상태에서 생긴다.

간암의 원인이 밝혀진 만큼 예방 방법도 확실하다. 간염 바이러스 위험인자를 가진 사람은 정기검진을 받고 항체가 생길 수 있도록 면역력을 높여야 한다. 그리고 예방법으로는 칫솔을 나누어 쓰는 일, 면도기 같이 쓰는 일, 주삿바늘이나 침(針)을 반복해서 사용하는 일, 과음을 피해야 한다.

간경화로 진행되면 정상적인 간으로 회복이 거의 불가능하다. 지방간도 간암과 관련이 있고, 간에 지방이 많이 쌓이는 것을 내버려 두면 지방간염일 거쳐 간경화로 진행되고 결국 간암이 된다. 간 이식은 초기에 해야 하고 5년 생존율은 70% 정도이다. 그러나 말기에 해봐야 금세 재발하는 것으로 알려 있다.

간암 발생 초기에는 진행 속도가 매우 느리므로 검진을 통해 조기에 발견하면 완치 확률이 매우 높지만, 늦게 발견되면 대책이 없다.

간경화는 오랜 세월 염증이 지속하면서 간이 딱딱해진 상태로 인체에 비교하자면 피 부 화상과 비슷하다. 간암을 의심하고자 할 때는 오른쪽 상복부에 통증이 있고, 덩어리가 만져지는 경우, 복부가 팽만하면서 소화불량이 지속하는 경우, 갑자기 체중이 감소하면서 심한 피로감을 느낄 때 등이다.

◈ **헛개나무** **용도:** 식용(나물, 차, 환, 효소, 헛개주) · 약용, **성미:** 차다, **독성:** 없다.

연중 헛개나무 줄기껍질 20g 적당 크기로 잘르거나 또는 익은 열매(지구자) 10g 채취하여 달여 하루에 3번 식후에 복용한다.

◈ **백야초 효소** **용도:** 식용(차, 음식, 음용), 약용(효소 부족으로 인한 질병 및 암), **성미:** 달다, **독성:** 없다

지리산과 백운산에 자생하는 약용 식물 중에서 230여 종으로 20년 이상 숙성된 "백야초 효소"를 음용할 때는 원액을 소주병 반 잔 정도를 입에 넣고 1분 이상 침과 타액을 섞어 넘긴다.

백야초

◈ **민들레** **용도:** 식용(꽃차, 나물, 묵나물, 무침, 쌈, 국, 김치, 장아찌, 민들레 뿌리주) · 약용, **성미:** 차며 달고 쓰다, **독성:** 없다.

3~4월에 잎 10~15g 또는 9~10월에 뿌리 10~15g을 채취하여 달여 하루 3번 복용한다. 혹, 민들레+각종 채소를 배합하여 강판에 갈아 즙을 음용한다.

◈ **차가버섯** **용도:** 식용(차, 육수, 차가버섯주) · 약용, **성미:** 평온하다, **독성:** 없다.

우리나라에는 북한 백두산 일대에서 자생하고 주로 러시아(구 소련)에서 살아 있는 자작나무 등걸에서 자생한 것을 서울 경동시장과 약초 시장에서 구입하여 검은 부분을 제거한 후 노란색을 띤 부분만을 잘게 부수어 사용한다.

02

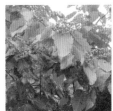
헛개나무

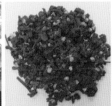
헛개나무(지구자)

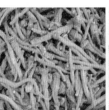
민들레 뿌리

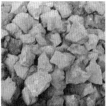
차가버섯

"유방암(乳房癌)은 예방이 가능하고 치유율 높다!"

유방암은 여성의 악성 종양 중 1위다. 유방암의 원인은 유전적 요인, 여성 호르몬(에스트로젠·유관 세포의 증식), 고영양 지방식과 관련이 있다.

유방은 유관(乳管·젖을 나르는 곳)와 유선(乳腺·젖을 생산하는 곳) 외 기름, 혈관 등 각종 세포로 구성돼 있다. 유방암의 90% 이상이 유선관에서 생긴다. 유방암은 유방에 멍울이 만져지거나, 유두(乳頭·젖꼭지)가 헐어 분비물이 나오거나 들어가 일그러질 때 의심해야 한다.

여성이 5년 이상 호르몬제를 맞을 때 유방암에 걸릴 위험이 1.4배 정도나 높으므로 호르몬 주사보다는 여성 호르몬이 많이 함유된 석류 열매나 칡을 복용하는 게 좋다.

여성이 폐경이 오면 여성 호르몬이 체지방 기름에서 만들어진다. 폐경 후 적정 체중을 유지해야 한다. 비만한 사람이 유방암 환자가 많다. 병원에서는 수술, 약물치료(항암제), 방사선 치료가 있지만, 자연치유에서는 면역력 강화하는 산야초를 권한다.

【 유방암 자가 진단법 】

· 옷을 벗고 거울 앞에서, 샤워하며, 누워서 자신의 유방을 관찰하며 만져 본다.

· 평소 유방 양쪽 크기와 모양에 관심을 둔다.

· 유두 (乳頭·젖 꼭지)에 습진이 있거나 분비물이 나오는지 살핀다.

· 유두가 함몰돼 있는지 살핀다.

· 겨드랑이 밑에 응어리가 있는지 만진다.

· 이유가 없이 팔이 붓는지 관찰한다.

🌿 **엉겅퀴** **용도:** 식용(꽃차, 나물, 묵나물, 된장, 부각, 식혜, 동동주, 식초, 효소, 엉겅퀴 뿌리주) · 약용, **성미:** 서늘하며 달고 쓰다, **독성:** 없다.

엉겅퀴 전초 10~12g 또는 뿌리 5~7g을 달여 하루에 3번 식후에 복용한다. 혹, 봄~여름까지 꽃을 따서 말린 후 차(茶)로 마신다.

🌿 **백야초 효소** **용도:** 식용(차, 음식 요리, 음용), 약용(효소 부족으로 인한 질병 및 암), **성미:** 평온하며 달다, **독성:** 없다.

지리산과 백운산에 자생하는 약용 식물 중에서 230여 종으로 20년 이상 숙성된 "백야초 효소"를 음용할 때는 원액을 소주병 반 잔 정도를 입에 넣고 1분 이상 침과 타액을 섞어 넘긴다.

🌿 **구름버섯(운지버섯)** **용도:** 식용(차, 육수, 운지버섯주) · 약용, **성미:** 알려진 것은 없고, 항암 작용이 있다, **독성:** 없다.

여름~가을까지 활엽수나 침엽수의 고사목이나 그루터에서 채취하여 달여 하루에 3번 복용한다. 생식은 금한다.

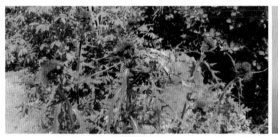

엉겅퀴 꽃

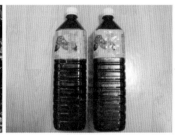

백야초 효소

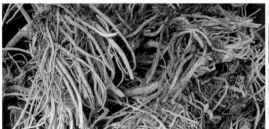

엉겅퀴

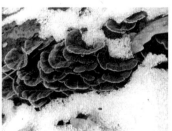

운지버섯(사진-박효완)

"폐암(肺癌)의 원인은 흡연과 오염된 공기와 가스 배출 미세먼지?"

사람이 숲을 멀리하고 오염된 공기 속에서 생활하면서 폐암 환자가 해마다 증가하고 있다. 여기에 남자는 흡연과 대기 오염(오염된 먼지나 티 끌)과 진폐(塵肺)에, 여자는 아파트 실내에서 음식을 요리할 때 나오는 미세먼 지를 흡입하기 때문이다.

폐는 공기 중에서 산소를 혈액 중으로 받아들이고, 혈액 속의 노폐물인 이산화탄소를 공기 중으로 배출시킨다. 폐는 생명을 유지하는 호흡 외에도 열(熱)을 발산시킴으로써 체온 조절을 하는 기능을 하고 몸속 산과 염기의 평형을 유지해 준다.

폐암의 주요 원인은 담배(직·간 접 흡연), 미세먼지와 아파트 실내 가스, 법당 안에 피운 향 등이다. 폐암 초기에는 증상이 별로 없다가 증상이 나타나면 벌써 어느 정도 진행됐다고 보면 된다. 평소 잦은 기침과 호흡 곤란이 빠르게 진행된다. 혹 1주일 이상 감기가 낫지 않으면 폐 질환이나 폐암을 의심을 해봐야 한다.

【 폐암 병기 】

구분	특징	비고
1기	림프샘 전이가 없는 경우	수술
2기	폐와 폐문부 임파절에 전이된 경우	수술
3기	임파절로 전이 되거나 반대편 폐로 전이된 경우, 큰 혈관과 식도에 침범한 경우	방사선, 항암제
4기	인체의 다른 장기로 전이된 경우	항암 치료

🌿 **산양 산삼** **용도:** 식용(생식, 탕, 기능 식품, 차, 환, 효소, 산삼주) · 약용, **성미:** 따뜻하며 달고 쓰다. **독성:** 없다.

봄에 춘절삼 잎과 줄기와 뿌리 모두를 통째로 캐서 마르기 전에 생으로 씹어 먹는다. 산양산삼 잎이 떨어진 늦가을~이듬해 봄에 캐서 먹는다.

🌿 **도라지** **용도:** 식용(생식, 꽃차, 나물, 구이, 튀김, 장아찌, 환, 효소, 도라지 뿌리주) · 약용, **성미:** 평온하며 쓰고 맵다. **독성:** 없다.

7~8월에 꽃 8~10g 또는 가을~이듬해 봄까지 뿌리 8~10g을 채취하여 달여 하루 3번 복용한다.

🌿 **더덕** **용도:** 식용(생식, 꽃차, 나물, 쌈, 구이, 장아찌, 청, 효소, 더덕 뿌리주) · 약용, **성미:** 평온하며 달고 맵다. **독성:** 없다.

8~9월에 꽃 4~5g 또는 가을~이듬해 봄까지 뿌리 6~10g을 채취하여 달여 하루에 3번 식후에 복용한다.

🌿 **마가목** **용도:** 식용(차, 나물, 장아찌, 환, 효소, 마가목주) · 약용, **성미:** 평온하며 맵고 쓰고 시다. **독성:** 없다.

6~10월에 가을에 익은 열매 5g 또는 연중 나무껍질 4~6g을 채취하여 달여 하루에 3번 복용한다.

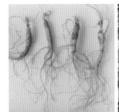 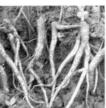 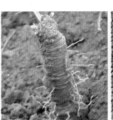 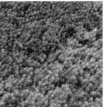

| 산양 산삼 | 도라지 | 더덕 | 마가목 열매 |

대장암
"대장암(大腸癌) 원인은 서구화된 육식위주 식생활!"

인체의 대장(大腸)은 수분, 염화물, 나트륨의 흡수를 담당하며, 일부 비타민 B와 K를 포함한 비타민을 합성하고 분변을 형성하는 기능을 담당한다. 결장과 직장(15cm · 대장암 50%가 발생하는 곳)으로 나뉜다.

변(便)이 굵다는 것 은 장(腸) 내에 혹이 없다는 증거다. 대장이 시작되는 부위에서는 변(便)이 묽 은 곤죽 상태이지만, 밑으로 내려오면서 수분이 흡수돼 굳어진다.

대장암의 80~90%는 대장 점막에서 발생하는 양성 혹인 용종(茸腫)4에서 시작된다. 내 시경을 통해 용종과 선종을 절제를 통하여 80~90% 대장암 예방이 가능하다.

대장암을 예방하려면 미생물이 좋아하는 식이섬유가 함유된 채소류, 해조류(미역, 다시마, 김), 보리, 고구마 줄기, 표고버섯, 사과 등을 먹는다.

【 대장암의 병기 】

구분	비고	5년 생존율
1기	점막층 절제 수술(항문을 가질 수 있다)	90% 이상
2기	점막하층, 근육층	70%
3기	대장 주위 지방층 림프	50%
4기	간, 폐, 뇌 등 원격 전이 절제 불가능한 상태	5%

🌿 **쇠비름** **용도:** 식용(나물, 무침, 김치, 효소) · 약용, **성미:** 차며 시다. **독성:** 없다.
여름~가을까지 지상부와 뿌리 8~10g 채취하여 달여 하루에 3번 식후에 복용한다. 혹, 봄에 쇠비름을 채취하여 용기에 넣고 100일 후에 효소 1에 찬물 3을 희석해 음용한다.

🌿 **소리쟁이** **용도:** 식용(나물, 묵나물, 생즙, 장아찌, 김치, 소리쟁이 뿌리주) · 약용, **성미:** 차며 쓰다. **독성:** 없다.
8~9월에 뿌리 5~7g을 캐서 달여 하루에 3번 복용한다.

🌿 **머위 :** **용도:** 식용(차, 나물, 쌈, 장아찌, 효소) · 약용, **성미:** 서늘하며 달고 맵다. **독성:** 없다.
3~4월에 꽃 4~6g 또는 가을에 뿌리 10~15g을 채취히여 하루에 3번 달여 하루에 3번 복용한다. 참고로 머위 뿌리는 모든 병의 원인이 되는 염증 제거에 좋은 것으로 알려져 있다.

🌿 **잔나비걸상버섯** **용도:** 식용(차, 탕, 전골, 찌개, 육수, 잔나비걸상버섯주) · 약용, **성미:** 평온하며 쓰다. **독성:** 없다.
연중 활엽수의 그루터기나 등걸 또는 살아 있는 나무의 상처난 곳에서 채취하여 잘게 부수어 달여 하루에 3번 복용한다. 혹, 보리차 대용으로 쓴다.

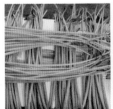
머위대

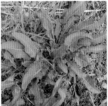
소리쟁이

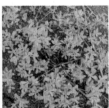
쇠비름

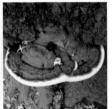
잔나비걸상버섯
(사진–박효완)

"자궁암(子宮癌)은 초기 발견 시 치유율 높아!"

여성의 자궁은 임신을 유지하고 출산을 가능하게 한다. 자궁 안에서 수정된 난자가 착상하여 40일 동안 영양분과 산소를 공급받고 자궁근육 수축작용 때문에 태아를 출산한다.

자궁은 질(膣)에 가까운 부분의 자궁 경부와 그 안쪽의 자궁체부가 있다. 자궁경부에 발생하는 암을 자궁경암, 자궁체부에 발생하는 암을 자궁체암이라 한다. 이 둘을 합쳐 자궁암이라 한다.

자궁암의 원인은 성병 일종인 인유두종바이러스(HPV)로 성(性)관계에서 감염되어 발 생한다. 질 점액에 침투하여 자궁으로 들어간다. 자궁경부암은 조기 검진으로 100% 완치할 수 있다.

【 자궁암 병기 】

구분	특징	5년 생존율
0기	자궁 경부 상피 내암	95%
1기	자궁 경부에 국한된 경우	80~95%
2기	암이 자궁 경부를 벗어났으나 골반벽에 도달하지 않는 경우 – 2기말부터는 수술을 하지 않는다.	60~80%
3기	암이 골반벽에 도달하거나 질 하부 3분의 1까지 침범한 경우	30~40%
4기	암이 진성골반을 벗어났거나 방광이나 직장점막까지 전이된 경우	5% 이하

🌿 **개똥쑥** **용도:** 식용(차, 생즙, 나물, 묵나물, 떡, 액상차, 환, 효소) · 약용, **성미:** 서늘하며 쓰고 맵다, **독성:** 없다.

여름에 전초 4~6g을 채취하여 달여 하루에 3번 식후에 복용한다.

🌿 **쑥** **용도:** 식용(차, 찌개, 나물, 묵나물, 떡, 환, 효소, 쑥 뿌리주) · 약용, **성미:** 평온하며 쓰다, **독성:** 없다.

봄~단오 전에 쑥 10g 또는 뿌리줄기 2~4g을 채취하여 하루 3번 식후에 복용한다. 참고로 백두산에서 사는 한민족은 쑥으로 떡을 만들 때 숯가루를 뿌려 독을 해독한다.

🌿 **팽이버섯(뽕나무버섯)** **용도:** 식용(차, 볶음, 무침, 밥, 국, 조림, 탕, 전골) · 약용, **성미:** 편온하다, **독성:** 없다.

늦가을~이듬해 봄까지 활엽수의 고사목이나 그루터기 또는 팽나무·뽕나무·감나무·아까시나무·포플러에서 자생한 것을 채취하여 달여 하루에 3번 복용한다.

02

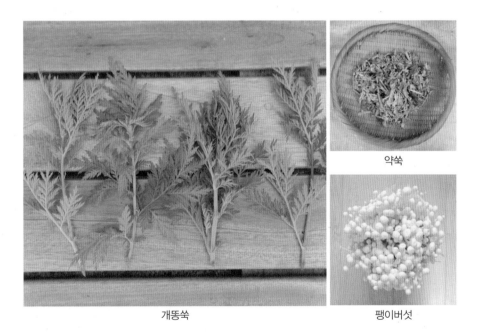

약쑥

개똥쑥

팽이버섯

"전립선(前立腺) 이상은 소변 줄기가 가늘고 항상 잔뇨감이 남는 고질병!"

인체의 전립선 구조는 굴과 비슷하다. 전립선암(前立腺癌)은 남성에게만 있으며 외선에 발생한다.

전립선은 방광 바로 아래 직장 앞에 요도를 감싸고 있는 호두알 크기의 腺으로 정액을 만들고 정자들의 활동하는 환경을 만들어 준다. 정액 성분 중 정자를 통해 운반하고 저장하고 남성 호르몬인 테스트테론이 있다.

흔히 전립선비대증은 내선에 발생하는 양성종양으로 요도를 압박 하므로 초기부터 배뇨 장애를 일으키지만, 전립선암은 외선에서 발생하기 때문에 어느 정도 진행하지 않으면 배뇨 장애가 없다.

전립선암은 초기에는 통증 외 다른 증세가 없으나 진행되었을 때 배뇨 장애, 요통, 다리 부종, 빈혈에 의한 현기증 등이 있다.

전립선암을 예방하기 위해서는 채소 위주의 식사를 해야 한다. 황록색 채소에는 카로틴이 많이 함유된 호박, 당근, 시금치 등을 먹는다.

【 전립선암 병기 】

구분	특징	비고
1기	별다른 증세가 없고, 혈액 검사에서 전립선특이항원수치(PSA)가 정상보다 높은 경우	완치 가능
2기	전립선 안에 국한된 혹(암)이 있는 경우	완치 가능
3기	암이 전립선을 살짝 벗어난 경우	방사선
4기	암이 임파선이나 다른 장기로 전이된 경우	호르몬 치료, 항암제

🌿 **산수유나무** **용도: 식용**(차(꽃, 열매), 환, 효소, 산수유주) · **약용**, **성미:** 약간 따뜻하며 시고 떫다. **독성:** 없다.

가을에 익은 열매 5~8g을 따서 씨를 제거한 후 말린 후에 달여 하루에 3번 식후에 복용한다. 혹, 익은 열매를 용기에 넣고 설탕을 재어 100일 후에 효소 1에 찬물 3을 희석해 음용한다.

🌿 **수박** **용도: 식용**(생식, 화채, 차(씨)) · **약용**, **성미:** 차며 달다. **독성:** 없다.

7~8월에 익은 수박을 따서 속 과육을 제거한 후에 껍질을 달여 하루에 3번 복용한다. 씨를 버리지 않고 푹 고은 삶은 물을 음용한다.

🌿 **옥수수수염** **용도: 식용**(차(수염), 쪄서 먹는다, 가루(과자, 빵, 떡, 죽, 묵), 엿기름, 옥수수속대 주) · **약용**, **성미:** 따뜻하며 달다. **독성:** 없다. 참고로 백두산에서 사는 한민족은 옥수수를 가루내어 가마솥에 떡을 넣고 손으로 구멍을 낸 후 다 익으면 꺼내 다시 구멍을 낸 후 그 곳에 꿀을 넣어 먹는다.

7~9월에 수염 20~30g을 채취하여 햇볕에 말린 것을 달여 하루에 3번 복용한다.

🌿 **진흙버섯** **용도: 식용**(차, 육수) · **약용**, **성미:** 알려진 것이 없으나 면역력에 좋다. **독성:** 불분명하다(생식을 금한다).

연중 활엽수의 고사목이나 등걸에 채취하여 달여 하루 3번 복용한다.

02

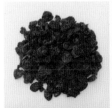
산수유

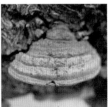
진흙버섯(사진-박효완)

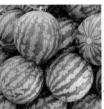
수박

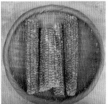
옥수수 속대

혈액암(백혈병)

"인체에서의 혈액이 체내의 운반시스템 이상으로 조절 기전의 손상에 의한 암!"

인체의 혈액은 몸 안을 돌면서 산소와 영양소를 조직에 공급해 주고, 노폐물을 조직에서 제거해 준다. 인체의 조직인 근육, 뇌, 심장, 장기 등에는 꾸준히 에너지가 공급되어야 생명을 유지할 수 있다.

사람이 섭취한 음식물은 포도당으로 분해된 후 혈액 속에서 용해되어 체내 구석구석을 돌며 각 조직과 모든 세포에 전달된다. 성인의 혈액량은 5ℓ 정도이며, 세포 성분과 혈장인 액체 성분으로 구분된다. 적혈구는 산소를 공급하고, 백혈구는 감염된 세균이나 바이러스를 파괴 또는 제거한다.

혈액 이상에는 혈구 수나 성분 이상이나 세포 형태의 이상이 있을 수 있다. 유전병이나 다양한 질환이 생길 수 있다.

에너지는 혈액순환으로 포도당과 산소를 통해 얻게 된다. 혈액이 운동 중에는 인체를 도는 데 20초 걸리지만, 휴식 시에는 1분 한 번 정도 돈다.

【 혈액 질환 기초 상식 】

구분	특징	비고
빈혈	적혈구 내 산소를 운반하는 색소 헤모그로빈이 부족하거나 비정상적 질환	위험 요인 다름
철 결핍성 빈혈	채내에 철분 부족으로 생기는 질환	여성 흔함
재생 불량성 빈혈	골수와 혈액 세포가 생산 장애 질환	유전, 생활습관
혈소판 감소증	혈액 세포 중 혈소판이 감소하여 출혈로 생김	연령, 성별, 유전
백혈병	비정상적인 백혈구가 과다 증식하는 골수 종양	질병 종류에 영향
만성 림프구성 백혈병	성숙한 림프구가 과도하게 증식하는 골수 종양	남성 흔함 60~80세 사이
다발성 골수종	항체를 만드는 백혈구 일부가 증식하는 종양	40대 이후 흔함
적혈구 증다증	적혈구가 증가하는 혈액 질환	질환 유형에 영향

✿ **천년초** **용도:** 식용(차, 기능성 식품(국수, 만두 등), 액상차, 효소) · 약용, **성미:** 평온하다, **독성:** 없다.

봄에 노란 꽃이 진 후에 여름~가을 사이에 열매를 따서 날카로운 가시를 제거한 후에 적당한 크기로 잘라 달여 하루에 3번 복용한다. 혹, 열매를 적당한 크기로 잘라 용기에 넣고 설탕을 재어 100일 후에 효소 1에 찬물 3을 희석해 음용한다.

✿ **백야초 효소** **용도:** 식용(차, 음식 요리, 음용), 약용(효소 부족으로 인한 질병 및 암), **성미:** 달다, **독성:** 없다.

지리산과 백운산에 자생하는 약용 식물 중에서 230여 종으로 20년 이상 숙성된 "백야초 효소"를 음용할 때는 원액을 소주병 반 잔 정도를 입에 넣고 1분 이상 침과 타액을 섞어 넘긴다.

✿ **소나무** **용도:** 식용(솔순차, 다식, 생즙, 송편, 효소, 송화주 외) · 약용, **성미:** 따뜻하며 쓰다, **독성:** 없다.

봄에 솔잎 15~20g을 채취하여 달여 하루에 3번 복용한다. 혹, 솔잎을 항아리에 넣고 설탕을 녹인 시럽을 붓고 100일 후에 효소 1에 찬물 3을 희석해 음용한다.

✿ **산나물** **용도:** 식용(생식, 나물, 묵나물, 생즙, 무침, 쌈, 장아찌, 식초, 약술) · 약용, **성미:** 종마다 다르다, **독성:** 없다.

봄~여름에 여러 종류의 산나물을 채취하여 믹서기로 생즙을 내서 음용한다.

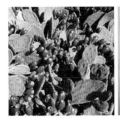
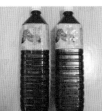
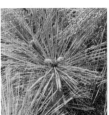
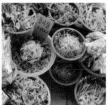

천년초 열매   백야초 효소   솔순   봄나물

"췌장(膵臓)은 소화 효소가 혈관 작동 물질이 새어 생명에 영향!"

인체의 췌장(膵臓)은 흔히 "이자"라 부른다. 무게는 80~100g, 길이가 15cm 정도로 위(胃)의 안쪽, 척추의 앞에 있어 눈에 잘 띄지 않는다. 위(胃)나 대장(大腸)과 달리 내시경으로 쉽게 접근할 수 없는 곳에 있어 암을 찾아내기 어렵다.

췌장은 하루에 소화액을 1~2ℓ를 분비한다. 만들어진 소화 효소는 지방을 지방산으로, 단백질을 아미노산으로, 탄수화물을 포도당으로 분해한다.

췌장암을 의심할 때는 체중이 감소하고, 소화가 안 되고, 복부에 통증이 있고, 소변 색깔이 노랗게 진하거나 콜라색이 되고, 피부와 눈 흰자위가 노랗게 되고, 회색 변을 본다.

만성 췌장염은 췌장이 돌처럼 딱딱해져서 기능이 소실된다. 췌장암은 안에 있느냐 밖으로 나와 있느냐에 따라 달라서 환자의 3~5%가 암에 걸린다. 발견도 어렵고 수술도 어려운 이유는 소장을 끌어와서 장기들을 서로 이어야 하므로 7시간 정도 걸릴 정도로 어렵다.

【 췌장암 병기 】

구분	특징	비고
1기	암이 췌장 안에 있는 경우	
2기	암이 십이지장이나 담도로 조금 퍼진 경우	수술 가능
3기	암이 췌장 주위에 많이 퍼진 경우	
4기	간, 폐, 뼈 등으로 전이된 경우	6개월 생존

✿ **여주** **용도:** 식용(생식, 나물, 차, 볶음, 무침, 환, 효소, 여주주) · 약용, **성미:** 차며 쓰다, **독성:** 없다.

여름에 덜 익은 파란 여주를 따서 적당한 크기로 잘라 달여 하루에 3번 식후에 복용한다. 혹, 덜 익은 여주를 적당한 크기로 잘라 용기에 넣고 100일 후에 효소 1에 찬물 3을 희석해 음용한다.

✿ **백야초 효소** **용도:** 식용(차, 음식 요리, 음용), 약용(효소 부족으로 인한 질병 및 암), **성미:** 달다, **독성:** 없다

지리산과 백운산에 자생하는 약용 식물 중에서 230여 종으로 20년 이상 숙성된 "백야초 효소"를 음용할 때는 원액을 소주병 반 잔 정도를 입에 넣고 1분 이상 침과 타액을 섞어 넘긴다.

✿ **민들레** **용도:** 식용(생식, 차, 나물, 묵나물, 무침, 쌈, 국, 김치, 환, 액상차, 민들레 뿌리주) · 약용, **성미:** 차며 달고 쓰다, **독성:** 없다.

3~4월에 잎 10~15g 또는 9~10월에 뿌리 10~15g을 채취하여 달여 하루 3번 복용한다. 혹, 민들레+각종 채소를 배합하여 강판에 갈아 즙을 음용한다.

✿ **목이** **용도:** 식용(차, 탕, 전골, 볶음, 탕수육, 잡채, 목이주) · 약용, **성미:** 평온하며 달고 차다, **독성:** 없다.

목이는 활엽수의 고사목 또는 그루터기 또는 뽕나무 · 물푸레나무 · 참나무 · 잣나무 · 산수유나무 고목에서 채취하여 하루에 3번 복용한다.

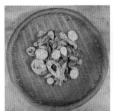
말린 여주

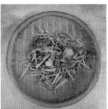
민들레 뿌리

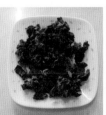
목이(재배용)

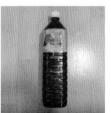
백야초 효소

"신장(腎臟癌) 질환에는 산수유가 묘약?"

신장의 외부층 피질은 사구체와 세뇨관으로 여과장치를 갖고 있고, 중간층 수질은 소변을 모으는 원추형 도관이 있고, 내부의 신우(腎盂)는 큰 신배에서 작은 신배로 수질로부터 소변을 모아 요관을 통해 흘려 보낸다.

신장암 초기에는 증상이 거의 없다. 급격한 체중 감소, 혈뇨, 소변을 볼 때 통증, 옆구리의 통증 등이 있다. 한 쪽 신장이 제거되어도 다른 한 쪽이 보완해 준다. 전신에 암이 퍼진 경우에는 항암 화학요법을 받아야 한다. 신장 종양을 제거한 환자들 가운데 10명 중 7명은 5년 이상 생존하는 것으로 알려져 있다.

【 신장 질환 기초 상식 】

구분	특징	비고
신우신염	세균 감염에 의한 신장의 감염	
사구체신염	신장의 미세한 여과의 감염	
신증후군	소변을 통해 단백질이 손실되고 신체 조직이 붓는 증상	
신장 결석	신장에 형성되는 여러 크기의 결정 침착물	
신장 낭종	신장 바깥쪽 피질 내에 수분이 차서 부풀는 증상	
수신증	요로계 내 폐색으로 인한 신장 팽만	
신부전(급성, 만성)	양쪽 신장의 정상적 기능 상실	혈액 투석
말기 신부전	양측 신장의 기능 손상으로 생명을 위협	신장 이식

🌿 **산수유나무　용도:** 식용(차(꽃, 열매), 환, 효소, 산수유주) · 약용, **성미:** 약간 따뜻하며 시고 떫다, **독성:** 씨에는 있다.

늦가을에 익은 산수유 열매 5~8g을 따서 씨를 제거하고 말린 후 달여 하루에 3번 식후 복용한다. 혹, 익은 산수유 열매를 따서 용기에 넣고 100일 후에 씨를 제거한 후 효소 1에 찬물 3을 희석해 음용한다.

🌿 **자리공　용도:** 식용(나물, 묵나물, 자리공 뿌리주) · 약용, **성미:** 차며 쓰다, **독성:** 잎 · 뿌리 있다.

가을~이듬해 봄까지 뿌리 4~6g을 캐서 달여 하루에 3번 복용한다. 혹 잎을 먹을 때는 독이 있어 삶아 데쳐서 먹는다.

🌿 **동충하초　용도:** 식용(생식, 탕, 튀김, 동충하초주) · 약용, **성미:** 알려진 것이 없으나 면역력에 좋고 항암 작용이 있는 것으로 알려져 있다, **독성:** 없다.

여름~늦가을까지 숲속의 낙엽 · 땅 · 이끼 속에 묻힌 나비목의 번데기나 유충에서 홀로 나거나 무리를 지어 자라는 것을 채취하여 물에 달여 하루에 3번 복용한다. 참고로 중국에서는 만병통치 불로장생의 비약(飛躍)으로 알려져 있다.

02

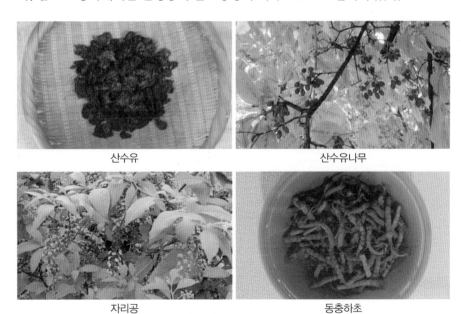

산수유　　　　　　　　　　산수유나무

자리공　　　　　　　　　　동충하초

"피부암(皮膚癌)은 세포의 변질과 손상(損傷)이 원인!"

인체의 피부는 신체의 가장 큰 기관으로 근육, 내부 장기, 혈관과 신경을 외부의 나쁜 환경으로부터 보호하고, 털과 손·발톱은 피부로부터 자라나서 추가적인 보호 역할을 한다. 피부는 기본적으로 얇은 바깥쪽에 표피가 있고, 안쪽의 두꺼운 진피로 되어 있다.

피부암은 다른 암에 비하여 일찍 진단되면 완치할 수 있다. 햇빛에 노출된 부위에 생기는 기저 세포암은 남성에게 흔하고 수개월에서 수년에 걸쳐 증식한다. 편평 세포암은 대개 얼굴에 생겨 다른 부위로 번진다. 주로 60세 이상에서 잘 생긴다. 악성 흑색종은 햇빛에 의한 멜라닌 세포의 손상으로 생기는 암으로 40~60세 여성에게서 가장 흔하게 발생한다.

【 피부암과 종양 기초 상식 】

구분	특징	비고
피부암	대부분 햇빛에 오래 노출되는 것과 관련이 있음	
기저 세포암	햇빛에 노출된 부위에 생기는 피부암의 일종	남성 흔함
편평 세포암	대개 얼굴에 생겨 다른 부위로 번지는 피부암	60세 이상
악성 흑색종	피부의 색소 형성 세포에 나타나는 암	여성 흔함
카포시육종	후천성 면역결핍 증후군에서 잘 동반되는 종양	남성 흔함
사마귀	바이러스에 의해 유발되는 단단한 악성 종양	젊은층

⊘ **무화과나무 용도:** 식용(차, 생식, 생즙, 건과, 효소) · 약용, **성미:** 평온하며 달다. **독성:** 없다. 여름에 익은 열매 10~15g을 따서 4등분하여 용기에 넣고 설탕을 재어 100일 후에 효소 1에 찬물 3을 희석해 음용한다.

⊘ **연꽃 용도:** 식용(꽃차, 생식, 연잎밥, 연자죽, 조림, 장아찌, 환, 효소) · 약용, **성미:** 평온하며 달고 떫다, **독성:** 없다.

꽃이 진 후에 연근(뿌리) 20~30g을 캐서 작당한 크기로 잘라 달여 하루에 3번 식 후에 복용한다. 혹, 연잎은 밥이나 효소를 먹고, 연근은 볶음으로 연자씨는 죽으 로 먹는다.

⊘ **영지버섯 용도:** 식용(차, 육수, 영지주) · 약용, **성미:** 따뜻하며 쓰다, **독성:** 소량의 독이 있다.

여름~가을까지 활엽수의 그루터니 또는 주변의 땅에서 채취하여 달여 하루에 3 번 복용한다. 혹, 면역력에 좋아 항암에 쓴다. 참고로 중국에서 이시진이 쓴 〈본초 강목〉에서 "영지는 만병을 치료하는 버섯이다"라고 했다.

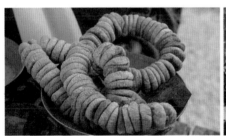

무화과 건과(사진- 이원희)

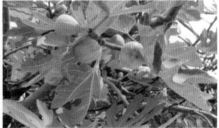

무화과나무

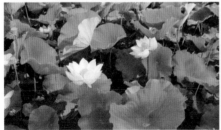

연꽃

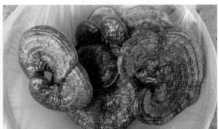

영지(수입산)

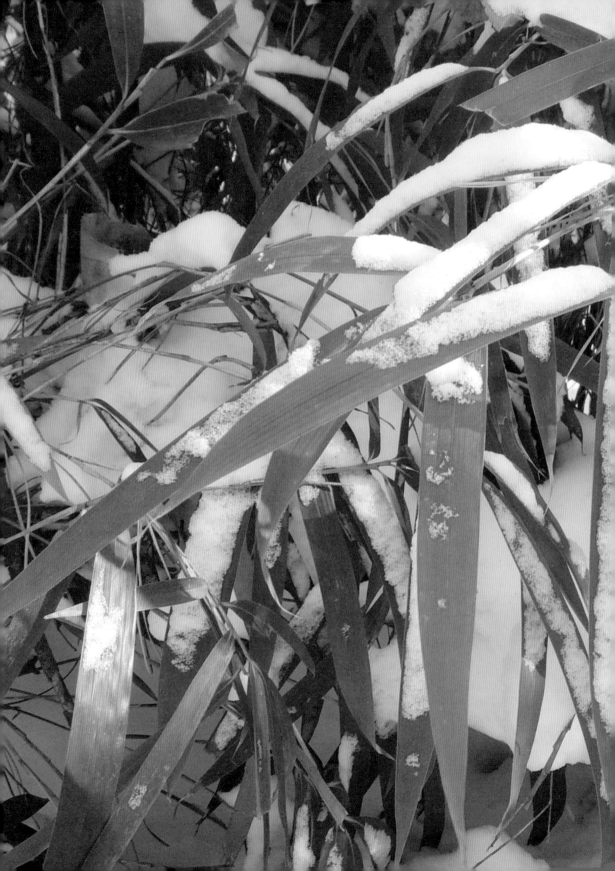

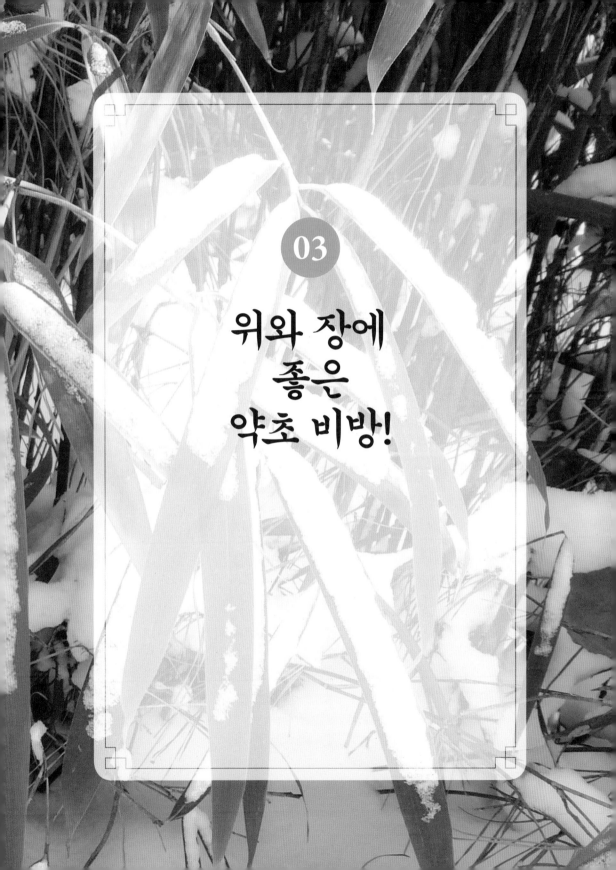

03

위와 장에
좋은
약초 비방!

소화불량

"양생 (養生)의 으뜸은 치아(齒牙)?"

소화불량은 주로 식후에 나타나는 상복부의 불편함이 흔하다. 증상으로는 소화불량, 위염, 위·식도 역류, 소화 궤양, 위암 등이 있다.

위(胃)는 입을 통해 식도에서 보내온 음식물을 담아두는 주머니와 같은 장기(臟器)다. 음식물이 들어 있지 않을 때는 납작하지만, 들어오면 늘어난다.

인체는 음식을 먹을 때 소화는 입과 위에서 시작된다. 입은 음식물을 씹고, 위는 연동운동(蠕動運動)을 통하여 음식물을 잘게 부수어 섞고 위액(胃液)을 분비하여 크림 수프 정도로 반죽이 된 음식물을 수문장인 밸브를 통해 십이지장으로 분출되어 보낸다.

음식물을 먹은 뒤 속이 더부룩하고 쓰리고 답답한 기능성 소화불량증이 있을 때는 잘못된 식습관에 있다. 위액이 십이지장 속으로 흘러 들어가면 벽을 갈아 먹는 궤양이 발병한다. 십이지장은 세크레틴을 분비하는데 이것이 혈류 속으로 들어가서 췌장을 자극하여 알칼리성 소화액을 분비하게 한다.

한 끼 식사를 처리하는 데는 위에서 소장(小腸)까지 3~8시간 걸린다. 그다음 남은 묵은 죽을 대장(大腸)으로 보낸다. 대장은 거기서 수분을 뽑아 혈액 속으로 되돌려 보낸다.

보통량의 식사를 할 때 음식물은 두세 시간 동안 위 속에 머물러 차차 죽처럼 되어 연동운동으로 서서히 십이지장 쪽으로 보낸다.

위는 육체적, 정신적, 스트레스를 받기 쉬운 장기(臟器)다. 위염, 위궤양 등 심한 경우 악성 종양인 암의 원인이 되기도 하므로 마음의 안정 속에서 규칙적인 식습관이 중요하다. 위장병에는 삽주, 산사 열매, 매실, 감자, 양배추 등이 좋다.

🌿 **삽주뿌리+마** **용도:** `식용` 삽주(나물, 묵나물, 차, 환, 삽주주) · 마(생식, 나물, 차) · 약용, **성미:** 삽주(따뜻하며 쓰고 맵다), 마(평온하며 달다), **독성:** 삽주와 마에는 없다.

백출과 산마 말린 약재 각 4g을 가루를 내어 하루 한 스푼씩 3번 식후에 물로 먹는다.

🌿 **매실나무** **용도:** `식용`(꽃차, 장아찌, 청, 식초, 효소, 매실주), 약용, **성미:** 따뜻하며 시다. **독성:** 씨에 있다.

건조시킨 열매 5~10개를 곱게 분말로 만들어서 식사 후에 한 스푼씩 물로 먹는다.

오매(매실)

🌿 **산사나무** **용도:** `식용`(차(꽃, 열매), 청, 효소, 산사주) · 약용, **성미:** 약간 따뜻하며 시고 달다, **독성:** 없다.

9~10월에 익은 열매 5~7g을 따서 달여 하루 3번 복용한다.

🌿 **탱자나무** **용도:** `식용`(효소, 탱자주) · 약용, **성미:** 맵고 쓰며 시다, **독성:** 없다.

여름에 덜 익은 탱자를 따서 설탕에 재어 100일 후 효소 1에 찬물 5를 희석해 음용한다.

03

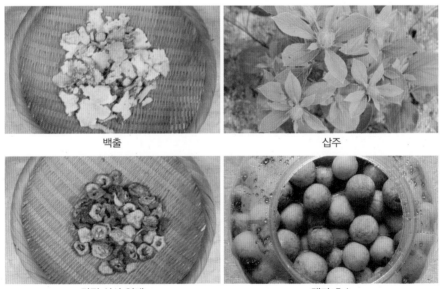

백출

삽주

말린 산사 열매

탱자 효소

"식체는 먹는 것에 따라 처치가 다르다!"

조선 시대 선조는 15세 때 왕으로 즉위하여 56세에 급체로 생을 마감했다. 41년간 왕위에 있으면서 크고 작은 변란을 많이 겪었다.

왕실의 휴무일에 상궁 김개시(일명 김개똥)의 약식(떡)을 먹고 급체를 하였는데, 어의(御醫) 허준은 한강 건너 곰나루(지금의 양천구)에 출장 중이었고, 선조는 평소에 의심이 많아 어의 허준이 아닌 다른 어의도 간단한 자연요법으로 식체를 치유할 수 있었지만, 허준을 기다리다 사망했다는 것은 난센스였다.

우리 조상은 지혜롭게도 식체에는 본능적으로 손끝을 실로 묶고 따주기를 하여 피를 사혈(死血)하면 즉시 낫는다는 것을 알았다.

살다 보면 무언가를 먹다가 식체로 질식에 가까울 정도로 고통을 입을 때가 종종 있다. 이럴 때 숨이 크게 들이쉬거나, 물을 마시거나, 등을 두드리거나, 입안에 손을 넣어 토하거나 등 여러 가지 방법을 쓰지만 즉시 효험을 보지 못하는 경우가 많다.

식체는 식도에 가장 많이 발생한다. 금방 토할 수 있으면 해결되지만 자연 상태로는 쉽지가 않다. 기관으로 들어가 발생할 때는 심한 기침을 억지로라도 해서 해결하려고 하지만 이 방법으로도 쉽지가 않다.

사람은 숨을 쉬어야 하고 매일 먹어야 산다. 무언가 먹다가 체했을 때 민간의약적으로 즉시로 효과를 보는 것도 있고 보편적으로 해결되는 식체 요법을 제시했다.

기본적으로 식체에는 참기름을 한 숟갈 먹는다. 그리고 손가락을 실로 묶고 사혈침으로 손끝을 따준다.

【 식체 민간요법 】

• 음식을 먹다가 체했을 때는 참기름을 한 숟갈 먹거나 고사리를 먹는다. • 고구마를 먹다가 체했을 때는 배를 강판에 갈아 즙을 먹는다.

• 미역을 먹다가 체했을 때는 칡 뿌리를 강판에 갈아 즙을 먹는다. • 메밀 국수를 먹다가 체했을 때는 무를 강판에 갈아 즙을 먹는다.

• 버섯을 먹다가 체했을 때는 박의 속을 말린 것을 가루내어 한 스푼 먹는다.

• 무를 먹다가 체했을 때는 명아주 잎과 줄기를 짓찧어 즙을 먹는다.

• 술을 먹고 체했을 때는 감국, 감잎, 능소화, 소나무, 인삼, 자두, 칡을 달여 먹는다.

• 물을 먹고 체했을 때는 고로쇠 수액, 보리물을 마신다. • 감자를 먹고 체했을 때는 나팔꽃, 분꽃, 오동나무를 먹는다.

• 살구를 먹고 체했을 때는 모과를 먹는다. • 두부, 메밀을 먹고 체했을 때는 무를 먹는다.

• 해삼을 먹고 체했을 때는 오이를 먹는다. • 밀가루, 수수를 먹고 체했을 때는 유자, 참외를 먹는다.

• 우유를 먹고 체했을 때는 보리, 오미자를 먹는다. • 생선을 먹다가 체했을 때는 깻잎을 짓이겨 즙을 마신다.

• 개고기를 먹다가 체했을 때는 생살구를 먹는다. • 돼지고기를 먹다가 체했을 때는 새우젓을 한 수푼 먹는다.

• 소고기를 먹다가 체했을 때는 배를 강판에 갈아 즙, 보리, 살구, 살구씨를 먹거나 해바라기 새순을 달여 먹는다.

• 보신탕 먹고 체했을 때는 살구, 살구씨, 까마중, 뽕나무를 먹는다.

• 돼지고기나 수박을 먹고 체했을 때는 갈대, 까마중, 복숭아를 달여 먹는다.

• 오징어를 먹고 체했을 때는 갑오징어 가루인 해표초를 갈아 불에 볶아 감초 1수저를 스푼으로 먹는다.

• 닭고기를 먹고 체했을 때는 감잎차, 생강, 유자를 차로 마신다. • 달걀을 먹고 체했을 때는 유자를 먹는다.

• 어류(물고기), 바닷물고기를 먹고 체했을 때는 귤, 까마중, 박새, 벚나무, 복숭아, 봉선화, 뽕나무, 생강, 유자, 칡을 먹는다.

• 복어를 먹다가 체했을 때는 매실을 먹는다. • 육류를 먹고 체했을 때는 석류, 생강를 먹는다.

• 가물치를 먹고 체했을 때는 아욱을 먹는다.

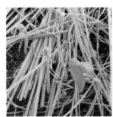
고사리 새싹

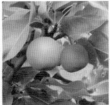
배

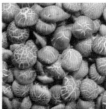
표고

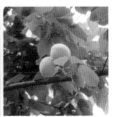
살구

"장(腸)의 건강은 변의 상태를 관찰해야!"

사람은 일생 설사를 경험한다. 설사는 변에 수분이 몹시 많은 상태로 신경이 쓰이는 병이다.

설사의 원인에는 장에 세균으로 인해 장관(腸管)에서의 수분 흡수가 장애를 받는 경우와 이 반대로 장점막에서 장액(腸液)의 분비가 많은 경우다. 이럴 때 수분이 너무 많아 변이 굳어질 틈도 없이 밀려 나오는 것이다. 여기서 문제는 대량의 수분과 함께 몸속의 생명을 유지하는 전해질(電解質)도 없어져 버리기 때문에 여러 가지 증상을 유발한다.

설사에는 세균에 의한 감염성과 비감염성이 있다. 설사할 때는 무엇을 먹었는지를 체크해야 한다. 예로 찬 것을 너무 많이 먹었는지, 맥주를 마시든가, 아니면 기름을 사용한 튀김류 등 따져야 한다.

설사로 나온 변을 자기 눈으로 자세히 관찰해야 한다. 그 속에 혈액이 섞여 있는지, 무슨 색을 띠는지 알아야 한다. 평소 기저질환인 췌장(인슐린), 간, 담낭(쓸개·산성 소화액) 등이 기능이 저하되었을 때 소화액 부족으로 설사를 하게 된다. 그 외 화학물질이나 독성이 있는 약초나 버섯을 먹었을 때 발생한다. 이때는 복통을 동반한다.

세균교대성(細菌交代性) 설사는 항생물질을 복용했을 때 몸속 세균이 죽는 대신 포도상구균이 늘어나 생기는 증상이다. 될 수 있으면 항생제는 안 먹는 게 좋다.

흔히 설사할 때 의원에서 처방을 받은 지사제를 복용한다. 건강법으로 때론 설사를 유도라는 방법도 있지만, 우리 땅에서 자생하는 약초 중에는 설사를 멈추게 하는 단방이 많다.

🌿 **감나무+대추** 용도: 식용 곶감(생식, 장아찌, 곶감주) · 대추(생식, 차, 고명, 효소, 대추주) · 약용, **성미:** 곶감(평온하며, 달다.) 대추(따뜻하며, 달다.) **독성:** 각 곶감 · 대추에 없다.

가을에 성숙한 감을 따서 껍질을 벗긴 곶감 4개+ 대추 10g을 채취하여 달여 하루 3번 차(茶)처럼 음용한다.

🌿 **피마자** 용도: 식용(나물, 묵나물, 무침, 피마자 기름) · 약용, **성미:** 평온하며 맵고 달다, **독성:** 없다.

가을에 익은 피마자 씨 3~5g 따서 기름을 짜서 하루 3번 한 스푼씩 먹는다.

🌿 **이질풀** 용도: 식용(나물, 효소) · 약용, **성미:** 평온하며, 서늘하다, **독성:** 없다.

8~9월에 이질풀 1회 10g을 달여 하루 3번 복용한다.

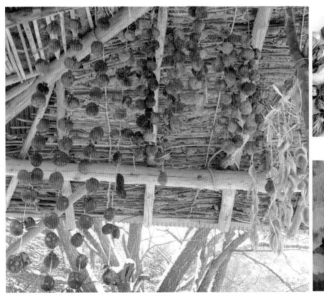

곶감

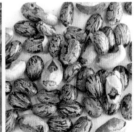

피마자 종자

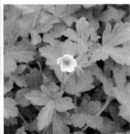

이질풀

"사람은 식습관도 중요하고 쾌변은 더 중요하다!"

일본의 고이치로가 쓴 "쾌변 천국"이라는 책에서 오래 살기를 원하는 사람은 자신의 변(便·똥)에 관하여 관심을 가지고 밥 따로 똥 따로 생각하면 안 된다고 하면서 사람이 가장 쾌락을 느끼는 순간이 배설할 때라 말한다.

사람은 먹어야 산다. 필자는 음식을 먹는 것도 중요하지만 배설이 더 중요하다고 생각한다. 설사나 변비가 지속하면 삶의 질이 크게 떨어진다. 평소 변비로부터 자유로워지고 싶거든 규칙적인 식습관과 육식보다는 채식 위주와 꾸준히 장(腸)에 도움을 주는 운동을 해야 한다.

변비의 원인은 육류 위주의 식습관과 수분의 섭취가 적거나 섬유질이 거의 없는 불규칙한 식습관이다. 사람의 인체는 생체리듬의 적용을 받기 때문에 정확한 시간에 배변을 보아야 한다. 그러나 어떤 사람들은 하루에 한 번 또는 두 번 변(便)을 보지만, 평소 보는 횟수가 적어지거나 대변의 양이 적고 딱딱해 변을 보기 힘들 때 변비로 본다.

신체는 소화기에 이상이 있을 때 변비에서 설사로, 다시 설사에서 변비로 장기간 반복되면 건강의 적신호 "과민성대장증후군"이다. 변비나 설사가 반복되면 대장에 혹(용종, 선종, 종양)이 있는지 의심해야 한다.

변비를 예방하고 치유하기 위해서는 채식 위주의 식습관으로 전환해야 한다. 약초 중에서 바다 갯벌에서 자라는 함초(퉁퉁마디)는 바다의 각종 미네랄과 효소가 장내에 들어가서 장벽(腸壁)에 붙어 있는 지방질 비슷한 노폐물을 분해해서 체외로 배출시켜 숙변을 없애는데 탁월한 효능이 있다.

변비에는 산야초즙, 생고구마, 사과, 과일, 시래기, 미나리, 무청, 무, 해조물(미역, 다시마)을 먹는다.

🌿 **소나무 송홧가루+꿀** **용도:** 식용 송홧가루(다식, 송화주)·약용, **성미:** 소나무는 따뜻하며, 쓰다. **독성:** 없다.

봄에 송홧가루가 날릴 때 채취하여 꿀을 배합하여 환으로 만들어 하루에 3번 30~40알을 식후에 먹는다.

🌿 **소리쟁이** **용도:** 식용(생식, 생즙, 나물, 묵나물, 장아찌, 소리쟁이 뿌리주)·약용, **성미:** 차며, 쓰다. **독성:** 없다.

8~9월에 뿌리 10g을 캐서 쪼개서 햇볕에 말린 후 달여 하루에 3번 복용한다.

🌿 **마** **용도:** 식용(생식, 생즙, 조림, 차)·약용, **성미:** 평온하며, 달다. **독성:** 없다.

가을~이듬해 봄까지 뿌리 3개를 캐서 강판에 갈아 즙에 요구르트를 희석해 음료처럼 마신다.

🌿 **피마자** **용도:** 식용(나물, 묵나물, 무침, 피마자 기름)·약용, **성미:** 평온하며 맵고 달다. **독성:** 없다.

9~10월에 익은 열매를 따서 기름을 짤 때 위에 뜨는 하얀 것을 걷어 먹는다.

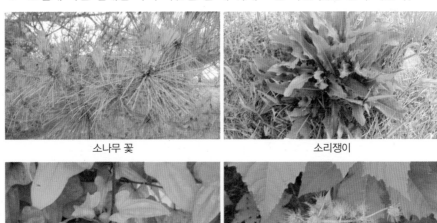

소나무 꽃 · 소리쟁이 · 참마 · 피마자

"위염은 자극이나 감염에 의해 발생하는 위벽 내 염증!"

사람은 매일 먹어야 산다. 입안에서 1차로 잘게 부서진 음식물은 식도를 지나 위(胃)에서 염산이나 펩신으로 분해 되어 십이지장에서 소화액에 섞어 소장(小腸)으로 이동되어 전신에 영양으로 공급된다.

인체의 위장 장애에는 소화불량, 식욕 부진, 메스꺼움, 구토, 설사 등이 있다. 인체는 스트레스를 받으면 대뇌피질에서 비상사태로 인식하고 위산의 분비를 촉진하여 궤양의 원인이 되기도 한다.

소화 궤양은 위벽 혹은 십이지장에서 흔하다. 음식물의 소화는 입안에서 가장 먼저 일어난다. 음식을 씹고 또 씹고 침액과 섞이고 침 속에서 1차 효소로 분해되고 위(胃)에서 염산이나 아밀레아제에 의해 녹말이 분해된 후 다시 엿당과 포도당으로 분해된다.

위벽이 손상을 입게 되는 원인으로는 맵고 뜨거운 자극적인 음식물과 음주, 자가면역에 의해 항체가 위산과 펩신이라는 분해 효소를 분비하는 세포들이 과도하게 붙는 경우, 방사능 치료나 약물 등의 과도한 복용으로 인해 손상을 입은 경우, 헬리코박터 미생물에 의해 감염되었을 때 등이다.

평소에 음식물을 천천히 먹고 입안에서 음식을 최소 20번 정도 씹는 습관이 중요하다. 장내 미생물이 먹고 사는 식이섬유가 풍부한 채소를 먹는다.

위궤양은 쉽게 떨쳐낼 수 없는 병이 아니다. 육식보다는 채소 위주 식습관을 갖고 식이섬유가 풍부한 식단과 미네랄과 효소가 풍부한 함초(퉁퉁마디), 위 점막을 보호해 주는 양배추, 매실, 산사, 삽주 등을 먹는다.

03

ⓦ **삽주** **용도:** 식용(꽃차, 나물, 묵나물, 환, 효소, 삽주 뿌리주)·약용, **성미:** 따뜻하며 쓰고 맵다. **독성:** 없다.

창출

11월에 뿌리줄기 4~8g을 채취하여 달여 하루에 3번 복용한다.

ⓦ **민들레** **용도:** 식용(생식, 생즙, 쌈, 나물, 묵나물, 무침, 김치, 차, 환, 효소, 민들레 뿌리주)·약용, **성미:** 차며 달고 쓰다. **독성:** 없다.

봄에 꽃 10g을 따서 달여 하루 3번 식후에 복용한다.

ⓦ **별꽃** **용도:** 식용(차, 나물)·약용, **성미:** 따뜻하며 달고 맵다. **독성:** 없다.

5~8월에 별꽃 20g을 채취해 강판에 갈아 즙을 내서 하루에 3번 공복에 마신다.

ⓦ **질경이** **용도:** 식용(차, 나물, 묵나물, 장아찌, 김치, 환, 효소)·약용, **성미:** 차며 달고 짜다. **독성:** 없다.

6~9월에 씨(차전자) 8g을 채취하여 그늘에 말린 후 달여 하루에 3번 복용한다.

ⓦ **씀바귀** **용도:** 식용(나물, 무침, 김치)·약용, **성미:** 차며 쓰다. **독성:** 없다.

봄~가을까지 잎과 줄기 각 10g을 채취하여 달여 하루에 3번 차(茶)처럼 음용한다.

03

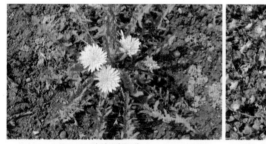

하얀 민들레

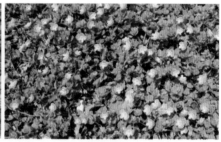

별꽃 온포기

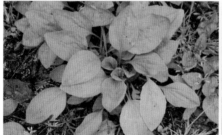

질경이

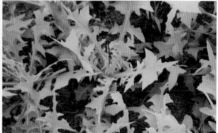

씀바귀

"십이지궤양은 십이지장에 염증이 생긴 상태!"

인체에서 위(胃)와 소장(小腸)의 첫 번째 부분에 있는 십이지장은 소화를 위한 췌장에서 인슐린과 담낭에서 산성 소화액을 받아 음식물에 섞어 소장으로 내보내는 기관이다.

소화 궤양은 위벽 혹은 십이지장에 생기는 궤양이다. 위벽과 십이지장에는 산성 소화액으로부터 자신을 보호하는 점액층이 있다. 이 점액층이 손상되면 산은 염증을 유발하고 소화 궤양을 유발한다.

소화기 질환인 위궤양(胃潰瘍)의 원인은 정신적 스트레스의 영향이 크다. 위(胃)는 식도에서 보내온 음식물을 일시 담아 두는 주머니와 같은 장기로 연동운동을 하여 음식물을 잘 휘젓고 위액을 분비하여 소화하는 역할을 한다.

위의 평활근이라는 근육은 가로세로 등 여러 방향으로 치닫고 있어 연동운동을 주관한다. 급성 위염은 과도한 음주, 아스피린 복용, 과다한 소염제 복용 등으로 손상을 입었을 때나 그 외 뜨거운 것을 마시거나, 겨자, 후추 등 향신료의 지나친 섭취가 원인이 될 수 있다. 반면 만성위염은 자가면역 위염으로 면역체계의 비정상적인 발병으로 소화관에 염증을 일으켜 위장 부위의 통증, 오심과 구토, 식욕 감퇴 등이 나타나고 크론병의 경우 발병할 수 있다.

위와 십이지장을 예방하기 위해서는 1일 금식하여 위를 쉬게 하는 게 좋다. 2일 째부터는 미음, 수프 등 유동식을 먹기 시작하여 찹쌀죽 같은 부드러운 음식을 먹도록 한다. 그리고 싱겁게 조리해 먹고 섬유질 많은 음식이나 기름진 요리를 피하고, 간식과 야식은 피하는 게 좋다.

평소 위(胃)와 십이지장에 부담을 주지 않고, 하루 세끼 모두 정해진 시간에 규칙적으로 소식 위주의 식사를 한다.

🌿 **양배추** **용도:** 식용(생식, 생즙, 쌈, 조리, 샐러드, 김치) · 약용, **성미:** 평온하며 담백하고 달다, **독성:** 없다.

양배추를 강판에 갈아 즙을 내서 마시거나, 살짝 데쳐서 쌈으로 먹는다.

🌿 **감자** **용도:** 식용(생즙, 볶음, 조림, 구이, 찌개, 쪄서 먹는다) · 약용, **성미:** 달다, **독성:** 감자 껍질과 씨눈에는 독이 있다.

5~6월이나 8~9월에 감자를 캐서 싹을 제거한 후 강판에 갈아 즙을 내서 마신다.

🌿 **여뀌** **용도:** 식용(나물, 조미료, 여뀌주) · 약용, **성미:** 평온하며 맵다, **독성:** 없다.

개화기에 여뀌 6~10g을 채취하여 달여 하루 3번 공복에 복용한다. 몹시 쓰다.

🌿 **호박** **용도:** 식용(꽃차, 호박죽, 호박떡, 호박고지, 액상차, 효소) · 약용, **성미:** 따뜻하며 달다, **독성:** 없다.

호박 효소

7~10월에 늙은 호박을 따서 속을 긁어낸 후 호박죽 · 호박떡 · 호박 고지 · 효소로 먹는다.

🌿 **무궁화** **용도:** 식용(꽃차, 나물) · 약용, **성미:** 서늘하며 달고 쓰다, **독성:** 없다.

7~9월에 반쯤 벌어진 꽃봉오리 3~6g을 따서 달여 하루에 3번 복용한다.

03

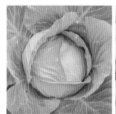

양배추

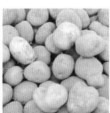

감자

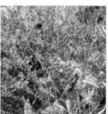

여뀌

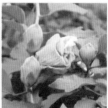

무궁화 꽃봉오리

복통
"복통은 갑자기 배가 찌르는 듯이 아픈 증상!"

복통은 흔한 증상이다. 상복부(上腹部) 중심선을 따라 복부가 아픈 것을 흔히 내장통이라 한다. 복통의 유형은 규칙적이거나 불규칙적으로 발생하기도 한다. 찌르는 듯이 아프다, 쥐어짜는 듯한 느낌이다, 쿡쿡 쑤시듯 아프다, 전기가 통하듯 아프다 등 다양하다. 통증이 돌발적으로 너무 심하여 곧바로 수술하는 경우도 있다.

상복부의 심한 통증인 위경련을 비롯해 격렬한 복통을 일으키는 위염, 위·십이지장궤양, 위암, 담석·담낭염, 췌장염, 췌장암 등이 있다.

복통에는 저절로 일어나는 자발통(自發通)과 바깥에서 배를 누르면 일어나는 압통(壓通)이 있다. 복통은 식사를 전후하여 배가 아프거나 운동을 할 때 옆구리가 아파져 오는 등 여러 가지가 있다. 배가 갑자기 심하게 격렬하게 아픈 위궤양의 천공(穿孔) 때 일어나는 복막염과 맹장염은 수술해야 한다.

인체의 배는 공복감, 배변, 배뇨 외는 어떤 감각이 없어야 건강한 몸이라 할 수 있다. 배가 아픈 것은 기능적으로 기질적으로 이상이 있다는 증거다.

【 복통 구분 】

구분	질병 원인	비고
상복부(上腹部) 통증	웨궤양, 위암	위카타르
우측계늑부(右側季肋部) 통증	담석산통, 급성신우염	
좌측계늑부(左側季肋部) 통증	웨궤양, 신장 결석	
우측장골와부(右側腸骨窩部) 통증	충수염, 자궁밖 임신, 난소	
우하복부통(右下腹部通) 통증	신장암, S상장중적, 염전	
전복부(全腹部腹部) 통증	급성 위장카타르, 복막염	

✿ **자주쓴풀** **용도:** <mark>식용</mark>(나물) · 약용, **성미:** 차며 몹시 쓰다, **독성:** 없다.

가을에 자주쓴풀 씨 1~2g을 잘게 썰어 입 안에 넣고 침액으로 삼킨다. 용담 뿌리의 10배 쓰다.

✿ **함박꽃나무** **용도:** <mark>식용</mark>(꽃차, 나물) · 약용, **성미:** 차며 쓰다, **독성:** 없다.

가을에 뿌리 10~15g을 채취하여 달여 하루 3번 복용한다.

✿ **이질풀** **용도:** <mark>식용</mark>(꽃차, 나물, 효소) · 약용, **성미:** 평온하며, 서늘하다, **독성:** 없다.

8~9월에 이질풀 1회 10g을 달여 하루 3번 복용한다.

✿ **상황버섯** **용도:** <mark>식용</mark>(차, 육수, 상황버섯주) · 약용, **성미:** 맛이 평하다, **독성:** 없다.

연중 활엽수의 뽕나무 고사목 또는 입목(등걸)이나 그루터기에서 따서 적당한 크기로 잘라 달여 하루에 3번 복용한다. 혹, 상황버섯을 차 (茶)로 마시거나 가루를 내어 꿀에 재어 먹는다.

상황버섯(재배용)

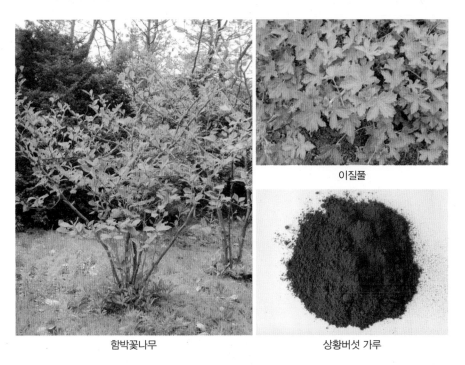

함박꽃나무

이질풀

상황버섯 가루

03

"장염의 원인은 소장에 감염 병원체? 잘못된 식습관!"

인체의 소화기계는 섭취한 음식물을 흡수할 수 있도록 작은 영양소로 분해하며, 또한 소화되고 남은 노폐물을 배설하는 기능을 한다. 음식물이 소화 경로에서 설사 또는 장염이 발생하면 삶의 질이 떨어진다.

인체의 소화관은 속이 빈 장기인 입, 식도, 위, 소장, 대장, 항문으로 이루어져 서로 연결되어 긴 관을 이루고 있다. 근육의 연동운동으로 이동시킨다. 이 중 소장은 소화기관 중 약 6.5m에 이르는 가장 길다.

장염은 설사와 복통을 동반한다. 장염(腸炎)에는 세균 감염과 비감염이 있다. 감염성 설사는 개인은 물론 집단으로 발병하기도 하는데 식품 속에 감염 병원체에 있고, 고기나 유제품에 많이 기생하는 살모넬라균에 의한 세균에 의한 것이고, 그 외 콜레라균 일종인 비브리오, 수십 종의 병원성 대장균, 포도상구균 등이 있다.

비감염성 즉 단순 장염에는 음식물을 섞어 먹는 것이 장에 해로운 것과 체질에 맞지 않는 것이 있다. 그 외 식품과 관련이 많은데, 찬 것을 지나치게 많이 먹거나, 맥주를 마실 때, 찬 데서 잠을 잘 때 등이 있다.

장염은 소장에서 영양소 흡수 장애를 일으킨다. 무엇보다도 과민 대장 증후군으로 간헐적인 체중 감소와 영양결핍 외 경련을 동반한 복통, 설사, 빈혈, 피로와 쇠약 등을 일으킬 수 있다.

【 과민성 대장 증후군 예방 】

구분	삼가야 할 음식	비고
식제품	과식을 피한다, 자극적 음식, 튀긴 음식, 기름진 음식, 유제품, 맥주, 찬 음식과 얼음 물, 냉동 식품	규칙적 식사

🌿 **생강+찹쌀** **용도:** 식용 생강(차, 양념, 생식, 장아찌, 김치, 편강, 효소, 생강주) · 찹쌀(죽, 밥) · 약용, **성미:** 따뜻하며 맵다, **독성:** 없다.

서리가 내리기 전 9~10월에 생강을 캐서 햇볕에 말린 후 찹쌀과 함께 푹 끓인 후 체에 걸러 그 국물을 먹는다.

🌿 **매실나무** **용도:** 식용(꽃차, 장아찌, 청, 효소, 매실주) · 약용, **성미:** 따뜻하며 시다, **독성:** 없다.

7월에 익은 매실 10개를 따서 껍질을 벗긴 후 짚불 연기에 그을린 약재 "오매"를 달여 하루에 3번 복용한다.

🌿 **석류나무** **용도:** 식용(꽃차, 생식, 생즙, 효소, 석류주) · 약용, **성미:** 따뜻하며 맵고 떫다, **독성:** 없다.

9~10월에 익은 열매 5~8g을 따서 껍질을 벗긴 후 속알갱이만을 꺼내 믹서기에 갈아 먹는다.

🌿 **상수리나무** **용도:** 식용(도토리묵, 전, 국수, 수제비, 부침개) · 약용, **성미:** 따뜻하며 쓰다, **독성:** 없다.

상수리나무에서 열매 성숙기에 낙과된 도토리를 주어 말린 후 절구로 빻아 껍질을 제거한 후 맷돌로 갈아 며칠을 물에 담가 떫은 맛을 우려낸 후 앙금을 걷어 말려 가루로 도토리 묵을 양념장에 찍어 자주 먹거나 도토리 죽 · 도토리 떡 · 도토리 국수 · 도토리 수제비 · 부침개 등으로 먹는다. 백두산 한민족은 도토리를 가루내어 전분으로 만든 만두에 각종 산나물을 넣어 먹는다.

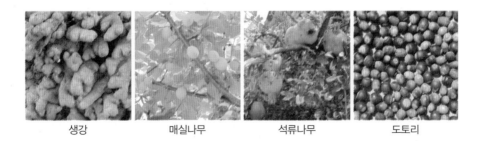

생강　　　　매실나무　　　　석류나무　　　　도토리

딸국질
"딸국질은 나의 의지와 상관없이 갑작스런 공기의 흡입이 발생하여 특정 소리가 나는 현상!"

사람은 일생을 통하여 한 번쯤은 딸꾹질을 경험한다. 인체의 호흡에 관여하고 사용되는 근육 횡격막이 갑자기 수축에 의한 신경 자극으로 공기의 흡입이 발생함으로써 소리가 난다.

때로는 간 기능 부전 또는 위장이 폐쇄되어 비정상적으로 늘어나는 등 위장관에 문제가 있을 때도 발생한다. 단, 자궁 내의 태아는 호흡을 위한 준비로 딸꾹질하는 것으로 추정할 뿐이다.

딸꾹질은 대개는 수 분간만 지속하고 특별한 원인이 없는 경우가 많다. 딸꾹질을 1년 이상 계속하면 심한 스트레스로 인해 생명에 위협을 줄 수도 있다.

딸꾹질을 할 때는 숨을 참거나, 물 한잔을 급하게 마시는 등 여러 가지 방법이 있지만, 병원에서는 횡경막을 지배하는 신경 주위에 약물을 주입하여 마비시켜 진정시키기도 한다.

예부터 민간에서는 딸꾹질에는 감꼭지 또는 홍시를 먹어 진정시켰다. 예를 들면 대나무 새순 10장에 감꼭지 2개를 기준으로 물에 달여 수시로 음용해 멈추게 했다. 감꼭지가 없을 때는 곶감을 대신 넣어도 된다.

【 딸국질 기초 상식 】

구분	증상	비고
몸에 열이 있을 때	댓잎10장+곶감꼭지 2	중풍 환자
몸이 냉할 때	댓잎10장+수삼 4년근 2뿌리	수시 발생 환자

03

🌿 **감나무** 용도: 식용(꽃차, 생식, 곶감, 장아찌, 감식초) · 약용, **성미:** 평온하며 씁쓸하고 떫다, **독성:** 없다.

가을에 익은 감을 따서 감꼭지 6개를 진하게 물에 달여 마신다, 혹, 몸이 냉한 사람은 감꼭지 10개+댓잎 30장, 몸에 열이 있는 사람은 감꼭지 10개+수삼 2 뿌리를 달여 마신다.

🌿 **주엽나무(조각자나무)** 용도: 식용 주엽나무(차) · 약용, **성미:** 따뜻하며 맵다, **독성:** 없다.
가을~이듬해 봄까지 날카로운 가시 3~6g을 달여 하루 3회 복용한다.

🌿 **연꽃** 용도: 식용(꽃차, 생식, 조림, 연잎밥, 연자죽, 환, 효소) · 약용, **성미:** , **독성:** 없다.
9월~이듬해 3월에 연근 뿌리 20~30g을 캐서 햇볕에 말린 후 가루를 물에 먹는다.

【 딸국질을 멎게 하는 방법 】

• 콧구멍을 간지럽혀서 재채기를 유도한다.
• 잠시 숨을 멈추고 천일염 물을 마신다.
• 바르게 누워 위를 본 후 호흡을 순간 멈춘 상태에서 네 손가락으로 눈을 압박한다.
• 아이가 딸꾹질을 할 때는 정수리에 따뜻한 물을 적신 손수건으로 감싸 준다.

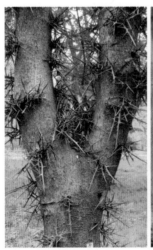

주엽나무(조각자나무)

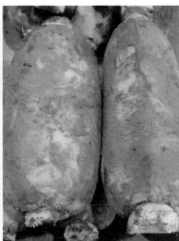

연근

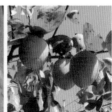

감(대봉)

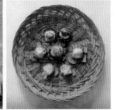

감꼭지

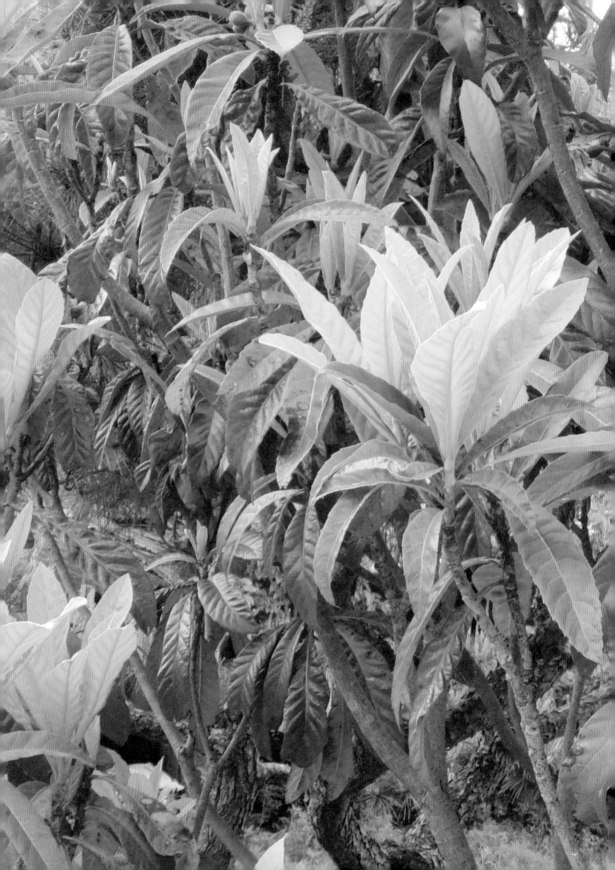

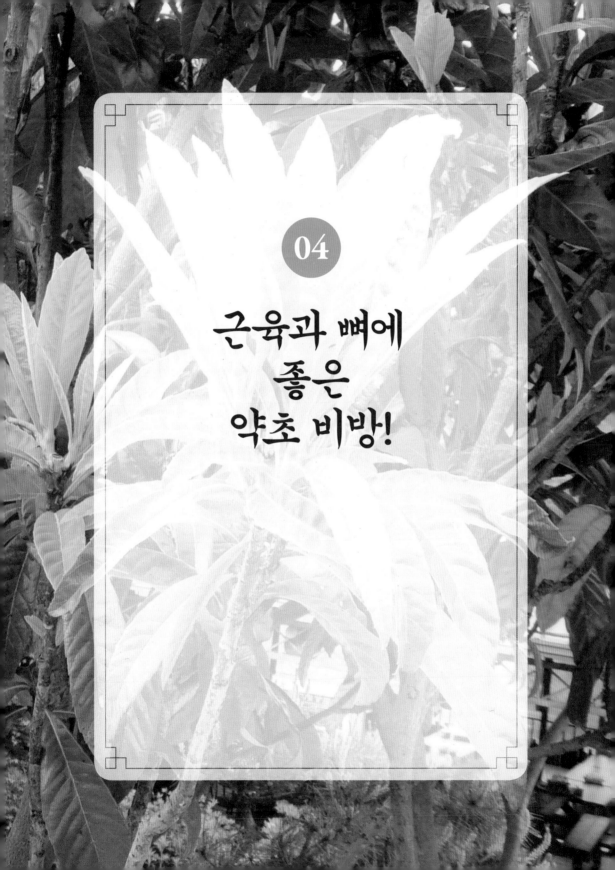

04

근육과 뼈에
좋은
약초 비방!

요통
"요통의 원인은 척추기립근의 약화와 잘못된 자세!"

신체의 근육은 650개, 관절은 100개, 척추는 206개다. 척추는 28~30개가 몸을 전후좌우로 굽히고 펴고 비틀 수 있다. 척추 마디 추체공에는 뇌에서 내려오는 척수는 31개로 1개마다 전근 4개, 후근 4개가 장기(將器)와 연결되어 있다.

요통(허리통증)의 증상은 척추 마디 추체와 추체 사이에서 연골이 협착되어 신경선이 압박되었을 때 통증을 유발한다. 주로 무게 중심을 잃고 무거운 것을 들어 올리거나, 허리를 갑자기 비틀거나, 일상적인 운동 동작과 잘못된 자세 중에도 생길 수 있는 흔한 병이다.

요통을 예방하기 위해서는 허리를 보호하는 생활습관이 중요하다. 평소 앉을 때 다리를 꼰다든가, 몸의 중심을 잃고 무거운 것을 들지 말고, 적정 체중을 유지하는 게 중요하다.

요통과 근육과 뼈에 좋은 약초로는 오갈피, 골담초, 홍화씨, 쇠무릎 등이 있다.

【 척추 질환 기초 상식 】

구분	증상	비고
추간판 탈출증	추간판 내 압력으로 수액이 밀려 나오는 상태	디스크
요부변형성척추증	척추의 변화로 추간판 변형, 골극에 의한 신경근의 압박, 척추 주위의 인대와 근육 이상	요통
협착증	척추관이 좁아져 그 속의 척수신경이 죄어진 신경 장애	요통
척추측만증	등뼈(척추)가 비틀어지면서 옆으로 구부러진 상태	자세
미골통	미골(꼬리뼈)에 발생한 심한 통증	

🌿 **오갈피** 용도: 실용(차(꽃, 열매), 나물, 쌈, 장아찌, 액상차, 환, 효소, 오갈피주) · 약용, **성미**: 따뜻하며 맵다, **독성**: 없다.

연중 수시로 나무껍질 또는 뿌리 5~8g을 적당한 크기로 잘라 달여 하루 3번 복용한다.

오가피 열매

🌿 **돌복숭아** 용도: 실용(꽃차, 진, 효소, 개복숭아주) · 약용, **성미**: 따뜻하며 달다, **독성**: 없다.

7~8월에 익은 열매 30g을 따서 용기에 넣고 소주를 붓고 한 달 후에 마신다.

🌿 **청미래덩굴** 용도: 실용(차(열매), 망개떡, 효소, 토복령주) · 약용, **성미**: 평온하며 달다, **독성**: 없다.

가을~이듬해 봄까지 뿌리(토복령) 10~20g을 캐서 달여 하루에 3번 복용한다.

🌿 **소나무** 용도: 실용(솔순차, 다식, 송편, 송엽주 외) · 약용, **성미**: 따뜻하며 쓰다, **독성**: 없다.

1회 사용량은 여름에 벌어지지 않은 솔방울 수십개를 따서 용기에 넣고 소주를 붓고 3개월 후에 마시거나 설탕을 녹인 시럽을 붓고 100일 후에 효소 1에 찬물 3을 희석해 음용한다. 솔잎 햇순으로 송순주(松筍酒), 잎으로 송엽주(松葉酒), 솔방울로 송실주(松實酒), 뿌리로 송하주(松下酒), 옹이로 송절주(松節酒) 등으로 술을 담근다.

04

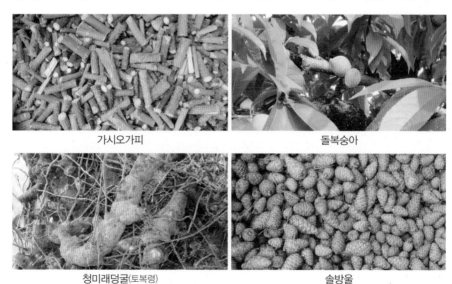

가시오가피	돌복숭아
청미래덩굴(토복령)	솔방울

"건강하고 싶거든 근육의 탄력을 유지해야!"

사람은 식물과 달리 움직이고 운동을 할 때 근육과 관절을 사용한다. 근육은 수축과 이완으로 관절에서 일어나는 뼈의 축 운동, 경첩 운동, 회전 운동, 미끄럼 운동 등을 할 수 있게 한다.

근육은 신체의 골격은 몸의 형태를 유지하며 장기를 보호하고 근육을 고정시킨다. 근육통은 뼈가 부러지거나 혈관이 손상되거나, 근육에 세균의 침입에 의하여 염증으로 통증이 유발하는 데 신체 부위에 발생한다.

【 관절과 인대 질환 기초 상식 】

구분	원인	비고
관절염	관절의 통증, 염증과 뻣뻣하다.	
골관절염	뼈의 말단을 닫고 있는 연골의 점진적인 퇴화 현상	
류마티스관절염	관절통과 관절의 종창, 경직이나 변형을 유잘할 수 있는 만성 질환	
강직성 척추염	척추와 골반을 침범하는 만성적인 관절 염증	
추간판 탈출증	척추 사이에서 추간판 줄 하나가 튀어나온 것	
오십견	견관절의 통증과 운동 제한	
근경련	근육에 발생하는 갑작스럽고 아픈 근육연축	
섬유성 근육통	근육의 압통과 관련된 통증	경직, 피로
테니스 엘보우	팔꿈치의 뼈에 붙은 건에 발생한 염증	
건염, 건활막염	건과 건초에 통증이 수반된 염증	
결절종	손등쪽의 손목에 생긴 체액이 찬 주머니	
운동 경기 부상	운동 경기 중 발생하는 신체의 손상으로 뼈 손상, 관절 손상, 안대와 건 손상, 근육 손상 등	
골절	뼈가 부러지거나 금이 간 상태	
인대 손상	무릎 관절의 연골판에 대한 손상	반월판
근육 염좌	근육이 과신장되어 발생하는 다양한 손상	

🌿 **두릅나무** **용도:** 식용(생식, 생즙, 구이, 초무침, 부침개, 효소, 두릅주) · 약용, **성미:** 평온하며 맵다, **독성:** 없다.

4~5월에 나무껍질 10~15g을 채취히여 적당한 크기로 잘라 달인 탕 속에서 목욕을 한다.

🌿 **다래나무** **용도:** 식용(차, 나물, 수액, 효소) · 약용, **성미:** 평온하며 약간 떫다, **독성:** 없다.

가을~이듬해 경칩 전까지 덩굴을 채취하여 적당한 크기로 잘라 달인 물로 탕 속에서 목욕을 한다.

🌿 **비파** **용도:** 식용(잎차, 생식, 비파주) · 약용(씨), **성미:** 평온하며 쓰다, **독성:** 없다.

연중 잎 5~19g을 채취하여 달인 물로 온찜질을 한다. 한방에서 씨를 비파라 하여 행인(杏仁) 대용으로 쓴다.

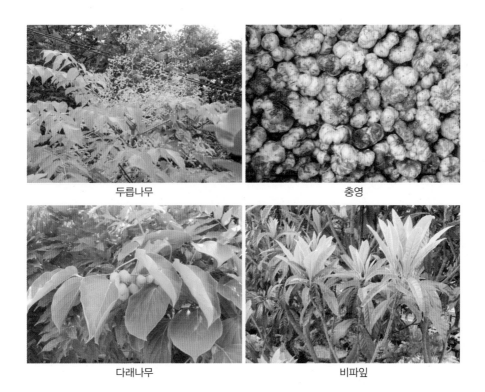

두릅나무

충영

다래나무

비파잎

"관절염은 삶의 질(質)을 떨어뜨린다!"

인체의 관절 100개는 주변 근육과 뼈 등으로 이루어진 복잡한 기관이다. 뼈의 끝에는 연골이 있고 관절을 싸고 있는 관절막에는 얇은 활막이 있고, 영양 공급과 충격 흡수를 하는 활액을 분비한다.

삶의 질은 평소 신체가 유연해야 관절이 좌우한다 해도 과언이 아니다. 사람은 걸어다닐 때나, 앉거나 설 때나, 음식물을 먹을 때도 관절을 사용한다.

관절염의 증상은 연골을 싸고 있는 활막이 닳거나 없어진 상태에서 뼈와 뼈가 부딪히며 극심한 통증을 일으킨다. 관절염은 상해, 감염, 노화 또는 질병으로 인해 뼈와 연골과 인대가 퇴화하여 손상될 수 있다.

관절염을 예방하고 치유할 때는 평소 비만을 피하고 적정 체중을 유지하는 게 좋다. 근육과 뼈를 강화해주는 가시오갈피, 홍화씨, 골담초, 접골목 등이 있다.

【 관절염 기초 상식 】

구분	증상	비고
감염성 관절염	균이 상처나 혈액을 통해 관절에 침입하여 발생	
류마티스 관절염	관절통과 관절의 종창, 경직이나 변형을 유발할 수 있는 만성 질환	
골관절염	뼈의 양쪽 말단 부위에서 보호v 작용을 하는 연골들이 마모된 상태로 병이 진행함에 따라 관절 주위의 뼈가 두꺼워지고 골돌기체로 불리는 뼈의 증식이 생긴다.	무릎 관절, 고관절
통풍	요산 결정이 관절 안, 특히 엄지발가락의 기저부에 침착되는 관절염	
강직성 척추염	척추와 골반을 침범하는 만성적인 관절 염증	원인 불명

🌿 **쇠무릎 용도:** 식용(잎차, 나물, 묵나물, 장아찌, 환, 우슬 뿌리주) · 약용, **성미:** 평온하며 쓰다, **독성:** 없다.

가을~이듬해 봄까지 뿌리 6~10g을 채취하여 하루 3번 공복에 복용한다.

🌿 **청미래덩굴 용도:** 식용(차(열매), 떡, 나물, 쌈, 차, 환, 효소, 토복령주) · 약용, **성미:** 평온하며 달다, **독성:** 없다.

가을~이듬해 봄까지 뿌리 10~12g을 캐서 하루에 3번 공복에 복용한다. 혹, 잎에 싸서 떡을 만들어 먹는다.

🌿 **으아리 용도:** 식용(꽃차, 나물, 으아리 뿌리주) · 약용, **성미:** 평온하며 쓰다, **독성:** 약간 있다(소량을 쓴다).

가을~이듬해 봄까지 뿌리 4~6g을 캐서 달여 하루에 3번 복용한다.

🌿 **남개 연꽃 용도:** 식용(꽃차) · 약용, **성미:** 달고 차다, **독성:** 없다.

꽃이 피기 전에 뿌리 15g을 캐서 달여 하루에 3번 공복에 복용한다.

04

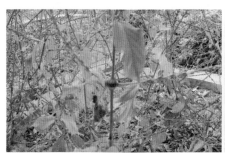

쇠무릎

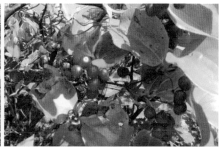

청미래덩굴 열매

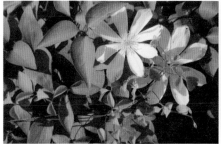

으아리

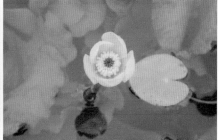

남개 연꽃

"염좌는 근육을 담당하는 간 기능의 저하!"

염좌는 관절 주위의 인대 또는 다른 연부 조직이 늘어나거나 찢어진 경우다. 인체의 60%를 차지하는 근육의 손상은 근육이나 힘줄이 과대 신장되거나 손상을 받는 경우다.

염좌의 증상은 심한 통증, 부종, 변형, 변색 등이 손상 부위에 나타날 수 있다. 그러나 손상의 원인이 확실하지 않는 경우 골절에 준해서 치료를 한다.

필자는 대학에서 운동처방 외 수기요법을 강의했다. 근육을 푸는 스포츠 마사지, 뼈를 교정하는 접골 또는 카이로프락틱으로 발목이 삔 것을 치료한 경험이 많다. 병원이 없던 시절에는 민간에서는 통증 부위에 얼음찜질을 했고, 현재는 약국에서 소염진통제를 먹고 부위에 파스를 붙이고, 정형외과에서는 손목(수근골)이나 발목(족근골)에 이탈한 골을 제자리로 돌리는 교정하는 방법이 있다.

중국에서 약 2500년 전에 출간된 〈황제내경(黃帝內經)〉은 9권 81편으로 "소문(素問)"과 "영추(靈樞)"는 칠략(七略)에 수록된 18권으로 중의학 경전 중에서 현존하는 가장 오래된 의서(醫書)이다. 제도권 현대의학과 배치되고 흥미로운 것은 〈황제내경〉에 인체의 오장(五藏) 중에서 간장(肝臟)은 근(筋)을 주관하고, 간기(肝氣)가 상실되면 근육이 약해지고, 오랫동안 걸으면 근육(筋肉)이 약해지며 지나친 성냄은 간장(肝臟)에 영향을 주고 성냄을 내면 기가 위로 치솟아 어깨와 목덜미가 뻐근하며 건강에 영향을 준다고 기록돼 있다.

평소 염좌를 예방하기 위해서는 간에 좋은 녹황색 채소를 먹고 성냄을 내지 않는 게 좋다.

🌿 **감자 용도:** 식용(생즙, 볶음, 찌개, 쪄서 먹는다) · 약용, **성미:** 달다, **독성:** 싹이 돋는 부분에는 있다.

5~6월과 8~9월에 감자를 캐서 강판에 갈아 환부에 붙인다.

🌿 **치자+밀가루 용도:** 식용(꽃차, 치자주) · 약용, **성미:** 차며 쓰다, **독성:** 없다.

10월에 치자 잎과 열매 4~10g을 채취하여 가루내어 밀가루에 반죽하여 환부에 붙인다.

🌿 **미나리 용도:** 식용(생식, 생즙, 무침, 찌개, 김치) · 약용, **성미:** 평온하며 달고 맵다, **독성:** 없다.

9~10월에 미나리 뿌리를 캐서 짓찧어 환부에 붙인다.

🌿 **쑥+곰취 용도:** 식용 쑥(차, 떡, 국, 무침, 찌개, 환) · 곰취(쌈, 나물, 밥, 장아찌) · 약용, **성미:** 쑥(평온하며 쓰다) · 곰취(따뜻하며 쓰고 맵다), **독성:** 없다.

봄에 쑥과 곰취 전초를 채취하여 짓찧어서 환부에 붙인다.

04

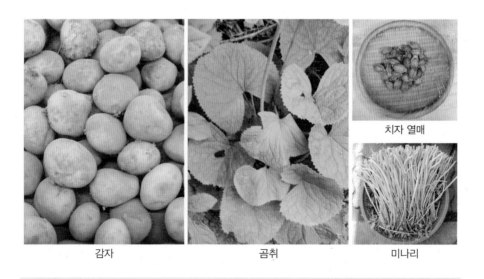

감자   곰취   치자 열매

미나리

"견비통(오십견)은 견관절의 주변 근육 통증과 운동 제한!"

인체의 몸에서 100개의 관절은 근육과 뼈가 만나는 곳에 형성된 구조로 유연하게 한다. 관절에는 연골이라고 하는 매끄러운 조직이 뼈의 말단을 덮고 있어 운동 중에 생기는 마찰을 방지해 주고, 관절을 싸고 있는 섬유성 인대는 관절에 힘을 더해 관절을 지지해 준다.

오십견(견비통)은 어깨 관절 통증과 견직과 심한 운동 제한에는 관절염, 상해, 감염, 노화 등으로 뼈와 인대와 연골이 퇴화에 의한 손상으로 유발된다.

즉 전문적 병명은 어깨관절주위염이다. 오랜 기간 근육을 사용하지 않아 생길 수도 있고, 팔이 올라가지 않거나, 뒤로 돌아가지 않는 것이 심할 때다.

어깨를 움직이는 근육과 건(腱·힘줄)이 있다. 신체의 어깨 근육인 승모근, 삼각근, 견갑거근, 견갑골, 극상근, 극하근, 능형근이 등이 수축하여 신장할 수 없는 상태에서 운동할 때 통증을 말한다. 신체는 통증이 있는 조직을 사용하지 않으려고 하는 본능이 있다.

40~50대 이후의 여성에서 발생한다. 어깨통증에는 온찜질이나 목욕을 하면 저절로 나아지지만, 오랫동안 어깨가 결린다고 호소를 하는 것은 여러 문제가 있으므로 조기에 해결하지 않으면 삶의 질이 떨어진다.

신체는 수분부족으로 나이 50세쯤 되면 어깨 관절 주위에 있는 관절낭(關節囊) 등이 굳어지기 마련이다. 경추(목뼈 6개)와 흉추(등뼈)에 있는 신경이 짓눌려 통증을 유발한다.

민간에서는 지압, 침, 운동, 체조, 태극권, 요가 등으로 치유가 잘 된다. 그러나 통증이 심하면 한동안 안정시켜 주어야 한다. 온찜질, 목욕, 병원이나 한의원에서 온열요법이 좋다. 약국에서 소염진통제를 구입하여 복용한다.

🌿 **털머위** **용도:** 식용(털머위 뿌리주) · 약용, **성미:** 서늘하며 쓰고 약간 쓰다, **독성:** 없다.
여름~가을까지 잎 5~10g을 채취하여 털머위의 양면을 약한 불에 살짝 달구어 환부에 붙인다.

🌿 **수선화** **용도:** 식용(꽃차) · 약용, **성미:** 따뜻하며 약간 맵다, **독성:** 꽃에는 없고 알뿌리에는 있다.
봄~가을까지 알뿌리 2~3g을 캐서 강판에 갈아 즙을 내어 환부에 붙인다.

🌿 **음나무** **용도:** 식용(새순잎차, 나물, 묵나물, 육수, 장아찌, 음나무주) · 약용, **성미:** 평온하며 쓰고 약간 맵다, **독성:** 없다.
3~9월에 줄기껍질 8~10g을 캐서 달여 하루에 3번 공복에 복용한다.

🌿 **다래나무** **용도:** 식용(차, 수액, 나물, 묵나물, 즙, 잼, 충영주) · 약용, **성미:** 평온하며 약간 떫다, **독성:** 없다.
가을~이듬해 경칩 전까지 나무줄기 4~6g을 채취하여 적당한 크기로 잘라 달여 하루에 3번 식사 전에 복용한다.

04

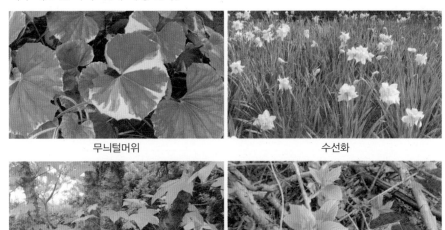

무늬털머위

수선화

음나무

다래 줄기 및 새순

"골절상은 뼈가 부러지거나 금이 간 상태!"

골절상은 고령일수록 무게 중심을 잃고 낙상(落傷·넘어짐)을 하거나, 운동 중 발생한다. 특히 고령의 노인에게 많고 평소 운동을 하지 않거나 준비 운동을 하지 않는 사람과 운동하는 사람도 접촉 중 상처를 입을 위험이 크다.

폐경기 이후 여성들에서 골다공증이 있으면 골절이 잘 발생한다. 노인들에서 가장 흔한 부위는 넓적다리뼈 경부와 팔굽치 아래팔 요골의 원위 말단부 손목이다. 축구 선수는 무릎 관절 십자인대 파열과 연골 손상이 많고, 투창 선수는 뼈가 탈골되고, 갑작스럽게 몸을 비트는 동작으로 근육이 찢어지거나 인대와 건이 손상될 수도 있고, 무거운 것을 들 때 발생한다.

골절 치료 대부분은 부러진 뼈가 회복되어 바른 위치로 적절히 붙을 때까지 제자리에 고정하는 석고 붕대 고정, 합성수지 붕대, 금속(나사, 철사, 못)을 심는 내 고정, 핀 이나 막대로 고정하는 외 고정기 등이 있다.

골절상에 좋은 약초로는 홍화, 골담초, 접골목 등이 있다.

【 골절 유형 】

구분	특징	비고
횡 골절	뼈가 직선으로 가로지르며 부러진 것.	
나선형 골절	낙상시 다리가 꼬이며 회전운동에 의해 발생	
약목 골절	사지의 긴 뼈가 구부러진 경우 한쪽으로만 금이 난 것.	
분쇄 골절	뼈가 작은 파편으로 부러진 것.	
건열 골절	뼈에 근육을 붙이는 섬유성 끈인 건이 뼈의 일부분을 당겨 뼈가 떨어져 나간 것.	
압박 골절	척추 같은 해면골이 부러질 때 발생	

🌿 **홍화(잇꽃) 용도:** 식용(꽃차, 기름, 홍화주) · 약용, **성미:** 따뜻하며 맵다. **독성:** 없다.
7~8월에 씨 3~7g을 따서 햇볕에 말린 후 가루내어 제분소에서 찹쌀과 배합하여 환을 만들어 하루에 30~50알을 식후에 3번 먹는다. 열매로 기름을 짜서 하루 3번 한 스푼 씩 음용한다.

🌿 **골담초 용도:** 식용(꽃차, 효소, 골담초주) · 약용, **성미:** 평온하며 쓰고 맵다. **독성:** 없다.
연중 뿌리껍질 4~6g을 채취하여 햇볕에 말린 후 달여 하루 3번 복용한다.

🌿 **접골목(딱총나무) 용도:** 식용(나물, 묵나물, 효소) · 약용, **성미:** 평온하며 달고 쓰다. **독성:** 없다.
연중 수시로 가지 또는 뿌리 6~9g을 채취하여 달여 하루에 3번 공복에 복용한다.

🌿 **음나무 용도:** 식용(새순잎차, 육수, 나물, 장아찌, 음나무주) · 약용, **성미:** 평온하며 쓰고 약간 맵다. **독성:** 없다.
3~9월까지 나무껍질을 채취하여 골절상을 입은 부위에 두르고 잘 맨다.

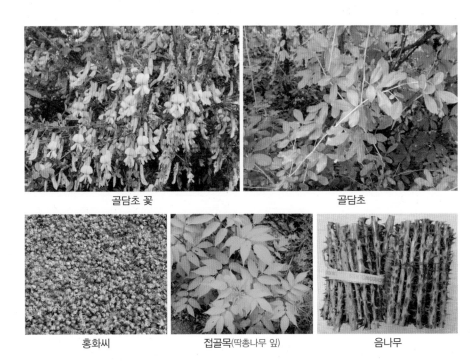

골담초 꽃

골담초

홍화씨

접골목(딱총나무 잎)

음나무

"여성은 중년이후 골감소증과 골다공증은 건강 적신호!"

과 인이 침착되어 이루어져 있다. 골다공증은 뼈의 골밀도가 감소해 뼈가 약해지는 질환으로 "소리 없는 뼈 도둑"으로 특별한 증상이 없으므로 심각성을 환자가 인지를 못 한다.

골다공증은 골조직의 소실로 뼈가 부서지기 쉬운 병이다. 나이가 들어감에 따라 뼈는 점점 얇아지고 가벼워져, 70세에 이르면 40세에 비하여 1/3 정도로 가벼워진다. 골밀도의 손실은 뼈의 자연적인 파괴가 재생보다 빨리 일어난다.

살면서 골다공증을 예방하려면 하루 30분 이상 비타민D가 풍부한 햇볕을 쬐고, 되도록 걷고, 칼슘이 풍부한 우유, 잔 멸치, 뼈째 먹을 수 있는 생선, 치즈를 먹고 금주와 금연이 필수다.

골 밀도 감소증과 골다공증은 약한 충격에도 뼈가 쉽게 부러지는 질환이다. 여성은 갱년기 이후 폐경으로 호르몬 균형이 깨지면 뼈의 재생보다는 파쇄가 많아 작은 충격에도 쉽게 골절된다. 여성은 노화로 인하여 골밀도와 균형 감각이 떨어진 상태에서 관절을 감싸는 근육량까지 적으면 크게 다칠 수 있다. 평소에 뼈를 보호하기 위해서는 적절한 운동으로 근육을 강화해야 한다.

골다공증을 예방하고 치료를 하기 위해서는 하루 30분 이상 일광욕으로 비타민D를 보충하고, 뼈에 좋은 홍화씨, 골담초, 접골목, 버섯, 칼슘이 풍부한 멸치와 해조류를 섭취한다.

🌿 **접골목**(딱총나무) **용도:** 식용(차, 나물, 묵나물, 볶음, 접골목주) · 약용, **성미:** 평온하며 달고 쓰다, **독성:** 없다.

연중 수시로 뿌리 6~9g을 캐서 달여 하루에 3번 복용한다.

🌿 **홍화**(잇꽃) **용도:** 식용(꽃차, 기름, 환, 홍화주) · 약용, **성미:** 따뜻하며 맵다, **독성:** 없다.

꽃이나 씨 3~7g을 따서 햇볕에 말린 후 달여 차(茶)로 음용한다. 씨를 햇볕에 말린 후 가루를 내어 찹쌀과 배합하여 환으로 만들어 30~50알을 하루에 3번 먹는다.

🌿 **골담초** **용도:** 식용(꽃차, 골담초 뿌리주) · 약용, **성미:** 평온하며 쓰고 맵다, **독성:** 없다.

연중 뿌리껍질 4~6g을 캐서 하루에 3번 복용한다. 봄에 꽃을 따서 따뜻한 물에 넣고 우려낸 후 차로 마신다.

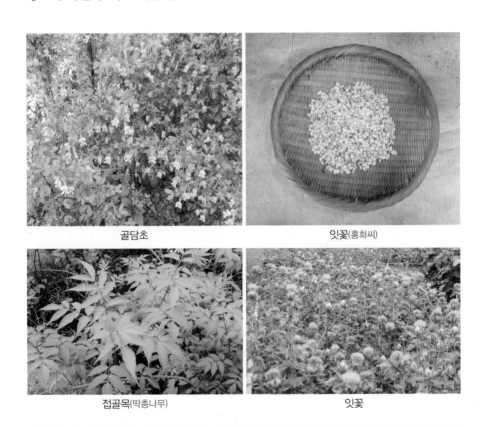

골담초

잇꽃(홍화씨)

접골목(딱총나무)

잇꽃

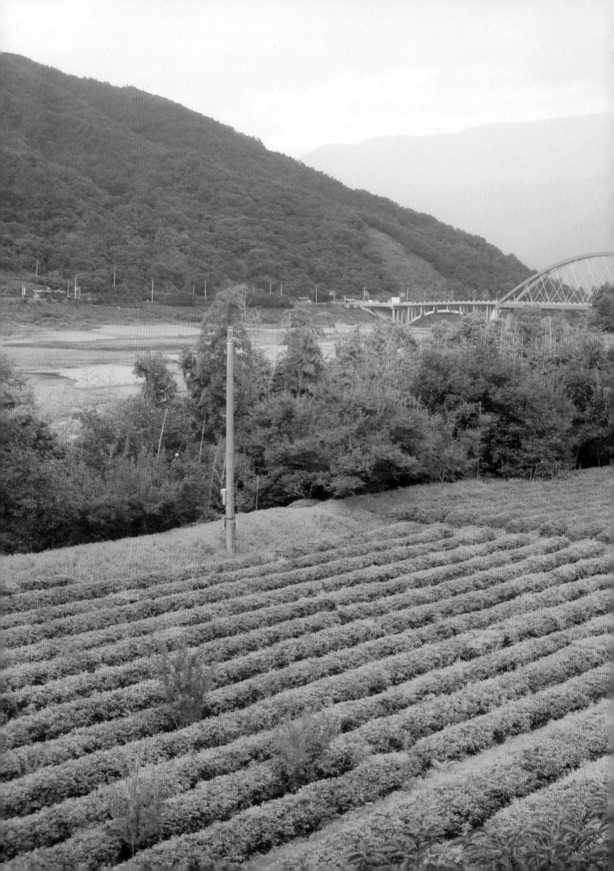

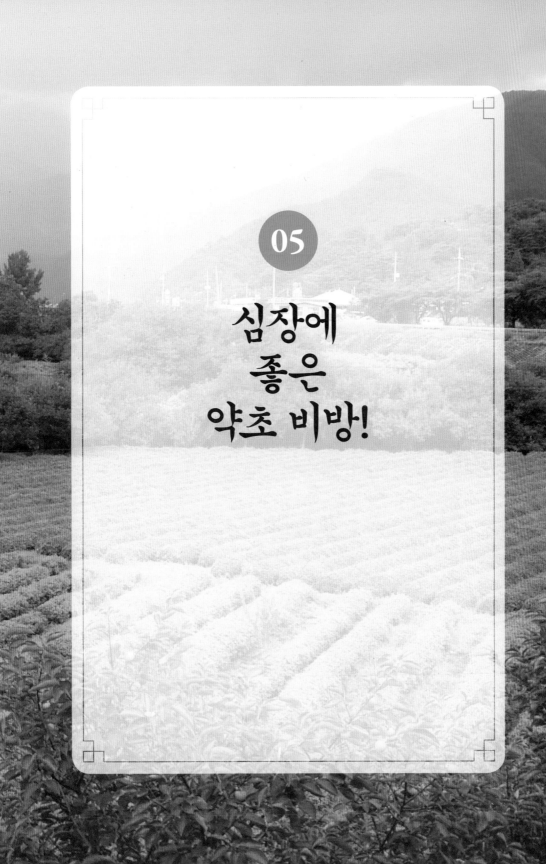

05

심장에
좋은
약초 비방!

"높은 혈압은 동맥과 심장에 손상을 초래!"

고혈압이라고 하면 누구나 염려하는 것이 뇌졸중이다. 평소에 현기증을 느끼고 느닷없이 격한 두통, 메스꺼움, 구토가 지속되면 의심해야 한다. 심한 두통이 꼬박 1일 이상 이어지면 반드시 뇌신경외과에서 혈관 조형 촬영(CT, MRI 스켄)으로 뇌동맥류의 유무를 확인해 주어야 한다. 뇌출혈은 대낮에 활동할 때에 일어나고, 뇌경색 즉 뇌 혈전은 자고 있을 때나 조용히 쉬고 있을 때, 반면 뇌동맥류 파열은 혈압이 높을 때 시간과 관련 없이 발생한다.

고혈압이란 혈관에 혈류량이 많거나, 압력이 높아진 상태이다. 정상 혈압은 120/80이다. 120이란 수치는 수축할 때 작용하는 압력이고, 80은 박동 사이에 쉬고 있을 때의 압력을 말한다. 쉬고 있을 때의 수치가 높을수록 심장에 부담을 준다. 고혈압이 길어지면 혈관이 손상되고 탄력을 잃으며 점점 두터워지고 심한 경우 혈관에 침전물이 떨어져 막기 때문에 위험하다.

높은 혈압은 동맥과 심장에 손상을 초래한다. 나이가 들면 정상 혈압보다 약간 높아야 전신에 피를 돌릴 수 있다. 염분과 술 섭취를 줄이고 표준 체중을 유지해야 한다. 동맥벽에 지방질이 쌓이면 혈관이 좁아진다. 나이가 들수록 동맥이 경화된다. 고혈압은 자각 증상을 전혀 느낄 수 없기 때문에 평소 혈압을 재어 점검하고 대처해야 한다. 외향 징후가 나타나지 않더라도 여전히 혈관 내피를 손상하고 있으며, 뇌졸중을 일으킬 위험이 7배에 달한다.

혈액을 탁하게 하는 육류 위주의 식습관, 삼겹살, 튀긴 음식, 케이크, 아이스크림 심혈관에 시한폭탄을 설치한 것과 같다고 본다.

고혈압을 예방하기 위해서는 피를 맑게 하는 채소, 혈전이 생기지 않도록 하는 효소와 식초, 과일, 미나리, 은행, 연꽃, 산야초 차(茶)를 섭취한다.

🌿 **꾸지뽕나무** **용도:** 식용(잎차, 나물, 육수, 환, 효소, 꾸지뽕주) · 약용, **성미:** 평온하며 달다, **독성:** 없다.

연중 잔가지 20g을 채취하여 적당한 크기로 잘라 햇볕에 말린 후 달여 하루에 3번 차(茶)로 음용한다.

🌿 **접골목(딱총나무)** **용도:** 식용(차, 나물, 볶음) · 약용, **성미:** 평온하며 달다, **독성:** 없다.

연중 수시로 뿌리 6~9g을 캐서 달여 하루에 3번 복용한다.

🌿 **종려나무** **용도:** 식용(해죽순차, 생식, 종려나무 열매 기름, 대추야자주) · 약용, **성미:** 따뜻하며 맵다, **독성:** 없다.

6~7월에 잎과 줄기 5~6g을 채취하여 진하게 물에 달여 차(茶)로 음용한다.

🌿 **연꽃** **용도:** 식용(꽃차, 생식, 연잎밥, 연자죽, 효소, 연자술) · 약용, **성미:** 평온하며 달고 떫다, **독성:** 없다.

9월~이듬해 3월까지 뿌리 20~30g을 채취해 잘게 썰고 달여 차(茶)로 음용한다.

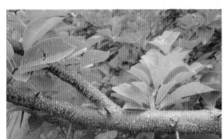
꾸지뽕나무

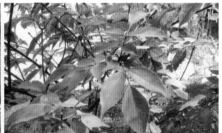
접골목(딱총나무)

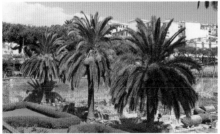
종려나무(사진-이원희)

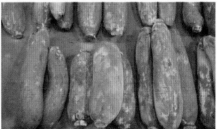
연근

"저혈압은 여러 가지의 원인으로 혈압이 정상보다 낮은 상태!"

인체의 심장은 1분에 한 번 정도의 속도로 약 5ℓ의 혈액을 펌프질로 전신 순환을 통해 산소와 영양분을 동맥과 기관으로 보낸다. 폐순환에서는 혈액을 폐로 보내 산소를 흡수하고 노폐물인 이산화탄소를 제거한다.

신체의 혈관은 크게 동맥, 정맥, 모세 혈관 3종류로 나뉜다. 가장 작은 혈관이 98%를 차지한다. 반면 정맥은 얇은 벽을 가지고 있어 혈관을 확장 시킬 수 있고 안정 시 많은 혈액을 담을 수 있다.

동맥 혈압은 각 장기로 혈액의 공급과 산소를 적절하게 공급할 수 있도록 조절되어 있다. 혈압이 높으면 혈관과 장기가 손상되지만, 너무 낮으면 신체 조직에 혈액이 충분히 도달할 수 없으므로 위험하다.

저혈압은 혈압강하증으로 동맥의 혈압이 저하되는 것을 말한다. 빈혈이 있거나 살갗이 희고 쉽게 피로하고 현기증에 두통, 수족 냉증 등 자각 증상이 있다. 앉아 있다가 일어날 때 현기증이 일어나 눈앞이 깜깜해지는 일이 많은 편이다. 그 외 혈압이 아주 낮으면 전신 쇠약에 의한 무기력, 흐려진 시야, 구역질 등의 증상은 보통 일시적이나 너무 낮으면 치명적일 수 있다.

생명을 위험할 수 있는 쇼크는 신체의 중요 장기에 혈액 공급을 할 수 없을 정도로 심하게 혈압이 감소한 상태를 말한다. 혈압이 떨어지면 혼미하고 빠른 심장박동에 얕은 호흡을 하고 의식을 잃을 수도 있다. 심한 손상이나 질병의 결과로 혈압이 크게 감소하여 수족(手足)이 냉하고 얼굴이 창백하고 무기력하게 기진맥진한 상태 지속하면 내과적 치료가 필요하다.

저혈압은 감정적인 고통과는 관련이 없다. 예방하고 치료하기 위해서는 우선 정상 혈압이 되도록 혈압을 높여주는 인삼, 오갈피 등을 먹는다.

⊘ **마늘+검은깨+꿀** **용도:** 실용 마늘(생식, 즙, 양념, 효소, 장아찌, 마늘주) · 참깨(양념, 고명, 참기름) · 약용, **성미:** 마늘(따뜻하며 맵다) · 참깨(평온하며 달고 고소하다), **독성:** 마늘 · 참깨에는 없다.

마늘+검은깨+꿀에 찹쌀을 배합하여 환을 만들어 1회 30~40알을 식후에 복용한다.

⊘ **생강** **용도:** 실용(차, 생식, 장아찌, 김치, 효소, 생강주) · 약용, **성미:** 따뜻하며 맵다, **독성:** 없다.
서리가 내리기 전 9~10월에 뿌리 20~30g을 캐서 껍질을 벗긴 후 잘라 용기에 넣고 설탕을 재어 100일 후에 효소 1에 찬물 3을 희석해 음용한다.

⊘ **뽕나무** **용도:** 실용(잎차, 생식, 장아찌, 액상차, 환, 효소, 상백피주) · 약용, **성미:** 차며 달다, **독성:** 없다.
봄~가을까지 잎 10g을 따서 달여 하루에 3번 복용한다.

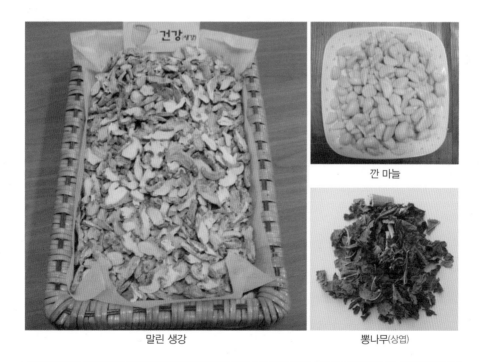

깐 마늘

말린 생강

뽕나무(상엽)

뇌졸중
"뇌졸중은 뇌혈관에 혈액공급이 차단되어 생기는 부분적 손상!"

뇌졸중은 뇌혈관에 혈액 공급이 차단되면 그 부위가 정상 기능을 할 수 없는 상태이다. 사회생활의 막을 내리고 남에게 의지하는 몸이다. 환자 중 절반가량이 뇌동맥에 혈전이 생기는 뇌혈전증이며, 뇌색전 증은 다른 신체 부위에서 생긴 혈전 조각이 뇌로 가는 혈관을 막아서 생긴다.

뇌졸중 대부분 증상은 급속히 나타나는 데 뇌의 부위에 따라 다르다. 신체 한쪽의 마비, 감각 저하, 운동을 할 수 없고, 말이 어눌하고, 시각이 흐리다.

초기 치료에는 CT 스캔 상 혈전이 관찰되면 혈전용해제를 쓰고, 혈관이 좁아진 것이 확인되면 수술로 혈관을 확장시킨다. 뇌졸중 환자 중 1/3은 약간의 장애가 남아 장기간 간호가 필요하다. 환자 10명 중 1명은 사망하는 무서운 병이다. 정상 회복이 더뎌 신체를 마음대로 움직일 수 없는 수준으로 사는 경우가 허다하다. 물리 치료, 언어 치료 등 재활 치료가 필수적이다.

뇌졸중은 경고 증상이 없다. 환자 중 약 절반가량이 뇌혈전증이고 1/3은 뇌색전이다. 그 증상은 급속히 나타나 생명에 위협을 주기도 한다.

뇌졸중은 뇌동맥이 터져서 주위에 혈액이 넘쳐 흐르는 뇌출혈, 동맥의 내강(內腔)이 막혀 버리는 뇌경색이다. 흉부 중앙이 답답하거나 통증이 몇 분 이상 지속하였다가 가라앉기를 반복하는 경우, 숨이 차고 현기증을 동반하는 흉부 통증이 있는 경우에는 반드시 조기에 병원을 찾아 치료를 받아야 한다.

금연, 약물 복용(혈압, 당뇨, 콜레스테롤 등)을 금하고, 과도한 스트레스를 줄이는 게 최고다. 기름진 高 지방식이나 육류를 피하고, 지방질 섭취를 줄이고, 양파, 미나리, 나물, 버섯, 채소, 과일, 효소, 식초 등을 섭취하고, 혈류를 맑게 하는 솔 순, 가시오갈피, 꾸지뽕, 방풍, 천마, 달맞이꽃을 먹는다.

🌿 **방풍** **용도:** 식용(차, 나물, 묵나물, 쌈, 죽, 김치, 부각, 과자, 효소) · 약용, **성미:** 따뜻하며 맵고 쓰다, **독성:** 없다.

봄~여름에 방풍(온포기) 4~6g을 채취하여 믹서기에 갈아 즙을 내서 하루에 3번 음용한다. 참고로 여수 금오도 해풍 맞고 자란 식방풍(기름나물)이 좋다.

🌿 **참깨** **용도:** 식용(생식, 나물, 양념, 참기름, 참깨주) · 약용, **성미:** 평온하며 달고 고소하다, **독성:** 없다.

봄~여름에 참깻잎을 따서 강판에 갈아 생즙을 먹거나, 9월에 익은 씨를 받아 기름을 짜서 식재료에 넣어 먹는다. 참깨는 기혈을 도와준다.

🌿 **양파** **용도:** 식용(생식, 장아찌, 무침, 중국 요리, 김치, 효소, 양파주) · 약용, **성미:** 따뜻하고 맵다, **독성:** 없다.

여름에 줄기가 쓰러진 것을 뿌리를 캐서 껍질을 벗긴 후 삶아 물을 음용한다.

🌿 **우엉** **용도:** 식용(새순차, 나물, 쌈, 조림, 나물, 효소, 우엉주) · 약용, **성미:** 서늘하며 맵고 쓰다, **독성:** 없다.

8~9월에 뿌리 8~12g을 캐서 껍질을 벗겨 물에 담궈 쌀을 넣고 죽으로 먹는다.

05

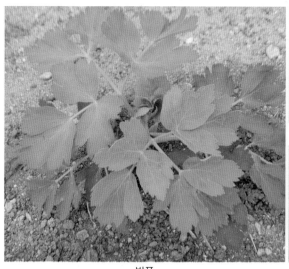

방풍

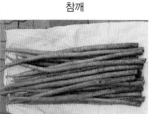

참깨

우엉 뿌리

"동맥경화증은 동맥벽에 지방질이 축적되어 혈관이 좁아진 상태!"

20세기 중반까지 심장 질환은 미국과 북유럽에서 사망 원인이 가장 높았다. 동맥은 심장에서 보내는 혈액을 온몸의 장기(臟器)나 조직에 공급하는 파이프의 역할을 하는 혈관이다. 동맥의 벽은 내막, 중막, 외막 3층으로 구성되어 있어 높은 혈압에도 견딜 수 있게 되어 있다. 인체에서 혈관의 동맥경화증은 신체의 어느 부위 동맥에 영향을 미칠 수 있다. 위험인자로는 고혈압, 흡연, 고지혈증, 중성지방, 운동 부족, 비만, 당뇨병 등이 있다.

동맥경화가 있는 사람은 심장발작이나 뇌졸중이 나타나기 전까지는 느끼지 못한다. 혈관 속 동맥벽이 두꺼워지면서 협심증, 흉통, 심근경색, 다리 순환장애 등을 일으킨다. 유전성 지질 대사 질환과 관련된 동맥경화증에서는 건(腱 · 힘줄)이나 피부 아래에 결절(結節 · 석회화되어 침착된 덩어리)이 만져진다.

인체의 콜레스테롤의 혈액 내 이동은 지방을 운반하는 단백질의 결합 형태에 의해 이루어진다. 동맥경화증의 발생 원인은 혈액 내의 콜레스테롤의 수치에 의해 크게 영향을 받는다. 특히 당뇨병 환자는 식사와 무관하게 高콜레스테롤혈증을 일으킬 수 있다.

동맥경화증 예방과 치유를 할 때는 평소에 피를 맑게 하는 식습관을 갖는 게 가장 중요하다. 고지방 식이와 육식 위주의 식습관에서 채식 위주, 과다 체중, 운동 부족, 흡연, 혈관 속 부담을 주는 혈전, 고혈압을 관리해야 한다.

✅ **솔잎 용도:** 식용(솔순차, 다식, 송편, 식초, 효소, 송엽주 외) · 약용, **성미:** 따뜻하며 쓰다, **독성:** 없다.

봄에 햇순 20g을 따서 용기에 넣고 설탕을 녹인 시럽을 붓고 100일 후에 효소 1에 찬물 3을 희석해 음용한다.

✅ **달맞이꽃 용도:** 식용(꽃차, 나물, 달맞이유, 효소) · 약용, **성미:** 따뜻하며 맵다, **독성:** 없다.

여름에 달맞이꽃을 따서 따뜻한 물에 넣고 우려낸 후 차(茶)로 음용한다.

✅ **영지버섯 용도:** 식용(차, 육수, 영지주) · 약용, **성미:** 따뜻하며 쓰다, **독성:** 소량의 독이 있다.

여름~가을까지 활엽수의 그루터기 또는 주변의 땅에서 채취하여 달여 하루에 3번 복용한다.

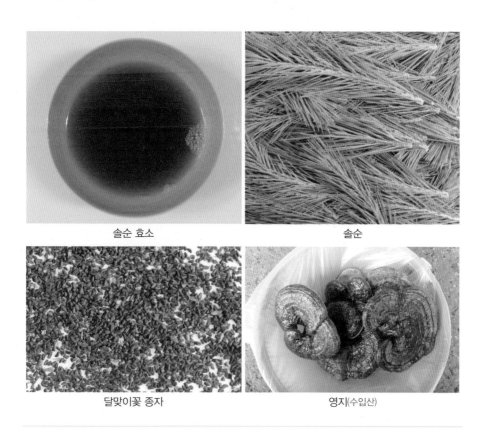

솔순 효소

솔순

달맞이꽃 종자

영지(수입산)

고지혈증

"고지혈증은 혈관 속 지방으로 건강을 위협하는 시한폭탄?"

고지혈증은 혈중 콜레스테롤이나 중성지방이 높은 상태를 말한다. 이게 무슨 말인가? 혈관 속 지방인 고지혈증은 높을 "고(高)"에 기름 "지(脂)", 혈액 속에 지방 성분이 지나치게 많으면 혈관 내벽이 두꺼워지고 좁아져 혈압에 영향을 주고 혈관에 혈전이 쌓여 진행된 부위가 갑자기 터져 생명에 위험을 준다. 인체의 혈관 속 고지혈증(高脂血症)은 혈중 중성지방이나 콜레스테롤이 높은 상태로 "침묵의 살인자"이다.

지방질의 조그만 알맹이는 혈액 속에서 적혈구와 엉겨 걸쭉한 물질로 변할 때 심장은 모세 혈관 속으로 밀어내야 하므로 부담을 준다.

모든 심혈관 질환의 원인은 고혈압으로 고지혈증, 부정맥, 뇌졸중, 돌연사 등을 유발한다. 고지혈증의 주요 원인은 서구화된 육류 위주 식습관이다. 관상동맥 질환을 앓은 적이 있거나 당뇨병, 경동맥질환, 말초혈관질환, 복부 대동맥류, 과체중, 비만 등에서 유발한다.

혈액 중의 콜레스테롤 수치가 혈청 LDL 중 300mg 이상인 사람은 동맥경화, 협심증을 초래할 위험이 크다. 심장 질환이 있거나 당뇨병이 있는 경우에는 LDL 콜레스테롤을 최소한 100, 300mg 이하로 유지하는 것이 중요하다.

고지혈증을 예방하기 위해서는 식사요법을 하며 섬유소를 충분히 섭취해야 한다. 기름기가 많거나 열량이 높은 음식과 튀긴 음식, 햄, 소시지, 고지방 육가공품, 케이크, 과자를 먹지 않는 게 좋다. 그리고 과음, 흡연을 삼가고 적정 체중을 유지하고, 피를 맑게 하는 채소, 과일, 콩, 두부, 오메가3(호두, 아마 씨, 들깨 등)을 섭취한다.

🌿 **연꽃+차나무** **용도:** 식용 연꽃(꽃차, 즙, 생식, 연잎밥, 연자죽, 효소) · 차나무(잎차, 밥) · 약용, **성미:** 연꽃(평온하며 달고 떫다) · 차나무(서늘하며 달고 쓰다), **독성:** 연꽃 · 차나무에는 없다.

7월 중순이후 연꽃이 피기 전에 꽃송이를 따서 흐르는 물에 씻은 후 한 송이에 3월 하순 차나무 햇순 30g을 다관에 넣고 끓은 물에 우려낸 후 차(茶)로 음용한다.

🌿 **녹황 채소** **용도:** 식용(생즙, 나물, 무침, 김치, 국, 전골, 고명) · 약용, **성미:** 각 채소별 다르다, **독성:** 없다.

각종 녹황색 채소나 산나물을 물로 씻은 후 믹서기에 갈아 즙을 음용한다.

🌿 **미나리** **용도:** 식용(생식, 생즙, 나물, 김치, 동치미) · 약용, **성미:** 평온하며 달고 맵다, **독성:** 없다.

9~10월에 잎과 줄기 15~25g을 채취하여 강판에 갈아 즙을 하루에 3번 음용한다.

🌿 **호박** **용도:** 식용(생식, 볶음, 제과용, 호박고지, 호박죽, 호박떡) · 약용, **성미:** 따뜻하며 달다, **독성:** 없다.

가을에 늙은 호박을 따서 속에 있는 씨를 햇볕에 말린 후 프라이팬에 볶아 껍질을 벗기고 먹는다.

05

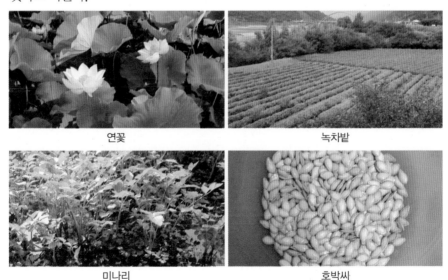

연꽃

녹차밭

미나리

호박씨

"협심증은 운동 중에 생기고 휴식으로 없어지는 흉통!"

심장 질환인 협심증은 일상생활 중에 생기며 일정 기간 안정하면 사라지는 특징인 흉통(胸痛·가슴 통증)이다. 관상동맥 경화로 인해 심근(심장을 구성하고 있는 근육)으로 가는 혈액 공급이 부족하여 발생한다.

협심증의 흉통은 심근으로서의 혈액 공급이 부족하여 발생한다. 한마디로 관상동맥에서 보내는 혈액량이 현저하게 감소하면 가슴에 통증이 있다는 말이다. 예로 가슴이 짓눌리거나, 가슴이 죄는 듯하거나, 쿡쿡 쑤시거나, 몹시 아플 때도 있으나 통증이 지속하는 시간이 1~5분일 때도 있다.

협심증은 60세 이후 나이가 들어감에 따라 증가한다. 동맥경화로 인하여 관상동맥의 내강이 좁아져 일어난다. 심근이 허혈 상태에 빠지면 앞가슴, 특히 명치끝에서 흉골(가슴 복판에 세로로 된 긴 뼈) 안쪽이 죄어드는 압박감과 통증을 느낀다.

협심증 발작 원인은 과도한 육체적 활동, 과도한 스트레스, 추위, 과도한 흥분 등이 될 수 있다. 협심증은 심근 세포의 괴사가 없이 건강한 상태로 회복할 수 있으나 조기에 치료하지 않고 내버려 두면 반복되어 심근경색으로 진행될 위험이 크고, 때로는 그대로 돌연사(突然死)로 이어질 수도 있다.

협심증을 예방하기 위해서는 피를 맑게 하는 채소와 산야초, 단백질이 풍부한 콩류 등을 먹고 혈액순환에 도움이 되는 규칙적인 운동과 목욕을 하고, 과도한 스트레스, 비만을 줄이고, 음주와 흡연 등을 하지 않는 게 좋다.

필자는 애당초 담배를 배우지 않았다. 그래서 그런지 담배 연기에 민감하다. 필자는 단호히 말한다. 담배 한 개비는 자신의 관(棺) 뚜껑에 대못 박는 것과 같다고 본다. 흡연이 건강에 해롭다는 말이다.

🌿 **우황청심원** **용도:** 약용(비상구급약), **성미:** 알려진 것이 없다. **독성:** 1회 사용량 지켜야 없다.

한약재상이나 약국에서 우황청심원을 구입하여 처방에 준하여 복용한다. 우황청심원은 소의 쓸개에서 채취한 "우황(牛黃)"+사향노루 수컷 향낭에서 채취한 "사향(麝香)"+무소의 뿔 "서각(犀角)"+영양의 뿔 "영양각(羚羊角)"+광물성 약재인 "주사"+나무의 진 "용뇌(龍腦)" 외 30가지 한약재로 만든다.

🌿 **연꽃+마늘** **용도:** 심용 연꽃(꽃차, 즙, 생식, 연잎밥, 연자죽, 효소) · 마늘(생식, 양념, 장아찌, 효소) · 약용, **성미:** 연꽃(평온하며 달고 떫다) · 마늘(따뜻하며 맵다), **독성:** 연꽃 · 마늘에는 없다.

7월 중순이후 연꽃 1송이에 잎이 6~7월 잎이 고사할 때 생마늘 껍질을 벗긴 10쪽을 넣고 물에 달여 차(茶)로 음용한다.

🌿 **명자나무** **용도:** 심용(꽃차, 효소, 명자 열매주) · 약용, **성미:** 따뜻하며 시다, **독성:** 없다.

7~8월에 익은 열매 4~6g(5개 정도)를 따서 햇볕에 말린 후 달여 하루에 3번 복용한다.

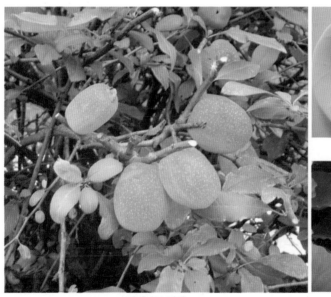

명자나무 열매

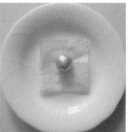

우황청심환

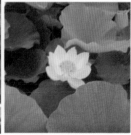

연꽃

"심장 기능이 순간적으로 정지하거나, 심장발작은 심근에 혈액 공급이 되는 않는 상태!"

심정지란? 심장 펌프 기능이 정지되는 것으로 신체의 여러 장기가 혈액이나 산소를 공급받지 못하고, 심근경색증은 관상동맥이 막혀 심근의 특정 부분이 좁아져 신선한 혈액 공급이 되지 않는 상태에서의 심장발작을 말한다.

심정지는 3분 이상 지속하면 뇌가 지속적인 손상을 받게 되며, 5분 이상 산소 공급이 중단되면 사망에 이른다. 옆에 사람을 통해 응급 처치를 통해 심폐소생술로 펌프 기능을 회복시키거나 체외 심장에 충격을 주는 마사지로 혈류 순환을 회복해 주어야 한다.

관상동맥 질환자에게 흔한 심실세동과 수축 부전이며, 둘째는 흡연, 高지방 식사가 심실세동을 증가시킨다. 심근경색증은 동맥경화증으로 지방질 덩어리가 동맥의 안쪽 벽에 쌓인 물질을 덮은 섬유층이 터지거나 혈전을 형성하여 동맥에 흐르는 혈류를 막아 심장발작을 유발하여 치명적이다.

심정지 증상은 졸도, 의식 소실, 입술과 손발이 파랗고, 심장발작 증상은 호흡 곤란, 가슴을 쥐어짜는 듯한 통증, 구역질, 구토 등이 나타난다. 평소에 이러한 증상이 나타나면 아스피린 또는 우황청심환을 가지고 다닌다. 구급차를 기다리는 동안 아스피린 반 알을 씹거나 우황청심환을 먹는다.

심장발작 이후 수개월 내에 심근의 펌프 기능이 약해져 합병증으로 부정맥, 심부전 등이 발생할 수 있다. 심전도 검사를 통해 심근 어떤 부위가 손상을 입었는지 심장의 리듬이 정상인지 비정상인지를 확인해야 한다.

심정지와 심장발작에는 심장을 움직이는 근육에 효소를 공급해 준다. 심장과 혈관에 부담을 주는 스트레스를 관리하고, 채소 위주의 식습관, 규칙적인 생활습관과 걷기 운동, 금연, 금주를 한다.

🌿 **루이스 이그나로 나이트웍스** **용도:** 식용(차, 음용)·약용, **성미:** 시다, **독성:** 없다.

기능성식품 전문회사 허벌라이프(HERBALIFE)에서 1998년 노벨 생리학상을 수상한 "루이스 이그나로" 이름을 따서 만든 "루이스 이그나로 나이트웍스(비타민 C, E, 엽산 함유)"를 구입하여 잠 들기 전에 머그컵에 두 스푼을 넣고 찬물을 부어 저어서 노란 물을 마신다. 참고로 NO(기체 일산화질소) 요업은 혈관을 이완시켜서 심혈관계 질환인 심장병, 심장발작, 뇌졸중 등을 예방해 준다. 저서 : 정헌택 옮김, 심혈관 질환, 이젠 NO, 푸른솔, 2005

🌿 **우황** **용도:** 약용(비상구급약), **성미:** 알려진 것이 없다. **독성:** 1회 사용량 지켜야 한다.

소의 쓸개에서 채취한 우황 1~2g을 하루 용량으로 하여 달여 하루 3번 복용한다.

🌿 **사향** **용도:** 약용(비상구급약), **성미:** 알려진 것이 없다. **독성:** 1회 사용량 지켜야 한다.

사향노루 수컷 향낭(香囊·사향이 있는 주머니)에서 채취한 사향 1~2g을 하루 용량으로 하여 달여 하루 3번 복용한다.

05

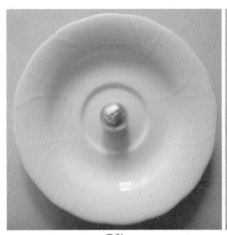

우황

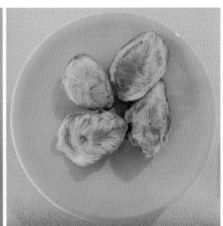

사향

"빈혈은 적혈구 내 헤모글로빈이 부족하거나 비정상적인 것!"

빈혈은 혈액소가 현저하게 감소한 상태다. 적혈구의 산소를 운반하는 색소인 헤모 글로빈이 부족하거나 비정상적인 상태로 산소 운반 능력이 떨어져 말초 조직까지 충분한 산소 공급을 받지 못하는 질병이다.

인체의 혈액은 인체에 산소와 영양을 공급하고 이산화탄소와 다른 노폐물들을 제거하는 역할을 한다. 호흡할 때 흡입하는 산소는 혈액의 절반가량인 적혈구를 운반하고, 혈액 성분 중 백혈구는 감염을 저항하고 혈소판은 혈전을 만들어 터진 혈관을 막아준다.

빈혈의 증상은 어지럼증, 창백한 피부, 가벼운 운동에도 숨이 가쁘고, 피로감, 손발의 냉증으로 차갑고 저리고, 호흡 곤란, 피부의 변색 등이 있다. 혈액 속의 헤모글로빈과 철분의 농도를 파악하기 위해 혈액 병원에서 검사한다.

평소 빈혈을 예방하고 치료를 하기 위해서는 피(血)의 염색체 염기 구조가 거의 같은 채소 위주의 식습관과 규칙적인 생활습관을 갖는 게 중요하다.

【 주요 빈혈 질환 】

구분	특징	비고
철 결핍성 빈혈	체내 철분 부족으로 생긴다.	여성에 흔함
용혈성 빈혈	적혈구의 파괴가 과다해 생긴다.	면역 반응
재생 불량성 빈혈	골수의 혈액세포 생산 장애	유전
겸상적혈구 빈혈	적혈구가 낫 모양이 되는 유전적 질환	유전
지중해 빈혈	적혈구내 헤모글로빈 생산 장애	선천성
거대 적아구성 빈혈	비타민 B_{12}, 엽산 결핍	여성에 흔함

🌿 **홍화**(잇꽃) **용도:** 식용 (꽃차, 환, 기름, 홍화주) · 약용, **성미:** 따뜻하며 맵다, **독성:** 없다.

7~8월에 잇꽃 3~7g을 따서 달여 하루에 3번 복용한다.

🌿 **인삼+대추나무** **용도:** 식용 인삼(생식, 차, 무침, 삼계탕, 튀김, 효소, 인삼주) · 대추나무(따뜻하며 달고 약간 시다) · 약용, **성미:** 인삼(따뜻하며 달고 쓰다) · 대추나무, **독성:** 인삼의 머리 부분인 뇌두에 있다 · 대추나무에 없다.

8~10월에 인삼 뿌리 15~30g을 캐서 뿌리꼭지를 떼고 가을에 익은 대추 20개를 따서 배합하고 달여 하루에 3번 차(茶)로 복용한다.

- **수삼** 막 채취하여 말린 것.
- **백삼** 수삼을 채취해 박피하여 말린 것.
- **홍삼** 4~6년생을 증기로 쪄서 말린 것.
- **당삼** 꿀이나 설탕에 침지시켜 가공한 것.
- **생건삼** 수삼 중에서 하품 뿌리쪽을 끊고 건조한 것.
- **천삼** 수삼의 최의 등품.
- **지삼** 수삼의 중위 등급.
- **양삼** 수삼의 하위 등급.
- **직삼** 백삼으로 지근을 구부리지 않고 그대로 말린 것.
- **반곡삼** 백삼으로 지근을 동체에 구부려 가공한 것.
- **곡삼** 백삼을 지근을 동체에 구부러 만든 것.
- **미삼** 채취해 탈락된 것을 말린 것.
- **흑삼** 6년근 수삼을 9번 증숙 건조하여 흑색을 띄게 건조한 것.

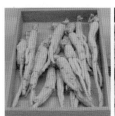
백삼

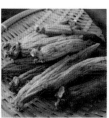
홍삼

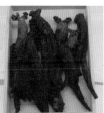
흑삼

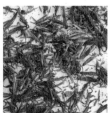
잇꽃(홍화씨)

"부정맥은 심장의 비정상적인 심박수 율동!"

인체는 심장에서 전신에 혈액을 보내는 동맥과 심장으로 돌아오는 혈액을 운반하는 정맥이 있다. 심장 질환인 부정맥(不整脈)은 심장의 비정상적인 심박수의 율동으로 두근거림 정도만 유발하는 것부터 심하면 급사(急死)까지 할 수도 있을 정도로 다양하다.

심혈관계의 질환에 의한 부정맥은 심방과 심실 어디서나 발생할 수 있다. 건강 검진을 할 때 부정맥은 심전도, 문진, 맥박으로 알 수 있다. 심장이 불규칙하게 뛰는 경험을 했다면 검사를 통해 진단을 받아야 한다.

부정맥은 노인들에게 많다. 주로 심계항진(두근거림), 현기증, 숨이 차고, 가슴이나 목 부위의 통증이 있다. 원인으로는 심장병, 동맥경화, 관상동맥 질환, 심장 판막 질환, 심장 근육의 염증, 갑상선 기능 항진, 高칼륨혈증, 기관지 확장제, 과로, 흡연, 카페인 등이 있다.

심방 내에 혈액이 고여 혈전이 생기면 혈전이 혈관을 타고 이동하다 뇌혈관을 막아 뇌졸중을 유발한다. 불규칙하게 뛰는 부정맥은 종류에 따라 현기증, 실신, 심장마비, 급사를 유발할 수 있다.

부정맥은 치명적인 질환인 뇌졸중이나 갑작스러운 심장발작 등 급사의 원인이 되고 전체 돌연사의 90%를 차지할 정도로 무서운 질환이다. 정맥에 장애가 생길 때 일어나는 병의 한 가지인 정맥류를 유발한다. 정맥에는 혈액을 막는 판(瓣)의 이상으로 일어나는 유형도 있다. 정맥류 환자는 장시간 서 있는 직업에 종사하는 사람에게 많다.

평소 부정맥을 예방하기 위해서는 혈액을 맑게 하는 신선한 채소와 과일을 먹고, 과도한 스트레스를 줄여야 한다.

🌿 **미나리** **용도:** **식용**(생식, 생즙, 무침, 김치, 동치미) · **약용**, **성미:** 따뜻하며 달고 맵다. **독성:** 없다.

9~10월에 잎과 줄기 15~25g을 채취하여 믹서기에 갈아 생즙을 마시거나 달여 하루에 3번 복용한다. 참고로 미나리는 혈관 내 유해물질인 혈전을 제거해 준다.

🌿 **소나무** **용도:** **식용**(솔순차, 즙, 다식, 송편, 솔기떡, 효소, 송엽주 외) · **약용**, **성미:** 따뜻하며 쓰다. **독성:** 없다.

봄에 솔잎 햇순을 따서 항아리에 넣고 설탕을 녹인 시럽을 붓고 100일 후에 효소 1에 찬물 3을 희석해 음용한다.

🌿 **조릿대** **용도:** **식용**(새순차, 밥, 떡, 죽순주) · **약용**, **성미:** 차며 달다. **독성:** 없다.

연중 새순 10~20g을 따서 그늘에 말린 후 잘게 썰어 따뜻한 물에 넣고 우려낸 후 차(茶)로 음용한다.

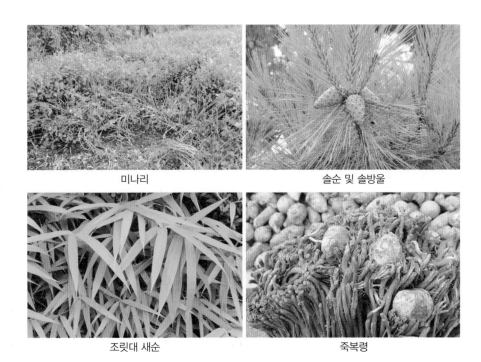

미나리

솔순 및 솔방울

조릿대 새순

죽복령

"심장 근육인 심근에 혈액을 공급하는 관상동맥이 좁아진 상태!"

인체의 관상동맥(冠狀動脈)은 생명을 주관하는 심근(心根 · 심장 근육)에 혈액을 공급한다. 관상동맥은 대동맥이 심장에서 나온 바로 위에서 우 관상동맥과 좌 관상동맥의 두 개로 나누어서 심장을 둘러싸고 있다.

관상동맥 질환은 심근에 혈액을 공급하는 관상동맥이 좁아지는 것으로 나이가 들어감에 따라 증가하는 것으로 알려져 있다. 60세 이전에는 남성이 많고, 그 이후는 성별에 차이가 없다. 건강 검진을 통해 고혈압 같은 위험 요인에 대한 선별 검사를 통해 발견된다.

관상동맥 질환은 동맥벽 안쪽에 지방 침착물이 축적돼 동맥경화증에서 유발한다. 초기에는 증상이 거의 없다가 진행하면 운동을 할 때나 심한 격렬한 운동을 할 때 가슴에 통증이 나타나고 심하면 협심증 또는 심장발작을 일으킨다. 가슴이 두근두근하는 심계항진(두근거림)이나 부정맥이 발생한다. 흉통과 같이 관상동맥 질환이 의심되는 증상이 있을 때 심전도(혈액 공급량), 초음파 검사(스트레스 강도), MRI 스캔(심장 기형 여부) 등이 필요하다.

평소 고혈압을 조절하지 못하거나 죽상 동맥경화증이 있으면 위험을 높일 수 있다. 협심증이나 심근경색은 모두 관상동맥에서 심근으로 보내온 혈액이 적어지거나 두절되어 발병한다.

관상동맥 질환은 혈중 콜레스테롤이 높고, 육류 위주의 高 지방식, 당뇨병, 고혈압, 비만, 흡연 등이 관련된 것으로 알려져 있다.

관상동맥 질환을 예방하기 위해서는 채식 위주의 식습관과 규칙적인 생활습관이 가장 중요하다. 그리고 금연, 적정 체중을 유지하는 게 중요하다.

🌿 **양파** 용도: 식용(생식, 즙, 조림, 양념, 장아찌, 짜장면, 육수, 효소, 양파주) · 약용, **성미:** 따뜻하고 맵다, **독성:** 없다.

여름에 양파 잎과 줄기가 쓰러진 후 뿌리를 10개를 캐서 얇은 막질의 껍질을 벗긴 후 햇볕에 말린 후 따뜻한 물에 넣고 우려낸 후 차(茶)처럼 음용한다. 참고로 양파 껍질은 혈관 속 유해 물질인 혈전을 제거해 준다.

🌿 **달맞이꽃** 용도: 식용(꽃차, 나물, 달맞이유) · 약용, **성미:** 따뜻하며 맵다, **독성:** 없다.
봄~가을에 씨 20g을 채취하여 기름을 짜서 음식에 넣거나 하루에 3번 한 스푼으로 먹는다.

🌿 **소나무** 용도: 식용(솔순차, 즙, 다식, 송편, 솔기떡, 효소, 송엽주 외) · 약용, **성미:** 따뜻하며 쓰다, **독성:** 없다.

여름~가을에 벌어지지 않은 솔방울을 따서 항아리에 넣고 설탕을 녹인 사럽을 붓고 100일 후에 효소 1에 찬물 3을 희석해 음용한다.

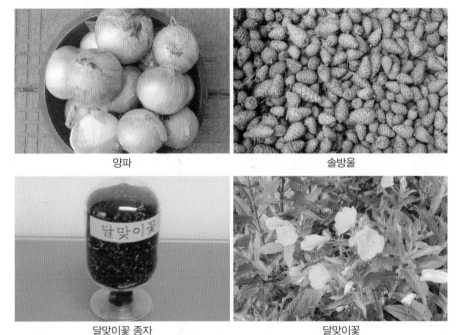

양파

솔방울

달맞이꽃 종자

달맞이꽃

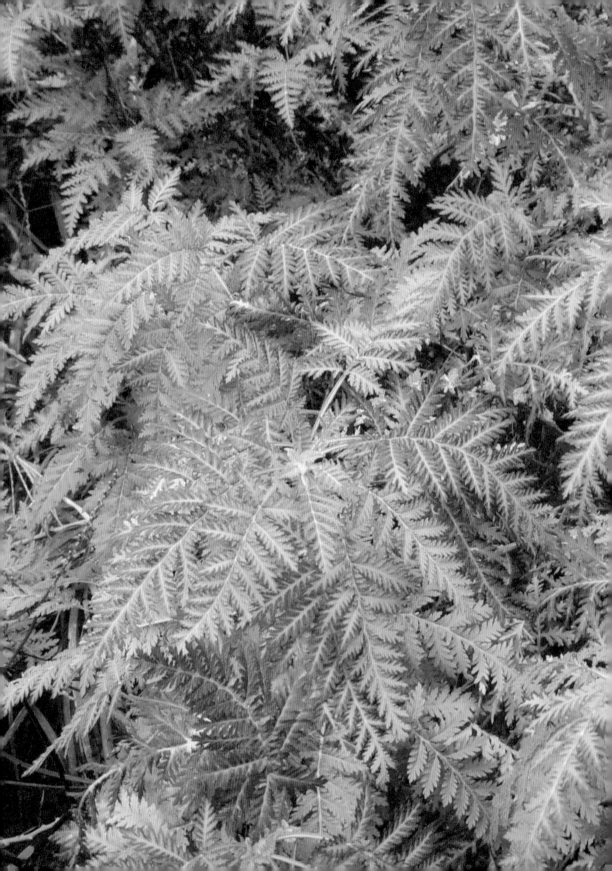

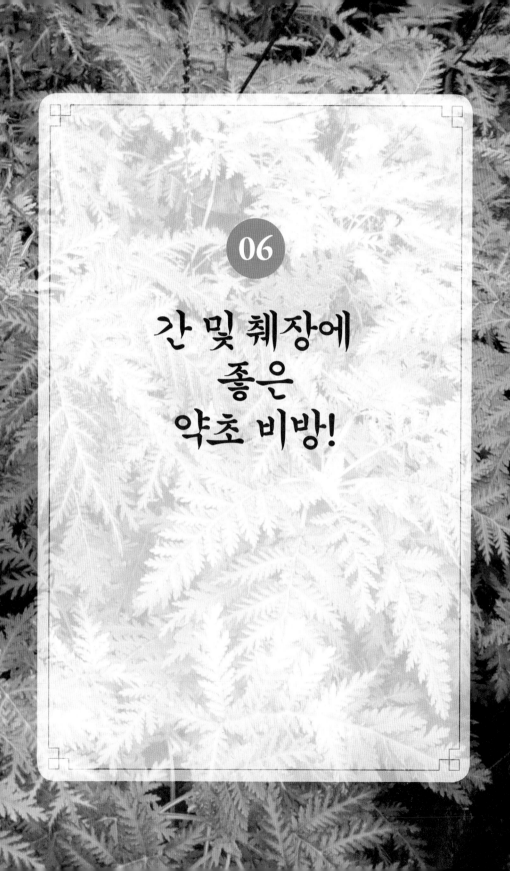

06

간 및 췌장에
좋은
약초 비방!

"간염은 감염된 바이러스가 원인!"

인체의 간과 췌장의 주요 기능 중 하나는 음식물 소화를 돕는 것이다. 간은 산성 소화액인 담즙을 만들어 담낭에 저장한다. 반면 알칼리성 소화액인 인슐린을 생산하는 췌장은 소화 효소를 만든다.

급성 간염은 A형 간염에서는 6주 이내 B형 간염은 6개월까지 피로감·우상 복부의 불편함·구토·식용감퇴·발열 등, 만성 간염은 피로·식욕 감퇴·체중감소·복부팽만 등, 알코올성 간염은 구토·상복부의 불편감·체중감소·발열·피부와 눈의 황달·복부 팽만·구역질 등이 나타난다.

간염은 항체가 생성이 안 된 상태에서 A형 바이러스는 감염된 사람으로 음식물을 통해 전파되고, B형 간염은 감염된 사람의 체액(성관계)과 접촉(바늘, 침)하였을 때이고, C형 간염은 감염된 사람의 혈액과 접촉으로 전파된다.

평소에 채식 위주의 식습관을 가지고 간에 좋은 녹황색 채소, 민들레, 미나리, 쑥, 인진쑥, 돌나물 등을 섭취한다.

【 간 질환 기초 상식 】

구분	특징	비고
급성 간염	짧은 기간 동안 간의 염증 상태	
만성 간염	여러 가지 원인으로 6개월 이상 간의 염증 상태	
알코올성 간질환	과도한 술로 인한 간이 손상된 상태	
간경변증	간이 회복 불가능한 반흔화 상태	기능 불가
간암	간세포의 악성 종양	
담석증·	담낭에 형성되는 다양한 크기의 돌	
담낭염	소화액 담즙의 흐름을 막는 담낭의 염증 상태	

🌿 **쑥 또는 사철쑥** **용도:** 식용(차, 무침, 쑥떡, 국, 부침개, 쑥주) · 약용, **성미:** 쑥(서늘하며 쓰다) · 사철쑥(평온하며 쓰다), **독성:** 쑥 · 사철쑥에는 없다.

5월 단오 이전에 쑥 20g과 5~6월에 사철쑥 6~10g을 채취하여 햇볕에 말린 후 배합하고 달여 하루 3번 복용한다.

🌿 **민들레** **용도:** 식용(차, 생식, 나물, 묵나물, 쌈, 김치, 나물, 장아찌, 환, 액상차, 효소, 민들레 뿌리주) · 약용, **성미:** 차며 달고 쓰다, **독성:** 없다.

3~4월에 지상부 15g을 채취하여 날 것으로 먹거나 달여 하루 3회 식후 복용한다.

🌿 **미나리** **용도:** 식용(생식, 생즙, 김치, 무침, 나물, 동치미) · 약용, **성미:** 평온하며 달고 맵다, **독성:** 없다.

9~10월에 미나리 15~25g을 채취하여 믹서기에 갈아 생즙으로 머그잔으로 하루 3번 음용한다.

돌미나리

🌿 **부추** **용도:** 식용(나물, 무침, 김치, 양념, 부침개) · 약용, **성미:** 따뜻하며 맵고 달다, **독성:** 없다.
봄~가을까지 지상부 15~20g을 잘라 김치나 밀가루에 배합하여 부침개로 먹거나 믹서기에 갈아 생즙 내어 하루 3번 음용한다.

🌿 **인진쑥+굼벵이** **용도:** 식용 굼벵이(튀김) · 인진쑥(차, 나물, 무침, 환, 액상차, 효소) · 약용, **성미:** 인진쑥(평온하며 쓰다) · 굼벵이(평온하며 담백하다), **독성:** 굼벵이 · 인진쑥에는 없다.

각종 약초를 달인 후 버린 곳에서 사는 굼벵이를 잡아 기름에 튀겨 먹거나 건조한 굼벵이를 가루내어 한 스푼씩 하루 3번 복용한다. 인진쑥에 굼벵이를 넣고 달여 하루에 3번 복용한다.

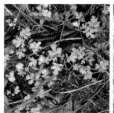

쑥 사철쑥

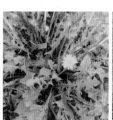

민들레

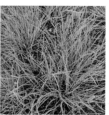

부추

"황달은 피부와 눈의 흰자위가 노랗게 변색된 상태!"

황달(黃疸)은 신체에서 간의 이상으로 쓸개즙에서 색소가 혈액으로 옮아가서 생기는 질환이다. 간·담낭·췌장의 다양한 질환의 증상 즉, 적혈구의 분해 산물 빌리루빈* 색소의 혈중 수치가 비정상적으로 상승하여 나타난다. 그 외 혈액 질환에 의해서 나타나기도 한다.

빌리루빈 수치는 양이 너무 많아 간이 대사를 하지 못할 때 증가하는 데 간세포 손상, 담도가 막힐 때다. 담도 폐쇄를 일으키는 담석증이나 췌장암 등이 있다. 담도가 막히면 담즙이 간에 축적되고 빌리루빈이 혈액으로 넘칠 때 가려움증, 짙은 색의 소변, 정상보다 옅은 대변 등을 본다.

신체의 혈액 속 적혈구 수명은 120일, 수명이 다한 적혈구는 비장에서 파괴되고 빌리루빈이 생성되어 간으로 보내진다. 황달은 파괴되는 적혈구의 수가 많아지면 다량의 빌리루빈을 대사하지 못하게 한다.

신체에서 간세포가 손상되면 간의 대사 능력이 감소하여 급성 간염, 만성 간염, 알코올성 간 질환을 유발한다.

황달을 예방하고 치유하기 위해서는 간염 항체 주사를 맞는다. 항체가 생성되지 않은 상태에서는 간염 바이러스에 감염된 환자의 음식물이나 물, 식기류(그릇, 수저 등), 수건 등을 같이 쓰지 않고 손을 씻는 것을 생활화한다.

신체는 감정에 민감하므로 간에 손상을 주는 성냄을 자제하고, 지나친 스트레스를 피하고, 과도한 음주 등을 하지 않는다. 그리고 간에 도움을 주는 녹황색 채소를 자주 섭취하고 쑥, 민들레, 돌나물, 미나리 등을 쌈으로 생식하고 나물로 무쳐 먹는다.

---

* 간에서 대사되고 소화된 담즙의 한 성분으로 배설된다.

🌿 **돌미나리 또는 돌나물** **용도:** 식용 돌미나리(생식, 생즙, 나물, 무침, 국, 김치, 부침개, 동치미) · 돌나물(생식, 생즙, 나물, 초고장 무침, 국, 김치, 동치미) · 약용, **성미:** 돌미나리(평온하며 달고 맵다) · 돌나물(서늘하며 달다), **독성:** 돌미나리 · 돌나물에 없다.

9~10월에 미나리 잎줄기 15~25g과 5~6월에 돌나물 온포기 15~20g을 채취하여 믹서기에 갈아 생즙을 내서 하루에 3번 공복에 음용한다.

🌿 **쑥 또는 인진쑥** **용도:** 식용 쑥(차, 나물, 쑥떡, 국, 무침, 부침개, 효소, 쑥 뿌리주) · 인진쑥(차, 나물, 무침, 환, 액상차, 효소) · 약용, **성미:** 쑥(서늘하며 쓰다) · 인진쑥(평온하며 쓰다), **독성:** 쑥 · 사철쑥에는 없다.

5월 단오 이전에 쑥 20g과 5~6월에 사철쑥 6~10g을 채취하여 햇볕에 말린 후 배합하여 달여 하루 3번 복용한다.

🌿 **하늘타리** **용도:** 식용(꽃차, 생식, 뿌리 녹말, 괄루근주) · 약용, **성미:** 서늘하며 달고 쓰고 시다. **독성:** 없다.

하늘타리 뿌리
(천화분)

10~11월에 뿌리 6~19g이나 씨 20g을 달여 하루 3번 공복에 복용한다.

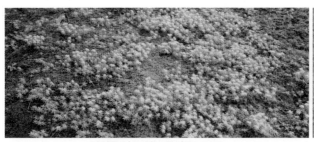

바위를 덮고 있는 돌나물(석창채)

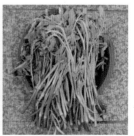

돌미나리

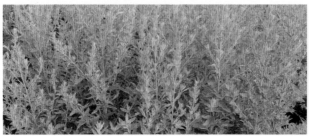

사자발쑥

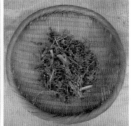

인진쑥

"간경변증은 간이 돌(반흔화)처럼 굳어 기능을 할 수 없는 상태!"

간경변증은 간이 회복 불가능한 반흔화로 여러 가지 간 질환(만성 간염 등)을 오랫동안 치료하지 않고 내버려 뒀을 때 나타난다. 40대 이후 남성에게 흔하다. 주로 바이러스 간염, 알코올성 간염, 지방간 후기에 나타난다.

간경변증은 환자에 따라 수년간 별문제 없이 지낼 수도 있으나 시간이 지나면 간 기능 부전, 간암 같은 합병증이 발생한다.

간경변증의 원인은 다양하다. 가장 흔한 것은 바이러스에 의한 만성 간염이 오랫동안 지속하였을 때이다. 간세포의 괴사나 증식으로 인한 결절(結節)의 형성, 결합 조직의 증식, 간의 파괴와 변성 등을 유발한다.

간경변증의 증상으로는 식욕부진, 체중감소, 구역감, 황달처럼 피부와 눈의 흰자위가 노랗게 변한다. 시간이 지나면서 생명을 위협하는 합병증 즉, 영양불량, 거미 상 혈관종, 고혈압, 출혈, 멍이 든다.

간경변증이 대수롭지 않은 상태에서는 수년간 생존이 가능하지만 간 이식을 받은 10명 중 7명가량이 1년 이상 생존한다.

간경변증을 예방하고 치유하기 위해서는 채소즙, 민들레, 미나리, 산나물, 쑥, 헛개나무나 열매 등을 먹는다.

🌿 **민들레 용도:** 식용(꽃차, 나물, 묵나물, 생식, 생즙, 쌈, 김치, 무침, 부침개, 액상차, 환, 민들레 뿌리주) · 약용, **성미:** 차며 달고 쓰다, **독성:** 없다.

3~4월에 지상부 15g을 채취하여 쌈으로 먹거나 달여 하루 3회 식후에 복용한다.

🌿 **느릅나무 용도:** 식용(차, 나물, 액상차, 환, 유백피주) · 약용, **성미:** 평온하며 달다, **독성:** 없다.
봄~가을에 껍질 10~15g을 채취해 적당하게 잘라 달여 공복에 하루 3번 복용한다.

🌿 **옥수수 수염+파초 뿌리+복숭아 씨+가지 꼭지+파초 뿌리 용도:** 식용 옥수수 수염(차) · 파초 뿌리(약용으로만 씀) · 복숭아 씨(식체) · 가지 꼭지(약용으로만 씀) · 파초 뿌리(먹지 못함) · 약용, **성미:** 옥수수 수염(따뜻하며 달다) · 파초 뿌리(평온하며 약간 달다) · 복숭아 씨(평온하며 달다) · 가지 꼭지(차며 달고 맵다), **독성:** 각 옥수수 수염 · 파초 뿌리 · 복숭아 씨 · 가지 꼭지 · 파초 뿌리에 없다.

옥수수 수염+파초 뿌리+복숭아 씨+가지 꼭지+파초 뿌리 각 10g을 배합하여 달여 하루 3번 복용한다.

🌿 **인진쑥 용도:** 식용 인진쑥(차, 나물, 무침, 환, 액상차) · 약용, **성미:** 인진쑥(평온하며 쓰다), **독성:** 없다.

5~6월에 인진쑥 6~10g을 채취하여 강판에 갈아 생즙을 내서 공복에 음용한다.

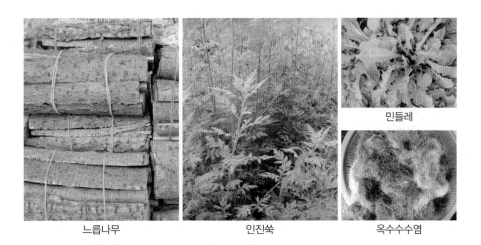

느릅나무   인진쑥   민들레

옥수수수염

지방간
"지방간은 간에 지방이 과하게 쌓인 상태!"

지방간은 과도한 알코올 섭취 때문에 간이 손상을 받아 정상 세포가 아닌 지방 소구가 형성되는 것을 말한다. 이게 무슨 말인가? 간에 지방이 과하게 축적되어 있다는 것이다. 30대 이후 남자에 흔하다. 습관적으로 장기간 과도한 음주가 위험 요인이다. 대부분 음주가는 알코올로 인하여 간세포 내에 지방 소구가 형성되어 지방간이 된다. 지방간→알코올성 간염→간경변증 순서대로 나타나지는 않지만 대체로 이어지는 것으로 알려져 있다.

간은 해독 공장으로 약 1.4~1.7kg로 가장 크다. 간 무게의 5% 이상 중성 지방일 때 지방간으로 판정한다. 지방간은 증상이 없고 대개 진단이 되지 안은 채 지나간다. 간 질환 환자 중에서 약 10~30% 정도는 지방간이다. 특히 10년 이상 과다하게 술을 마시거나, 비만에 당뇨, 고지혈증 등 대사에 문제가 있고, 오심과 때때로 구토가 있고 상복부의 불편감이 있다.

지방간의 예방과 치유는 채식 위주의 식습관을 해야 하고 금주에 적정 체중을 유지해야 한다. 음주는 알코올성 간염, 간경변증으로 지름길이다.

간은 소화기관을 거쳐 흡수된 포도당을 글리코겐으로 변환해 저장해 두었다가 필요할 때 쓴다. 지방간은 간에 영양과 지방이 과하게 저장되면 간세포의 손상으로 치명적이다.

지방간은 비만, 음주 등이 원인이다. 혈액 검사나 간 초음파 검사로 가능하다. 초기에는 거의 증상이 없어 소홀할 수밖에 없다. 증상은 우측 복부와 옆구리가 뻐근하고, 피로, 소화불량, 식욕 저하, 황색이 아닌 대변을 본다.

평소에 간에 도움을 주는 녹황색 채소(쑥, 미나리, 돌나물, 민들레 등), 녹색이 있는 과일, 양파, 당근, 오이, 가지, 견과류, 콩 등을 먹는다.

🌿 **민들레 용도:** 식용(꽃차, 나물, 묵나물, 쌈, 김치, 부침개, 액상차, 환, 민들레 뿌리주) · 약용, **성미:** 차며 달고 쓰다, **독성:** 없다.

3~4월에 지상부 15g을 채취하여 쌈으로 먹거나 달여 하루 3회 식후에 복용한다.

🌿 **소나무 용도:** 식용(솔순차, 다식, 송편, 솔기떡, 버섯, 솔순주 외) · 약용, **성미:** 따뜻하며 쓰다, **독성:** 없다.

봄에 수십년 이상 된 소나무에서 솔잎 햇순을 채취하여 짓찧어 생즙을 음용한다.

🌿 **인진쑥+굼벵이 용도:** 식용 굼벵이(튀김) · 인진쑥(차, 나물, 부침개, 환, 액상차, 효소) · 약용, **성미:** 인진쑥(평온하며 쓰다) · 굼벵이(평온하며 담백하다), **독성:** 굼벵이 · 인진쑥에는 없다.

5~6월에 인진쑥 6~10g을 채취하여 강판에 갈아 생즙을 내서 공복에 음용하거나, 각종 약초를 달인 후 버린 곳에서 사는 굼벵이를 잡아 기름에 튀겨 먹거나 건조한 굼벵이를 가루내어 한 스푼씩 하루 3번 복용한다.

🌿 **에덕나무 용도:** 식용(야동피주) · 약용, **성미:** 평온하며 쓰고 떫다, **독성:** 있다.

봄~가을에 잎과 껍질 각 20g을 채취하여 하루 3번 복용한다.

06

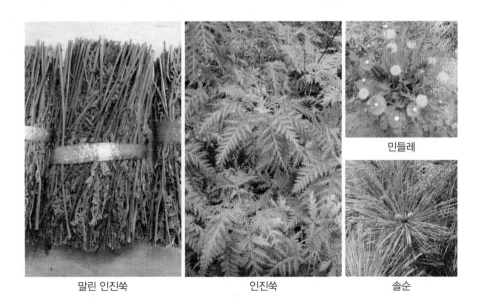

말린 인진쑥　　　　　　　인진쑥　　　　　　　솔순

민들레

"췌장에서 분비되는 인슐린은 체내 혈당 유지에 가장 중요한 소화액 및 호르몬!"

당뇨병은 췌장에서 분비하는 인슐린의 양이 부족하거나 작용이 부적절하여 포도당을 에너지원으로 이용하지 못하고 소변으로 나가는 상태이다.

신체의 췌장은 두 가지 기능을 한다. 첫째 소화를 담당한다. 둘째 호르몬을 분비하여 당 대사에 관여한다. 대사는 에너지 생성과 신체를 유지하기 위해 체내의 모든 세포에서 화학반응이 끊임없이 일어난다.

당뇨병은 의학적으로 약이 없다. 혈당을 관리하지 못하고 오래 내버려 두면 반드시 합병증이 온다. 신체는 한번 흡수된 것을 함부로 몸 밖으로 내보지 않는다. 오줌으로 당이 나가면 당뇨, 오줌으로 단백질이 나가면 단백뇨라 한다.

대개 당뇨 환자는 먹는 것을 좋아하고 건강한 사람에 비해서 당뇨 환자는 피가 걸쭉하다. 당뇨 환자에게 운동량을 늘리는 방법보다 좋은 것은 없다. 그리고 콩류와 잡곡밥(보리, 현미, 녹두, 귀리 등) 식습관과 피를 맑게 하는 채소, 산나물, 효모가 풍부한 된장, 청국장 등을 먹는다.

【 대표적인 당뇨 합병증 】

구분	특징	비고
눈	망막의 모세혈관이 막혀 망막변증으로 출혈이 생기고 심하면 떨어져나가 실명	실명
발	발에 상처가 나도 잘 낫지 않고, 궤양이 생기고, 상처를 통해 세균에 감염되면 발이 썩어 들어가고 뼈까지 감염으로 발을 절단	절단
신장	사구체 세포가 망가지면서 몸속의 독을 걸러내는 신장 기능 상실	상실
기타	오래 방치하면 뇌졸중, 부정맥, 호흡부전, 심근경색, 장기(臟器·위·대장·방광), 성 기능 장애, 사지 마비 등	합병증

🌿 **녹두** **용도:** 식용(차, 생즙, 밥, 녹두전, 부침개), **성미:** 서늘하며 차다, **독성:** 없다.
가을에 익은 녹두 10~20g을 달여 차(茶)처럼 음용한다.

🌿 **뽕나무+누에** **용도:** 식용 뽕나무(잎차, 나물, 묵나물, 장아찌, 액상차, 환, 상백피주) · 약용,
성미: 뽕나무(차며 달다) · 누에똥(평온하며 담백하다), **독성:** 뽕나무 · 누에똥에 없다.
연중 뽕나무 뽕잎 2~6g+뿌리껍질 2~6g을 채취하여 말린 후 가루를 내어 찹쌀과
배합하여 환으로 만들어 1회 30~40알을 식후 3회 복용한다. 두 번 잠을 자고 난
누에똥을 말린 후 가루낸 후 1회에 한 스푼씩 복용한다.

🌿 **해당화** **용도:** 식용(꽃차, 청, 액상차, 효소) · 약용, **성미:** 따뜻하며 달고 약간 쓰다, **독성:** 없다.
8~9월에 성숙한 열매 5~8g을 따서 달여 하루 3번 복용한다.

🌿 **닭의장풀** **용도:** 식용(차) · 약용, **성미:** 차며 달고 약간 시다, **독성:** 없다.
봄~여름에 온포기 10g 채취하여 말린 후 달여 하루 3회 복용한다.

🌿 **하늘타리** **용도:** 식용(차, 생식, 뿌리 녹말, 액상차, 환, 괄루근주) · 약용, **성미:** 서늘하며 달
고 쓰고 시다, **독성:** 없다.
10~11월에 뿌리 6~19g이나 씨 20g을 달여 하루 3번 공복에 복용한다.

06

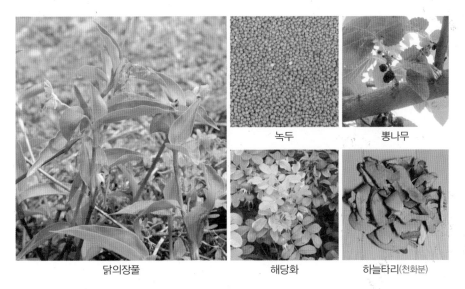

녹두

뽕나무

닭의장풀

해당화

하늘타리(천화분)

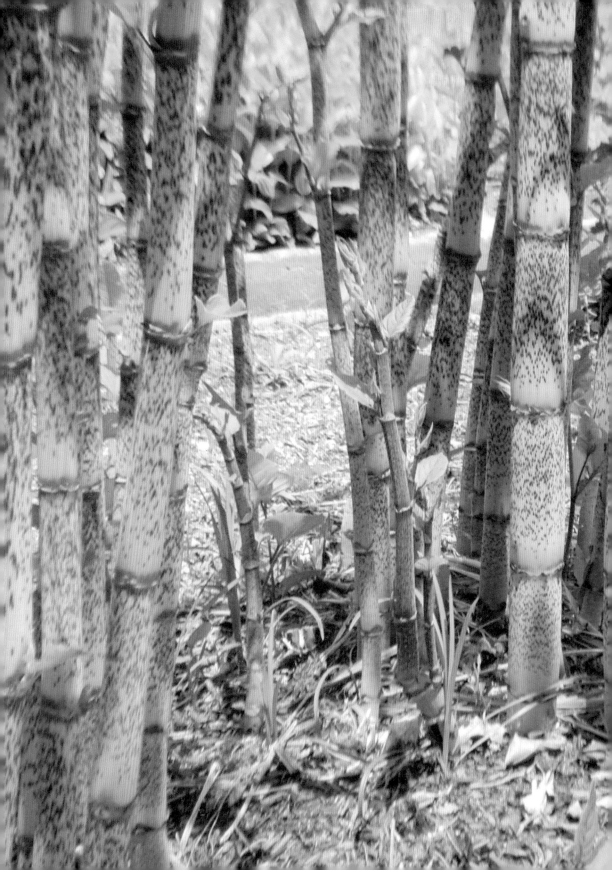

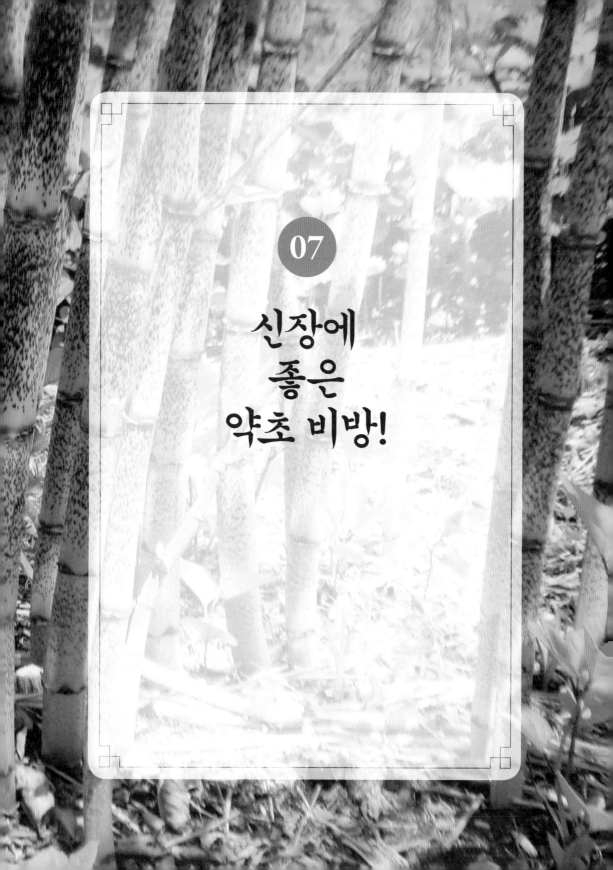

07

신장에
좋은
약초 비방!

이뇨
"이뇨(利尿)는 오줌을 잘 나오게 하는 것!"

인체의 신장은 세 부분 즉, 여과 장치인 "피질", 소변을 모으는 원추형관 "수질", 수질로부터 소변을 모아 요관으로 보내는 "신우"가 있다.

이뇨(利尿)는 소변불리 즉, 오줌을 잘 나오게 하는 것을 말한다. 소변은 약 95%가 물이다. 노폐물과 과다한 수분을 제거하여 체내의 화학적 균형을 유지한다. 요로계 장애는 매우 흔한 질병이다. 소변은 노폐물과 다른 물질들의 혼합으로 구성된다.

방광이 가득 차면, 방광 벽의 신경은 척수에 의해 신경을 보내는 데 이때 방광을 수축시켜 소변을 내보내라는 신호가 방광에 되돌아온다. 증상으로는 소변을 자주 보는 것, 소변이 새는 것, 혈뇨, 소변을 볼 때 또는 보고 난 후의 통증 등이 있다.

신장 질환 중 신부전(급성, 만성, 말기)이 있으면 소변량이 감소하고, 신증후군 즉 소변을 통해 단백질이 손실되면 소변량이 감소하고, 신장 결석이 통증을 동반한 빈뇨를 본다.

우리 몸은 거짓을 모른다. 건강할 때는 지나치고 이상이 있을 때는 신호에 따라 불편하다. 입부터 식도, 위, 십이지장, 소장, 대장, 직장, 항문까지 구멍으로 되어 있다. 이 중 한 곳만 막히거나 이상이 있으면 통증, 설사, 장염, 치질 외 치료를 하지 않으면 삶의 질이 떨어진다.

소변을 규칙적으로 볼 수 있는 사람은 건강하다. 잔뇨, 빈뇨, 통증 등이 있어 소변을 시원하게 보지 못하는 것은 방광과 요도에 장애가 있다는 증거다.

소변을 잘 보게 하는 약초 중에는 메꽃, 옥수수수염, 질경이, 수박, 자리공 등이 좋다.

🌿 **메꽃** **용도:** 식용(꽃차, 나물, 묵나물, 생즙, 효소) · 약용, **성미:** 따뜻하며 달다, **독성:** 없다.

여름에는 꽃 5~10g을 가을에는 땅속줄기 20~30g을 채취하여 달여 하루 3번 복용한다.

메꽃

🌿 **옥수수** **용도:** 식용(옥수수수염차, 옥수수 빵, 과자, 음료, 쪄서 먹는다) · 약용, **성미:** 따뜻하며 달다, **독성:** 없다.

7~9월에 옥수수 수염(암술대)을 채취하여 햇볕에 말린 후 달여 하루에 3번 음용한다. 백두산 한민족은 익은 옥수수를 따서 햇볕에 말린 후 가루내어 장떡을 만들 때 손으로 홈을 낸 후 가마솥에 찐 후 꺼내 홈에 꿀을 부어 먹는다.

🌿 **수박** **용도:** 식용(생식, 화채, 수박 주스, 차(씨)) · 약용, **성미:** 차며 달다, **독성:** 없다.

7~8월에 성숙한 수박을 따서 껍질을 깎아 내고 속만 잘게 썰어 거즈나 무명천에 싸서 끝을 잡고 비트러 짠 다음 즙(수박당)을 약한 불에 끓여 먹는다.

🌿 **질경이** **용도:** 식용(차, 나물, 묵나물, 무침, 국, 환, 효소, 질경이주) · 약용, **성미:** 차며 달고 짜다, **독성:** 없다.

6~7월에 온포기 10g을 채취해 씨 5g을 그늘에 말린 후 차(茶)로 달여 하루 3번 복용한다.

🌿 **패랭이꽃** **용도:** 식용(차, 나물, 서양(샐러드), 구맥주) · 약용, **성미:** 차며 쓰다, **독성:** 없다.

6~8월에 꽃 3~8g을 따서 달여 차(茶)로 음용한다.

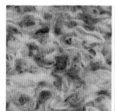

옥수수염

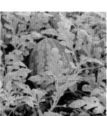

수박

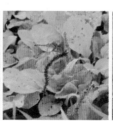

질경이

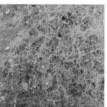

패랭이꽃

"신장염을 방치하면 큰 코 닥친다!"

인체의 신장은 두 개다. 하나의 신장으로도 건강을 유지할 수 있지만, 신장 질환은 즉시 치료하는 것이 중요하다. 혈액을 여과시키고 노폐물이나 독성이 있는 물질을 소변으로 배설하며, 소변의 양을 조절해 몸 안의 수분을 일정하게 유지시킨다.

소변을 잘 보는 것은 건강의 척도다. 건강을 유지하기 위해서는 노폐물을 여과하고 배설해야 한다. 신장은 혈액의 1/4을 받아들여 여과하며, 여과된 혈액은 하대정맥*을 통해 심장으로 되돌아온다.

신장에는 사구체가 있다. 백만 개 이상의 구멍은 혈액 내 분자 가운데 일부만을 모양과 크기에 따라 통과시키며 유해물질을 제거한다. 적혈구와 단백질은 사구체를 통과하지 못하고 세뇨관을 거쳐 혈류로 재흡수된다.

사구체신염의 신장 여과 기능을 효율적으로 하지 못하고 혈액 세포와 단백질도 사구체를 거쳐 소변으로 새어 나간다. 증상은 거품이 있는 탁한 소변을 보고, 신증후군은 소변량이 적은 거품뇨를 보고, 신장암은 통증을 동반한 빈뇨를 보고, 신부전은 신장 기능이 저하 되는 것을 말한다.

신장염을 방치하면 남자는 전립선염, 여자는 요실금으로부터 자유로울 수 없고, 몸이 자주 붓고, 소변에 이상이 생기고, 혈압이 높아진다.

신장염은 요도를 통해 세균 감염으로 매우 흔한 신장 질환의 하나로 특히 젊은이나 중년의 성인에 흔하다.

신장병의 예방과 치료에는 단백질을 줄이고 식이요법을 해야 한다. 평소 신장에 좋은 산수유 외 약초를 복용한다.

---

* 신체의 하체 부분에서 나온 피는 이 정맥을 거쳐 심장으로 간다.

자리공 용도: 식용(나물, 묵나물) · 약용, **성미:** 차며 쓰다, **독성:** 잎에는 없고, 열매와 뿌리에 있다.

가을~이듬해 봄까지 뿌리 4~6g을 캐서 달여 하루에 3번 공복에 복용한다. 뿌리를 쌀뜨물에 담갔다가 칼로 벗긴 후 햇볕에 말려 쓴다.

가지 용도: 식용(생식, 무침, 환채) · 약용, **성미:** 차며 달고 맵다, **독성:** 없다.

10월에 익은 열매 20~30g을 따서 햇볕에 말린 가지를 달여 하루 3번 복용한다.

질경이 용도: 식용(차, 나물, 묵나물, 무침, 국, 액상차, 환, 효소, 질경이주) · 약용, **성미:** 차며 달고 짜다, **독성:** 없다.

6~7월에 온포기 10g을 채취하여 씨 5g을 그늘에 말린 후 차(茶)로 달여 하루에 3번 복용한다.

옥수수 용도: 식용(옥수수수염차, 빵, 과자, 쪄서 먹는다) · 약용, **성미:** 따뜻하며 달다, **독성:** 없다.

7~9월에 옥수수 수염(암술대)을 채취해 햇볕에 말린 후 달여 하루에 3번 음용한다.

07

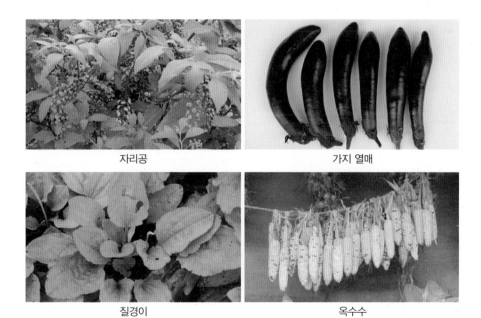

자리공

가지 열매

질경이

옥수수

방광염
"방광염은 방광과 요로계 장애는 흔한 질병?"

비뇨기계(요로계)는 혈액에서 노폐물을 소변으로 배설하는 여과 기능이다. 신장과 방광, 요관으로 구성되어 있다. 신장은 방광에 연결되고 요도는 약 25~30cm의 좁은 근육의 관이고, 방광은 골반에 위치한 속이 빈 근육 조직으로 요도를 거쳐 소변의 배출을 조절하는 요도 괄약근으로 둘러싸여 있다.

방광과 요도 질환은 성인에게 흔한 질병이다. 증상은 소변을 자주 보고, 소변을 볼 때 또는 보고 난 후 통증이 있고, 소변이 새고, 혈뇨 등이 있다. 현재 인체의 건강 잣대 한 방법으로 소변을 볼 때 세기로 알 수 있다.

전립선증(前立腺症)이나 요실금증(尿失禁症)은 노인들에게 흔하다. 여성의 요도는 길이가 겨우 2.5~5cm 불과해 세균이 외부로부터 도달하기가 쉽다.

신장(콩팥)이 걸러낸 노폐물을 2개의 가느다란 수뇨관(輸尿管)을 통해 찔끔찔끔 부어 넣는다. 방광의 용량은 사람에 따라 다르다.

소변 횟수는 여러 가지 요인에 따라 다르며 근심, 걱정, 두려움은 혈압을 올라가게 하고, 정신적인 스트레스가 콩팥의 활동과 오줌 생산을 촉진한다.

【 방광과 요도 질환 기초상식 】

구분	특징	비고
방광염	방광의 세균성 염증, 소변을 볼 때 아픔	여성에 흔함
요실금	방광에 대한 수의적 조절의 상실, 긴장성 요실금은 운동 · 기침 · 재채기 시 불수의적(不隨意的)	여성
요저류	소변을 볼 때 방광을 완전히 비우지 못함	남성에 흔함
방광결석	방광 내에 침전물로 형성된 덩어리	45세 이상
방광종양	방광 상피에서 생기는 암의 성장	흡연 원인
요도 협착	요도 부분이 비정상적으로 좁아진 상태	남성 발생

🌿 **미역취** 용도: 식용(꽃차, 나물, 묵나물, 무침, 부침개, 효소) · 약용, **성미:** 서늘하며 맵고 쓰다, **독성:** 없다.

봄 개화기에 씨 15g을 채취하여 햇볕에 말린 후 달여 하루 3회 공복에 복용한다.

🌿 **댑싸리** 용도: 식용(차, 나물) · 약용, **성미:** 차며 달고 쓰다, **독성:** 없다.

11월에 씨 4~8g을 채취하여 달여 하루 3회 공복에 복용한다.

🌿 **으름덩굴** 용도: 식용(꽃차, 나물, 생식, 기름, 환, 효소, 으름주) · 약용, **성미:** 평온하며 쓰다, **독성:** 없다.

가을~이듬해 봄까지 열매 또는 줄기 각 7~15g을 채취하여 햇볕에 말린 후 달여 하루에 3회 공복에 복용한다.

🌿 **청미래덩굴** 용도: 식용(잎차, 망개떡, 나물, 무침, 토복령주) · 약용, **성미:** 평온하며 달다, **독성:** 없다.

가을~이듬해 봄까지 뿌리(토복령) 20g을 캐서 햇볕에 말린 후 달여 하루에 3회 공복에 복용한다.

🌿 **마디풀** 용도: 식용(차, 생즙, 나물) · 약용, **성미:** 평온하며 쓰다, **독성:** 없다.

개화기 전에 온포기 6~9g을 채취하여 햇볕에 말린 후 달여 하루 3회 공복에 복용한다.

07

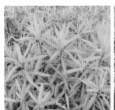
미역취

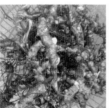
토복령

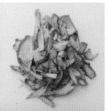
목통

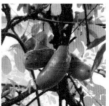
으름덩굴

부종

"부종은 체내의 조직액이 부분적으로 붓는 상태!"

몸이 붓는 부종은 체내의 조직액이 부분적으로 붓는 상태다. 피부, 피하조직, 세포조직, 갑상선 등 여러 가지 작용이 혼합되어 일어난다. 현성부종(顯性浮腫)은 눈으로 보아 붓는 것을 알 수 있는 것과 잠재성 부종이 있다. 특히 급성 신장염은 눈꺼풀에 비교적 잘 나타난다.

몸 일부분이 붓는 부종(浮腫)이 나타나는 병으로는 신장병, 심장병, 간장병, 내분비 이상 등이 있다. 급성 심부전은 심장이 효율적으로 펌프 기능을 할 수 있는 능력이 떨어졌을 때로 병원에서 치료해야 하는 응급 상황이다.

부종은 피부 밑 피하조직에 물이 괴는 상태이다. 며칠 사이에 체중이 불어나기도 한다. 부종이 있으면 오줌을 내보내기 어렵다. 여성에게 흔한 부종은 임신 부종, 갑상선 기능 저하증, 월경 전 부종, 임파선 부종 등이 있다.

부종에는 이뇨제를 복용하면 쉽게 해결된다. 민간의약에서는 나트륨의 섭취를 줄이고, 신장에 좋은 산수유, 옥수수수염, 수박 등 약초를 복용한다.

【 부종 기초 상식 】

구분	특징	비고
신장성 부종	신장염, 신우신염에 의한 눈 부분이 붓는 증상	
심장성 부종	심장에 의한 아침에 붓고 활동이 사라지는 증상	
내분비 부종	갑상선기능 저하로 인한 증상	월경, 폐경시
영양장애성 부종	영양 실조, 단백질 결핍에 의한 증상	
악액질성 부종	당뇨병, 악성 종양, 빈혈, 백혈병에 의한 증상	
혈관운동성 부종	안면에 나타나는 일시적인 증상	
간장성 부종	간장으로 인한 증상	
극한성 부종	정맥에 의한 증상	

🌿 **옥수수** **용도:** 식용(옥수수염차, 과자, 옥수수 빵, 떡, 쪄서 먹는다) · 약용, **성미:** 따뜻하며 달다, **독성:** 없다.

7~9월에 옥수수수염(암술대)을 채취하여 햇볕에 말린 후 달여 하루에 3번 음용한다.

🌿 **수박** **용도:** 식용(생식, 화채, 수박 주스, 차(씨)) · 약용, **성미:** 차며 달다, **독성:** 없다.

7~8월에 성숙한 수박을 따서 씨 8g을 물에 달여서 마신다.

🌿 **오이** **용도:** 식용(생식, 생즙, 장아찌, 오이 소박, 오이 김치) · 약용, **성미:** 열매는 약간 달고 꼭지는 쓰다, **독성:** 없다.

6~7월에 익은 열매 또는 연중 온상에서 익은 열매를 따서 강판에 갈아 생즙을 내어 마신다.

🌿 **팥** **용도:** 식용(즙, 팥죽, 팥밥, 팥떡, 재료(빵, 과자), 팥주) · 약용, **성미:** 평온하며 달고 약간 시다, **독성:** 없다.

9~10월에 익은 열매 30~45g을 따서 생즙을 내서 하루에 3번 음용한다.

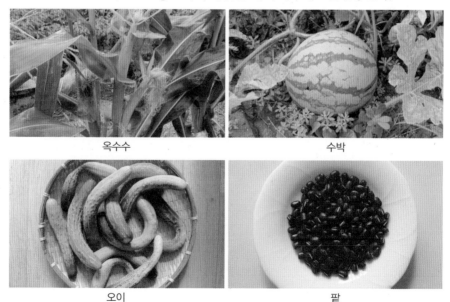

옥수수   수박

오이   팥

"이명은 외부의 자극이 없이 귀에서 소리가 나는 상태!"

이명(耳鳴)은 소리를 듣는 귓속 와우(蝸牛·귀 속의 달팽이 관) 신경계가 장해를 받아 매미나 쇳소리 같은 팽하는 소리가 수면을 방해하여 건강에 영향을 미치고 삶의 질을 떨어뜨린다. 인체의 신장과 심장의 기능이 저하되었을 때 귀에서 소리가 들린다.

소리를 견디지 못할 정도의 과도한 소음은 귀의 내이(內耳) 손상을 유발하여 난청이 될 수 있으므로 가능한 큰 소음에 노출되는 것을 피하는 게 좋다. 직업상 소음이 심할 때는 귀마개를 써서 예방해야 한다. 음악을 크게 듣거나 이어폰을 장시간 꼽고 듣는 것을 자제하여 귀를 보호하는 습관을 갖는다.

귓속에서 들리는 소리는 두 가지가 있다. 하나는 신장의 기능이 저하되었을 때는 매미 소리가 나고, 다른 하나는 심장의 기능이 저하되었을 때는 쇳소리가 나며 현기증을 동반하는 수도 있다. 때로는 나이를 든 노년층에서는 평형 기능을 상실할 수도 있고, 귀의 암의 원인이 될 수도 있다.

살아 있다는 증표라 할 귀울림은 60세 이후 10명 중 3명 정도가 이명이 생기며, 나이가 노화가 진행되면서 흔한 병이다.

이명을 예방하고 치유할 때는 인체의 신장(큰 집)과 간(작은 집)이 제 기능을 할 수 있도록 산수유 등이 좋다.

【 귀울림 구분 】

구분	특징	비고
자각적인 귀울림	매미 소리, 쇳소리 등	난청, 현기증
다각적인 귀울림	윙윙, 똑똑, 찰랑찰랑, 불불, 바스락바스락, 벌걱벌걱 등	귀 부근의 근육 또는 이관(耳管)으로부터 울려 나온다.

🌿 **산수유** **용도:** 식용(차(꽃, 열매), 효소, 산수유주) · 약용, **성미:** 약간 따뜻하며 시고 떫다, **독성:** 없다.

10~11월에 익은 산수유 열매 50g을 따서 용기에 넣고 소주를 부어 3개월 후에 마신다.

🌿 **호두나무** **용도:** 식용(생식, 기름(호두유), 호두알 돌솥밥, 고명, 신선로, 재료(과자, 빵, 엿)) · 약용, **성미:** 따뜻하며 달다, **독성:** 없다.

10월에 익은 열매 10~15개를 따서 껍질을 벗긴 후 속 알갱이 달인 물을 음용한다.

🌿 **검은콩+다시마** **용도:** 식용 서리태(서리태밥, 서리태 물(콩국수), 콩자반) 다시마(국, 무침) · 약용, **성미:** 서리태(차갑다) · 다시마(차며 짜다), **독성:** 검은콩 · 다시마에 없다.

서리태는 꽃이 피고 60~70일 후 콩잎이 누렇게 변해 잎이 떨어질 때 꼬투리와 서리태가 분리되어 흔들었을 때 달그락 소리가 나면 수확하여 달인 물을 음용한다.

🌿 **밤나무** **용도:** 식용(생식, 밤묵, 고명, 신선로) · 약용, **성미:** 따뜻하며 달다, **독성:** 없다.

9~10월에 익은 밤을 따서 가시로 덮힌 껍질을 벗긴 알밤 15g을 진하게 달인 물을 하루에 3번 음용한다.

07

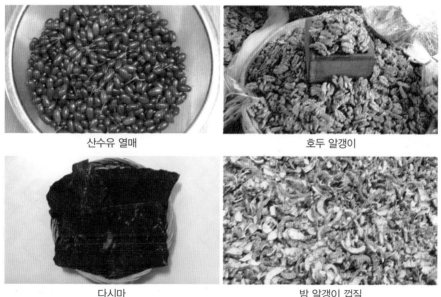

| 산수유 열매 | 호두 알갱이 |
| 다시마 | 밤 알갱이 껍질 |

전립선 질환
"전립선염은 삶의 질에 영향을 미친다!"

신장 질환은 방광에서 몸 밖으로 통하는 길이라 할 수 있는 요로 장애는 매우 흔한 병으로 증상은 소변을 자주 보며, 새기도 하고, 소변을 본 후 통증이 있고, 잔뇨감이 남는다.

전립선은 요도(尿道)의 윗부분을 감싸고 있고, 방광 아래에 직장의 바로 앞에 있다. 전립선은 밤 크기 정도의 단단하고 둥근 기관이다. 나이가 들면서 점점 커져 전립선비대증이 발생하여 방광과 요로에 불안정을 일으켜 다양한 오줌누기장애를 유발한다.

전립선비대증을 치료하지 않고 그대로 버려두면 방광 속 소변 정체로 방광염이나 요로감염, 방광결석이 생길 위험이 크다. 요폐(尿閉)가 심해 소변을 보지 못해 소변 줄을 끼워야 하는 일도 있다.

전립선염은 감염으로 인해 생길 수 있고, 전립선비대증은 전립선의 비대이고, 방광 내에서 다양한 크기의 덩어리가 형성되는 방광결석도 있다.

전립선비대증은 40대 이후부터 서서히 진행돼 70세 이상에 이르러선 대부분 남성에게 나타난다. 전립선염은 삶의 질에 직접 영향을 미치는 질병인 만큼 초기에 치료해야 한다.

【 전립선 질환 기초 상식 】

구분	특징	비고
전립선염	요로에서 전립선 염증이며 감염으로 인해 빈뇨, 배뇨통이 생김	급성, 만성
전립선 비대증	악성이 아닌 전립선의 비대로 소변 줄기가 가늘고 마지막에 소변이 떨어짐	50대 이후
전립선암	전립선의 조직에 생긴 암	65세 이후

*�🌿 **스트렛치환** 용도: 약용, 성미: 약재마다 다르다, 독성: 없다.

숙지황 29.65mg+산수유 14.8mg+산약 14.8mg+택사 11.1mg+복령 11.1mg+목단피 11.1mg+계지(생규) 3.7mg+정제부자 3.7mg+첨가제(유당) 및 수화물(소 우유)를 찹쌀과 배합해 환을 만들어 하루 3번 식전에 20알을 먹는다. 참고로 약국에서 구입할 수 있음(한풍제약)

*�🌿 **산수유** 용도: 식용(차(꽃, 열매), 효소, 산수유주) · 약용, 성미: 약간 따뜻하며 시고 떫다. 독성: 없다.

10~11월에 익은 산수유 열매 20g을 따서 씨를 빼고 햇볕에 말린 후 차(茶)로 음용한다.

*✏️ **메꽃** 용도: 식용(꽃차, 생즙, 나물, 효소) · 약용, 성미: 따뜻하며 달다. 독성: 없다.

봄~여름에 뿌리 10g을 캐서 달여 하루 3번 복용한다.

*✏️ **호장근** 용도: 식용(새순차, 나물, 효소, 호장근주) · 약용, 성미: 평온하며 쓰다. 독성: 없다.

가을~이듬해 봄까지 뿌리 8~15g을 캐서 달여 하루에 3번 복용한다.

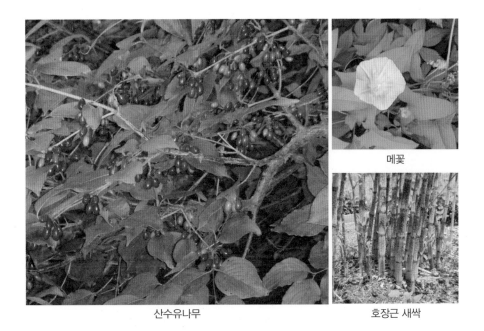

산수유나무

메꽃

호장근 새싹

요실금
"요실금은 방광에 대한 수의적 조절의 소실된 상태!"

성인 여성에게 흔한 요실금은 자발적으로 소변 조절을 상실한 상태를 말한다. 건강한 여성은 방광 벽 근육은 방광에 소변이 차면 밖으로 소변을 배출할 수 있도록 개폐를 조절할 수 있다.

요실금은 임신 중이나, 임신 후, 골반 부위 수술 후, 에스트로젠 농도 저하로 골반 근육이 느슨해지는 폐경기, 고령에서 많이 발생한다.

요실금은 조절하는 근육과 신경의 이상으로 유발되고 치매나 뇌졸중을 동반된다. 노년에게 많은 긴장성 요실금은 요도와 골반 근육의 약화로 지지하지 못한다. 주로 운동, 기침, 재채기 시 불수의적인 소변 유출되는 질환으로 소변 횟수, 소변이 새는 시기로 진단한다. 절박성 요실금은 갑작스럽게 요의를 느낀 후 불수의적으로 소변을 배출하는 경우가 반복되는 질환으로 방광 벽 근육의 흥분성에 기인한다. 방광결석이 원인이 될 수 있으며 이외 불안 장애, 뇌졸중, 다발성 경화증, 척수 손상 같은 신경계 질환이 있다.

요실금 예방과 치유에는 소변을 보다가 도중에 멈추는 것을 상상하며, 골반 근육을 강화해주는 항문을 조였다 펴는 것을 반복한다.

【 요실금 유형 】

구분	특징	비고
긴장성 유형	가장 흔한 유형으로 불수의적(조절 불가)으로 소량의 소변이 나오는 것.	
절박성 유형	소변을 예측하지 못한 상태서 요의를 느끼는 것.	
일류성 유형	방광 근육이 약해 소변이 가끔씩 흐르는 것.	요도 협착, 결석
전체성 유형	치매나 척수 손상으로 소변 조절 기능을 상실.	

✐ **스트렛치환** **용도:** 약용, **성미:** 약재마다 다르다. **독성:** 없다.

숙지황 29.65mg+산수유 14.8mg+산약 14.8mg+택사 11.1mg+복령 11.1mg+목단피 11.1mg+계지(생규) 3.7mg+정제부자 3.7mg+첨가제(유당) 및 수화물(소 우유)를 찹쌀과 배합해 환을 만들어 하루 3번 식전에 20알을 먹는다. 참고로 약국에서 구입할 수 있음(한풍제약)

✐ **질경이** **용도:** 식용(차, 나물, 국, 무침, 부침개, 효소) · 약용, **성미:** 차며 달고 짜다, **독성:** 없다.
6~9월에 전초 20g을 채취하여 물에 달여 하루 3번 복용한다.

✐ **산수유** **용도:** 식용(차(꽃, 열매), 효소, 산수유주) · 약용, **성미:** 약간 따뜻하며 시고 떫다, **독성:** 없다.
10~11월에 익은 산수유 열매 20g을 따서 씨를 빼고 햇볕에 말린 후 따뜻한 물에 우려낸 후 음용한다.

✐ **메꽃** **용도:** 식용(꽃차, 생즙, 나물, 묵나물, 효소) · 약용, **성미:** 따뜻하며 달다, **독성:** 없다.
봄~여름에 온포기(지상부) 10g을 채취하여 달여 하루 3번 복용한다.

✐ **작약** **용도:** 식용(꽃차, 작약 뿌리주) · 약용, **성미:** 서늘하며 쓰고 시고 달다, **독성:** 없다.
가을~이듬해 봄까지 뿌리 20g을 캐서 용기에 넣고 소주를 붓고 3개월 후 마신다.

07

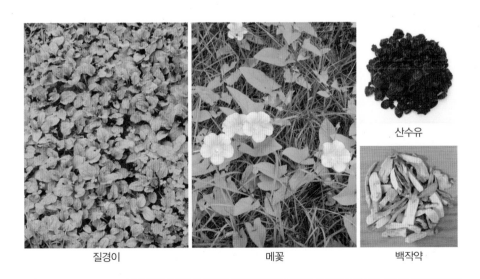

질경이   메꽃

산수유

백작약

"야뇨증은 잠자는 동안에 발생하는 불수의적 배뇨, 오줌소태는 소변이 찔끔찔끔 나오는 증상!"

신장 질환인 야뇨증이 있는 아이들은 패드와 부저시스템을 통하여 지속하는 것을 극복할 수 있다. 대개 아이들은 정상적으로 3~6세 사이에 저녁에 이불을 적시는 일이 멈춘다. 만약 6세 이후에 야뇨증이 나타나거나 소변을 가린 뒤 6개월 후에 다시 나타나기 시작한다면 문제가 될 수 있다.

자율 신경계에서 방광의 기능을 조절하는 부분이 늦게 발달할 때에는 시간이 걸릴 수 있다. 어린이가 잠자리 들기 전에 규칙적으로 화장실에 갈 수 있도록 부모가 습관을 기른다.

야뇨증(오줌싸개)는 어린이에게만 있는 것으로 생각되나 성인이 된 후에도 무의식중에 나오는 일이 있다. 야뇨증은 포경, 간질, 선천성 요도 협착증, 방광 요도 결석, 신장염 등이 원인일 수도 있다.

인체의 장기 중에서 신장은 낮에는 완전가동하고 밤에 잘 때는 1/3만 가동되어야 한다.

밤에 숙면하지 못하고 소변을 자주 보는 것은 신장이 쉬지 못하고 완전가동하기 때문에 다음날 피곤하고 삶의 질이 떨어진다.

낮에는 교감신경이 활동할 때는 몸속의 기(氣)를 쓴다. 그러나 밤에 잘 때는 부교감 신경이 활동하며 낮에 소모된 기(氣)를 충전해 주고 미생물의 활동을 도와 면역력을 강화하는 시간이다. 잠을 자지 못하고 밤새 화장실을 다니며 소변을 보는 야뇨증은 건강에 해롭다. 잠들기 전에 물을 마시지 말고, 저녁에 커피를 안 마시는 게 좋다.

【 야뇨증 】

🌿 **산수유+계피(육계)** **용도:** 실용 산수유(차(꽃, 열매), 효소, 산수유주) · 육계(차) · 약용, **성미:** 산수유(약간 따뜻하며 시고 떫다) · 계피(육계 · 달고 시다), **독성:** 산수유 씨에는 있고, 계피(육계)에는 없다.

가을에 성숙한 산수유 열매 10g+계피(육계) 4g을 달여 하루 3번 복용한다.

산수유 열매

🌿 **감나무** **용도:** 실용(차(꽃, 잎), 생식, 다식, 곶감, 송편, 장아찌, 감식초) · 약용, **성미:** 평온하며 씁쓸하고 떫다, **독성:** 없다.

가을에 성숙한 감을 따서 감꼭지 10개를 달여 하루에 3번 음용한다.

🌿 **뱀무** **용도:** 실용(꽃차, 생즙, 나물, 효소) · 약용, **성미:** 평온하며 달고 맵다, **독성:** 없다.
봄에 잎 10g을 채취하여 그늘에 말린 후 달여 하루 3번 식사 전에 복용한다.

【 오줌소태 】

🌿 **질경이** **용도:** 실용(차, 나물, 묵나물, 국, 무침, 효소) · 약용, **성미:** 차며 달고 짜다, **독성:** 없다.
6~9월에 전초 20g을 채취하여 물에 달여 하루 3번 복용한다.

🌿 **옥수수** **용도:** 실용(옥수수수염차, 빵, 과자, 쪄서 먹는다) · 약용, **성미:** 따뜻하며 달다, **독성:** 없다.
7~9월에 옥수수 수염(암술대)을 채취하여 햇볕에 말린 후 달여 하루 3번 음용한다.

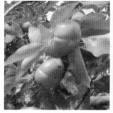
감나무

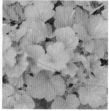
뱀무

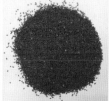
질경이(차전자)

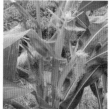
옥수수수염

"신부전증은 두개의 신장이 정상적 기능을 상실한 상태!"

신장에 혈액 공급이 감소하면 기능이 저하된다. 신(腎)부전은 양쪽 신장의 정상적인 기능을 상실한 것으로 사구체에서 노폐물과 여분의 수분이 몸에 축적되어, 혈액의 화학적 균형이 파괴된다. 급성 신부전을 신속하게 치료하지 않으면 만성 신부전으로 진행되고 말기 신부전까지 이어질 수 있다.

심(心)부전은 발 쪽에 부종이 생기고, 신(腎) 부전은 얼굴에 부종이 생긴다. 신부전은 약물, 독성 화합물 등에 의한 사구체 신염 등이 원인이 되어 발생할 수 있다. 급성 신부전증을 치료를 하지 않으면 치명적일 수도 있다.

혈액 투석은 투석기로 혈액이 순환하여 기계에 설치된 여과기를 통해 이루어진다. 장기적인 투석은 합병증을 일으킨다는 것을 알아야 한다. 신부전(급성, 만성, 말기)은 신장 투석*을 해야 할 수도 있다.

신장 이식을 받은 사람은 신장의 거부 반응을 억제하기 위한 면역 억제제를 평생 복용해야 한다.

【 신부전증 기초 상식 】

구분	특징	비고
급성 신부전	양측 신장의 기능이 급격한 저하로 소변량 감소	약물
만성 신부전	양측 신장의 기능이 60% 서서히 저하될 때부터 진행되어 야뇨증, 투석, 이식 등 선대체 요법 필요	사구체 신염, 당뇨병
말기 신부전	양측 신장의 기능이 90% 이상 영구적으로 비가역적인 기능 손상으로 생명을 위협할 수 있어 투석, 이식 필요함	합병증 유발

* 신장 투석은 과다한 수분과 노폐물을 혈액으로부터 제거함이다. 급성 신부전은 일시적이고, 말기 신부전은 장기적으로 해야 한다.

🌿 **수박** **용도:** 식용(생식, 화채, 차(씨)) · 약용, **성미:** 차며 달다, **독성:** 없다.

7~8월에 성숙한 수박을 따서 씨 8g을 달여 차(茶)처럼 마시거나 수박껍질을 잘게 잘라 믹서기에 갈아 즙으로 먹는다.

🌿 **옥수수** **용도:** 식용(옥수수수염차, 빵, 과자, 쪄서 먹는다) · 약용, **성미:** 따뜻하며 달다, **독성:** 없다.

7~9월에 옥수수 수염(암술대)을 채취하여 햇볕에 말린 후 달여 하루 3번 음용한다.

🌿 **자리공** **용도:** 식용(나물, 묵나물) · 약용, **성미:** 차며 쓰다, **독성:** 잎에는 없고 열매와 뿌리에 있다.

가을~이듬해 봄까지 뿌리 4~6g을 캐서 달여 하루에 3번 공복에 복용한다. 뿌리를 쌀뜨물에 담갔다가 칼로 벗긴 후 햇볕에 말려 쓴다.

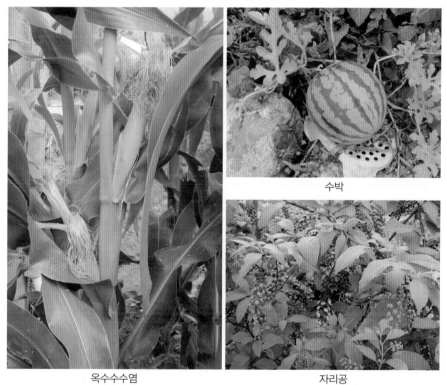

옥수수수염

수박

자리공

성인 남성의 정력 & 음위증
"강한 몸을 유지하고 싶거든 하체를 강화하는 운동이나 산을 다녀라!"

남자는 사춘기 16~20세에 성적(性的)으로 최고조에 달한다. 사춘기가 되면 두 개의 고환에서 하루에 1억2천5 백만여 개의 정자가 생산된다. 남성 생식 기관은 정자 생산과 사춘기 성징(性徵)의 발달에 필요한 남성 호르몬인 테스트테론을 평생 생산한다.

중국 고전(古典) 〈선경(仙境)〉에서 "남성이 사정을 억제하는 비법으로 상대방에게 정기를 주어도 정액은 방출되지 않고 다시 체내로 돌아와 뇌 속으로 환원된다."라고 했고, 중국 고서(古書) 명나라 때 〈삼재도회(三才圖會)〉에서 "숫양한 마리가 삼지구엽초를 먹고 암양 100마리와 교배했다"라고 기록돼 있다.

정력(스태미너) 강화에는 스트레스를 줄이고, 하루에 10분 정도 조발(鳥足) 또는 발 뒤 굽지를 들고 걷는 훈련, 매일 한 번 이상 성기(性器)를 찬물로 씻고, 산을 자주 다니고 하체를 단련하면 가능하다.

정력을 강화하고자 할 때는 늦가을에 가시오갈피 열매를 따서 채반에 펴처 놓고 물을 뿌려 씻고 이물 질을 제거한 후 물기가 빠지면 용기에 넣고 소주(19도)를 부어 밀봉하여 1개월 지난 후부터 하루에 한두 번 머그잔으로 한 잔 정도 마신다.

약초 중에서 삼지구엽초 주(음양곽), 구기자 주, 가시오가피 주, 야관문 주, 산수유 주를 음용하고, 검은색인 검정깨와 검은콩을 먹고 하수오(적하수오, 백하수오) 덩이뿌리를 환으로 먹는다.

🌿 **삼지구엽초** **용도:** 식용(꽃차, 나물, 부각, 환, 효소, 선령비주) · 약용, **성미:** 따뜻하며 맵고 달다, **독성:** 없다.

여름~가을에 온포기 4~8g을 채취하고 달여 하루 3번 복용한다.

🌿 **야관문(비수리)** **용도:** 식용(차, 환, 식초, 효소, 야관문주) · 약용, **성미:** 서늘하며 맵고 쓰다, **독성:** 없다.
개화기 8~9월에 온포기 · 뿌리 8~15g을 채취하여 달여 하루 3번 복용한다.

🌿 **하수오** **용도:** 식용(잎차, 육수, 하수오주) · 약용, **성미:** 평온하고 따뜻하며 쓰고 달다, **독성:** 적하수오에는 소량 있다.

가을~이듬해 봄까지 덩이뿌리를 캐서 잘게 썰어 햇볕에 말린 후 찹쌀과 배합하여 환을 만들어 30~50알을 하루에 3번 먹는다. 용기에 덩이뿌리를 넣고 소주를 붓고 3개월후에 마신다.

🌿 **오갈피** **용도:** 식용(차, 나물, 쌈, 육수, 오가피 된장, 장아찌, 효소, 오갈피주) · 약용, **성미:** 따뜻하며 맵다, **독성:** 없다.

여름~가을에 나무껍질 또는 뿌리 5~8g을 채취하여 달여 하루 3번 복용한다. 봄에 나는 새싹은 쌈이나 나물로 먹고, 가을에 까맣게 익은 열매는 효소아 술로 달가 먹는다.

🌿 **마늘** **용도:** 식용(생식, 생즙, 양념, 장아찌, 마늘주) · 약용, **성미:** 따뜻하며 맵다, **독성:** 없다.

잎이 고사하는 6~7월에 생마늘을 30g을 캐서 용기에 넣고 간장에 소량의 식초를 넣고 60일 후에 장아찌로 먹는다. 식사를 할 때마다 생마늘을 1개씩을 된장에 찍어 먹는다.

마늘 효소

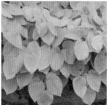
삼지구엽초

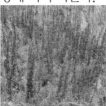
비수리(야관문)

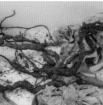
백하수오

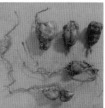
적하수오

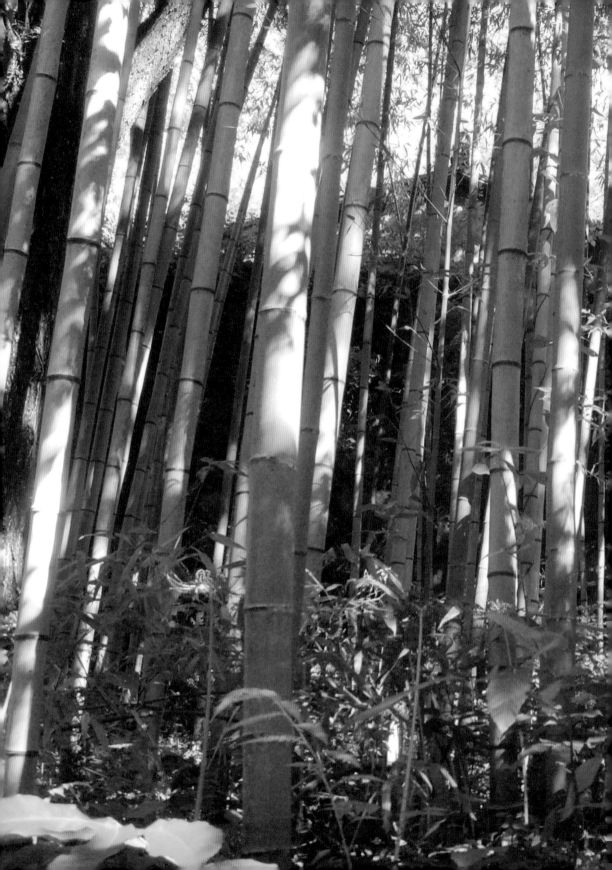

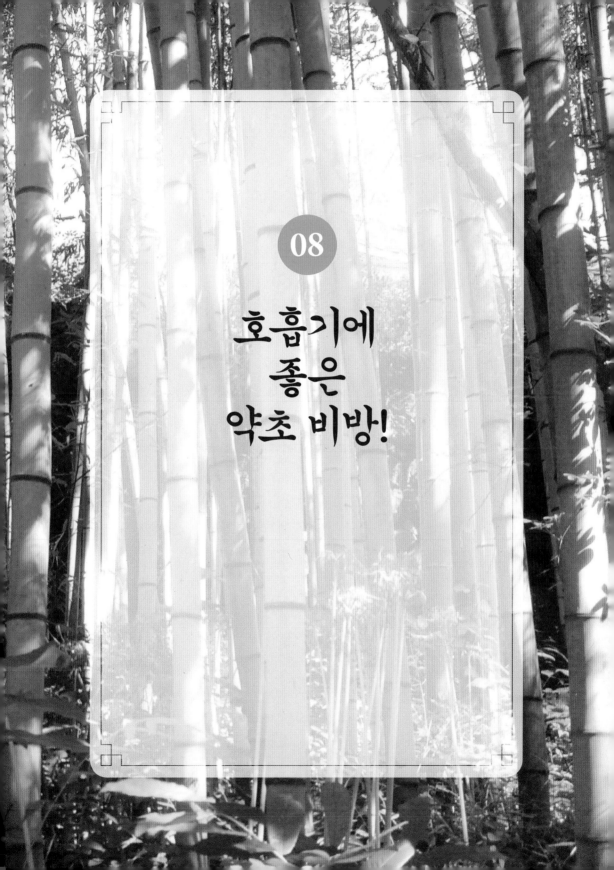

08

호흡기에
좋은
약초 비방!

"인체의 폐는 산소와 이산화탄소가 교환하는 곳!"

호흡기계는 순환기와 함께 세포가 생존하려면 지속해서 산소가 폐로 공급되어야 하고 노폐물인 이산화탄소를 거둬들여 다시 배출해야 한다.

폐는 표면적이 넓어 체표 면적의 40배가 되고, 모든 혈액이 1분에 한 번씩 폐를 통과한다. 폐는 산소와 이산화탄소가 교환하는 곳으로 몸 오른쪽 있는 폐를 우폐(상엽, 중엽, 하 엽), 왼쪽 폐를 좌폐(상엽, 하엽)로 나뉜다. 폐는 여러 단계로 가지를 쳐서 기관지지(氣管支枝), 세 기관지 등으로 차츰 가늘어지고 그 끝에는 폐포(肺胞)라고 하는 얇은 주머니들이 벽에 있다.

신체는 다른 부위의 압력이 흉강보다 높으므로 정맥 혈액이 심장으로 유입된다. 근육은 우리가 움직일 때 수축과 이완을 하는데 그동안 근육 내에 있는 정맥을 수축시켜 혈액을 심장으로 되돌려 보낸다. 한 방향으로 열리는 정맥 판막이 역류를 막아준다.

공기 속에는 세균 따위의 병원체를 비롯하여 눈에 보이지 않는 미세먼지 등 오염물 질이 많다. 이 오염물질을 걸러내고 제거하고 깨끗한 공기로 하는 에어 클리닝 기능이 기도에 갖추어져 있다.

사람은 숨을 쉴 때 미세먼지, 환경오염 물질은 물론 각가지 박테리아와 바이러스를 마신다. 이러한 균들은 코와 목에서 분비되는 라이소자임이라는 강력한 살균물질에 의해 죽지만 면역력이 약하면 몸속으로 유입돼 병을 유발한다.

기관지염을 예방하고 치유를 하기 위해서는 금연, 실내의 가스레인지를 켤 때 미세먼지가 나오기 때문에 환기하는 게 좋다. 폐를 맑게 하는 숲 산책하고, 폐에 좋은 도라지, 더덕, 배, 무, 마가목 등을 먹는다.

🌿 **도라지+감초** **용도:** 실용 도라지(꽃차, 나물, 생식, 무침, 장아찌, 액상차, 환, 효소, 도리 뿌리주) · 감초 (감미료) · 약용(중화제, 해독제, 첨가제), **성미:** 도라지(평온하며 맵고 쓰다) · 감초(평온하며 달다), **독성:** 없다.

1회 사용량은 가을~봄까지 뿌리 10g에 가을에 감초 뿌리 2g을 달여 하루 3번 공복에 복용한다.

🌿 **늙은 호박+은행+생강+꿀** **용도:** 실용 늙은 호박(생즙, 떡, 호박 고지, 김치, 액상차, 효 소) · 은행(볶은 후 생식, 고명, 효소) · 생강(차, 양념, 장아찌 김치, 편강) · 꿀(음용, 요리) · 약용, **성미:** 늙은 호박(따뜻하며 달다) · 은행(평온하며 달고 쓰고 떫다) · 생강(따뜻하며 맵다) · 꿀(따뜻하며 달다), **독성:** 각 늙은 호박 · 은행 · 생강 · 꿀에 없다.

1회 사용량은 7~10월에 호박 속을 모두 긁어낸 후 빈 속에 생강+은행+꿀을 넣고 두 번 중탕하여 하루에 3번 복용한다.

🌿 **오동나무+감초** **용도:** 실용 오동나무(오동나무 열매주) · 감초(감미료) · 약용(중화제, 해독 제, 첨가제), **성미:** 오동나무(차며 쓰다) · 감초(평온하며 달다), **독성:** 오동나무 · 감초에 없다.

1회 사용량은 오동나무 잎 10g에 감초 2g을 하루 용량으로 하여 물에 달여서 하루 3번 공복에 마신다.

🌿 **산초나무+귤껍질+생강+소엽(차조기)** **용도:** 실용 산초나무(나물, 탕, 국, 장아찌, 기 름, 향미료, 산초 열매주) · 귤껍질(차) · 생강(차, 양념, 김치, 장아찌, 생강술) · 소엽(차즈기 · 잎차, 나 물, 부각, 쌈, 장아찌, 효소) · 약용, **성미:** 산초나무(따뜻하며 맵다) · 귤껍질(따뜻하며 쓰고 시다) · 생 강(따뜻하며 맵다) · 소엽(따뜻하며 맵다), **독성:** 산초나무 · 귤껍질 · 생강 · 소엽에 없 다. 참고로 백두산 한민족은 미꾸라지로 추어탕을 할 때 차조기를 넣어 냄새 를 제거한다.

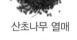

산초나무 열매

1회 사용량은 9~10월에 산초나무 익은 열매 10개+귤껍질(진피) 4g에 생강 3쪽+소엽 4g을 달여 하루 3번 공복에 복용한다.

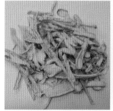
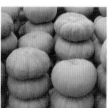
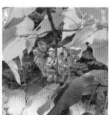
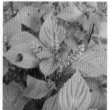

말린 도라지　　　　늙은 호박　　　　오동나무 잎 및 열매　　　소엽(차즈기)

"천식은 폐 기관지들의 수축이 간헐적으로 발생하여 숨이 차고 숨을 쉴 때 휘파람소리가 남!"

천식(喘息) 환자는 헐떡거릴 "천(喘)" 숨을 쉴 "식(息)"으로 숨을 자연스럽게 쉬지 못하고 헐떡거리거나 쌕쌕 또는 가르랑가르랑하는 소리를 내며 호흡을 할 때마다 스트레스를 받는다.

천식 발작의 특징은 쌕쌕하는 소리는 공기가 드나들 때 진동 소리로 숨을 내쉴 때 일어난다. 천식 발작은 대개 어느 날 갑자기 아무런 조짐도 없이 일어난다. 자정 이후 새벽녘에 걸쳐서 가슴이 죄이고 압박되고 질식할 것 같은 느낌이 든다.

천식이 있으면 대개 마른기침을 하지만 때론 개(犬)가 짖는 듯한 느낌이 나오는 기침을 하기도 한다. 초기에 적절한 치료를 하지 않으면 발작이 계속되는 통년성(通年性) 천식이 되며 한 번의 발작이 계속되는 기간도 길다.

최근 200여 가지의 물질 중 접착제, 일부 화학제, 스프레이(아이소시아네이트 물질)를 장기간 사용할 때 직업성 천식이 생길 수 있다.

기관지천식은 자율신경 조실과 호르몬 조절 상실이 주된 원인이고, 그 밖에 감기, 기관지염, 알레르기, 꽃가루(삼나무, 억새, 마디풀)의 흡입, 곰팡이, 동물 털, 땅콩, 급격한 온도 변화, 집안 먼지, 대기오염, 격심한 운동, 정신적 스트레스 등이다.

천식은 모든 연령층에서 발생할 수 있으나 절반 이상이 10세 이하의 어린이에서 발생한다. 천식을 예방하기 위해서는 공기가 나쁜 곳, 흡연, 알레르기 유발 물질을 피해야 한다.

천식에는 숲 속 맑은 공기가 답이다. 천식에 좋은 약초로는 돌배 열매, 청배 열매, 배, 무, 더덕, 도라지, 산초, 맥문동, 천문동, 수세미외 등이 있다.

🌿 **수세미외 용도:** 식용(꽃차, 생즙, 부침개, 부각, 수액, 기름, 효소) · 약용, **성미:** 서늘하며 달다, **독성:** 없다.

가을~서리 내리기 전에 익은 수세미외를 따서 상처를 낸 후 흐르는 즙을 음용한다.

🌿 **하늘타리+죽대 용도:** 식용 하늘타리(꽃차) · 죽대(새순차, 대나무 목초액) · 약용, **성미:** 하늘타리(평온하며 달고 약간 쓰다) · 죽대(평온하며 달다), **독성:** 하늘타리 · 죽대에 없다.

가을에 하늘타리 뿌리 10g에 가을~이듬해 봄까지 참대 껍질 6~10g을 채취하여 배합해 달여 하루에 3번 공복에 마신다.

🌿 **바위취 용도:** 식용(꽃차, 나물, 묵나물, 효소) · 약용, **성미:** 차며 맵고 약간 쓰다, **독성:** 없다.

봄~여름에 전초 15g을 채취하여 달여 하루 3번 공복에 복용한다.

🌿 **닭의장풀 용도:** 식용(차, 생즙, 효소) · 약용, **성미:** 차며 달고 약간 시다, **독성:** 없다.

꽃이 피기 전에 온포기 6~12g을 채취하여 강판에 갈아 즙을 내서 음용한다.

08

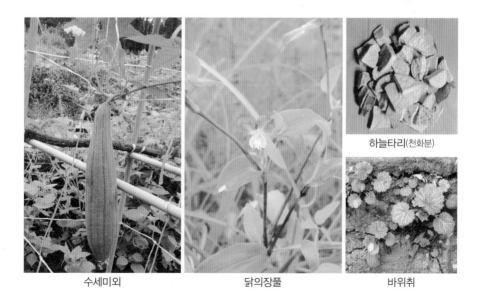

하늘타리(천화분)

수세미외　　　　　　닭의장풀　　　　　　바위취

"기침은 호흡기계의 감염 또는 자극에 대한 반사!"

기침은 자극성 물질 또는 기도를 막고 있는 물질을 호흡기계로부터 배출시키는 반사 작용이다. 기침에는 "마른기침"과 기침을 할 때 가래가 나오는 "가래 기침"이 있다.

기침의 원인은 인후와 기관인 상기도로 흡입된 수입자나 코 뒤에서부터 목으로 넘어간 점액 등의 자극으로 인해 유발하는 데 바이러스성 감염으로 염증이 생겨 발생하기도 한다.

천식은 한밤중이나 이른 아침에 심하다. 심한 기침은 세균에 의한 폐렴이나 급성 기관지염에서 생긴다. 감기에 걸렸을 때 처음에는 주로 기침만 나오고 점차 세균이나 바이러스에 의한 가래가 나오기도 한다. 가래가 나올 때 기관지와 폐에 이상이 있다.

기침은 무척 격렬한 운동만큼 체력을 소모하게 한다. 기침할 때 복근(複筋)을 사용하기 때문이다. 병원에서는 기침을 진정시키는 진해제를 처방한다. 오래 복용하면 변비를 유발한다.

폐는 흡연이 기침을 유발한다. 담배에 의한 폐 섬모의 손상은 점액질의 배출을 방해하기 때문에 흡연자에게는 치명적이다. 기침이 2주 이상 지속하면 의사의 진찰을 받아야 한다. 세균성 감염에는 항생제를 처방한다.

혼자 있을 때 기침과 여럿이 있을 때 기침은 다르다. 특히 많은 사람이 있는 곳에서 기침은 분위기는 물론 여러 사람에게 민폐를 준다.

기침에 좋은 약초에는 무즙, 배, 도라지, 더덕, 산양 산삼, 마가목 열매, 오미자 열매, 맥문동 뿌리 등이 있다.

🌿 **배+꿀** **용도:** 식용 배(생식, 생즙, 양념, 넥타, 잼, 효소) · 꿀(음용, 음식 조리) · 약용, **성미:** 배 (따뜻하며 달다) · 꿀(달다), **독성:** 배 · 꿀에 없다.

가을에 익은 배를 따서 삶아 꿀을 타서 먹는다.

🌿 **도라지** **용도:** 식용(꽃차, 생식, 구이, 초무침, 장아찌, 환, 액상차, 효소, 도라지 뿌리주) · 약용, **성미:** 평온하며 쓰고 맵다, **독성:** 없다.

가을~이듬해 봄까지 뿌리 8~10g을 캐서 달여 하루 3번 복용한다.

🌿 **살구나무** **용도:** 식용(생식, 잼, 건과, 통조림, 효소) · 약용, **성미:** 따뜻하며 쓰고 맵다, **독성:** 씨 뾰쪽한 곳에 있다.

6~7월에 익은 열매를 따서 과육을 제거한 후에 씨를 달여 하루 3번 음용한다.

🌿 **잔대** **용도:** 식용(차, 나물, 무침, 장아찌, 잔대 뿌리주) · 약용, **성미:** 서늘하며 달다, **독성:** 없다.

가을~이듬해 봄까지 뿌리 6~25g을 캐서 달여 하루 3번 공복에 복용한다.

08

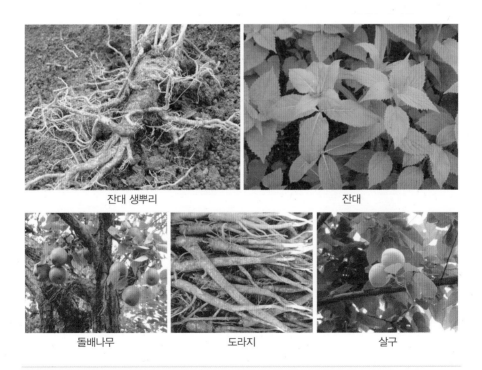

잔대 생뿌리

잔대

돌배나무

도라지

살구

"인후염은 인두에 염증이 있는 상태!"

인후염은 인두에 염증이 생긴 것을 말한다. 인체의 목구멍은 콧속, 기관(氣管), 식도가 시작되는 부분까지다. 코와 폐(허파) 사이를 유통하는 공기 통로일 뿐 아니라, 입에서 위(胃)로 들어가는 음식물 통로(소화기)이며, 말(언어)을 발생하는 역할도 한다.

인체의 목 주변에 있는 림프 조직이 복숭아의 모양과 비슷해 "편도"라는 이름이 붙여졌다. 인두는 코와 뒷부분을 후두(성대)와 식도로 연결된다. 후두염은 쉰 목소리를 보이는 후두(성대)에 염증이 생기는 것으로 흡연이나 성대를 무리하게 사용하지 않아야 한다.

인후염의 증상은 인두의 불쾌감, 이물감(異物感), 건조감, 열감(熱感) 등으로 기침을 동반한다. 주로 인후염은 어른에 발생하고, 편도선염은 어린이들이 한 해에 한두 번씩 감기에 걸리거나 편도가 붓는다.

인후통을 동반하는 흔한 질병이다. 때로는 코 뒷부분과 목을 연결하는 비(鼻) 인두에 암이 생기고, 55~65세 사이 남성이 흡연하는 사람에게 후두암이 생길 수 있다. 인후염과 편도선염은 인후통, 목이 림프샘이 커지고 압통, 연하 곤란이 있다. 후두암은 성대에 종양이 생기는 것으로 거친 호흡, 호흡 곤란, 연하 곤란을 동반한다.

인후염과 편도선염을 예방하기 위해서는 따뜻한 식염수로 입을 헹구고, 찬물을 마시거나, 소염진통제로 불편감을 줄일 수 있다. 면역력이 강해야 세균에 의한 감염을 줄일 수 있다. 인후와 폐에는 배즙, 무즙, 도라지, 더덕, 마가목 등이 좋다.

🌿 **오미자 용도:** 식용(차(꽃, 열매), 두부 간수, 약상차, 환, 청, 효소, 오미자 열매주) · 약용, **성미:** 따뜻하며 시고 맵고 쓰고 달다, **독성:** 없다.

10~11월에 익은 열매를 따서 햇볕에 말린 후 달여 하루 3번 복용한다.

🌿 **생강 용도:** 식용(차, 양념, 김치, 장아찌, 편강, 생강주) · 약용, **성미:** 따뜻하며 맵다, **독성:** 없다.

9~10월 서리가 내리기 전에 덩이줄기 3~6g을 캐서 껍질을 벗긴 후 달인 물로 입 안을 헹군 후 침과 함께 먹는다.

🌿 **무 용도:** 식용(생식, 생즙, 김치(생체, 깍두기 등), 장아찌, 무말랭이, 양념) · 약용, **성미:** 평온하며 맵고 달다, **독성:** 없다.

연중 무를 캐서 강판에 갈아 무즙으로 먹는다.

🌿 **도라지 용도:** 식용(꽃차, 나물, 생식, 장아찌, 청, 효소, 환, 액상차, 도라지주) · 약용, **성미:** 평온하며 쓰고 맵다, **독성:** 뿌리에 소량의 독이 있어 하룻밤 물 속에 담근 후 쓴다.

7~8월에 뿌리 8~10g을 캐서 달여 하루 3번 복용한다.

08

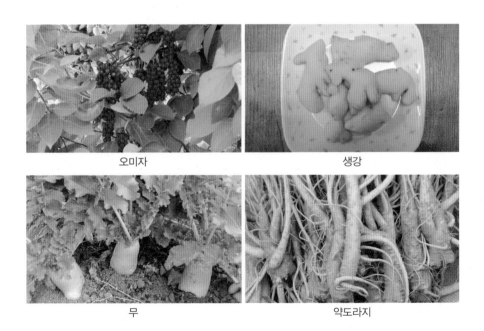

오미자

생강

무

약도라지

"편도선염은 편도에 염증이 있는 상태!"

　　인체의 편도는 목 주변에 있는 림프 조직이 복숭아의 모양과 비슷해 "편도"라는 이름이 붙여졌다. 편도는 5~6세경부터 생장을 시작하여 12세 전후에 많다가 15세 이후에 퇴화하여 소실된다. 편도선염은 3개의 편도선 중 구개 편도선·인강 편도선·설 편도선 하나가 붓고 염증이 생기는 것을 말한다. 증상은 고열을 동반하고, 음식을 삼킬 때 곤란을 겪고, 두통, 식욕부진, 혀에 설태가 생긴다.

　　인두염이 성인에서 발생하고 편도선염은 어린이에서 흔하다. 인후통을 동반하는 흔한 질병이다. 인후염의 증상은 인두의 불쾌감, 이물감(異物感), 건조감, 열감(熱感) 등으로 기침을 동반한다. 편도선염의 증상은 인후통, 연하 곤란, 연하 시 귀의 통증 완화, 목의 림프샘이 커지고 압통 등이 있다.

　　인후염과 편도선염은 인후통, 목이 림프샘이 커지고 압통, 연하 곤란이 있다. 때로는 코 뒷부분과 목을 연결하는 비(鼻) 인두에 암이 생기고, 55~65세 사이 남성이 흡연하는 사람에게 후두암이 생길 수 있다. 후두암은 성대에 종양이 생기는 것으로 거친 호흡, 호흡 곤란, 연하 곤란을 동반한다.

　　인후염과 편도선염을 예방하기 위해서는 따뜻한 식염수로 입안 헹구기, 물을 충분히 마시고, 방 안의 공기를 습하게 해야 한다.

　　편도선염은 평소 면역력이 강 해야 세균에 의한 감염을 줄일 수 있다. 인후와 폐에 좋은 배즙, 무즙, 도라지, 더덕, 마가목 등을 먹는다.

🌿 **치자 용도:** 식용 (꽃차, 식자재 색소용, 치자 열매주) · 약용, **성미:** 차며 쓰다, **독성:** 없다.
1회 사용량은 가을에 잎과 열매 4~10g을 채취하여 하루에 3번 식사 전에 복용한다.

🌿 **무화과나무 용도:** 식용 (생식, 생즙, 건과, 잼, 효소) · 약용, **성미:** 평온하며 달다, **독성:** 없다.
1회 사용량은 4~10월에 잎 3~5g을 채취하여 달여 하루에 3번 공복에 복용한다. 혹, 8~10월에 익을 열매를 따서 햇볕에 말린 후 곶감처럼 먹는다.

🌿 **주엽나무(조각자 나무) 용도:** 밀원용 (꿀) · 약용, **성미:** 따뜻하며 맵다, **독성:** 없다.
1회 사용량은 가을에서 이듬해 봄까지 가시를 채취하여 달여 차(茶)처럼 마신다.

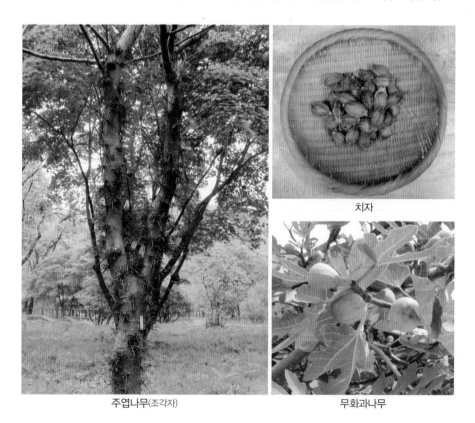

치자

주엽나무(조각자)

무화과나무

"축농증은 코부비강에 고름이 괴는 것!"

건강한 폐는 분마다 12~15회에 걸쳐 뇌의 호흡 중추에 의해 조절돼 약 500mL의 공기를 흡입한다. 우리가 입과 코를 통하여 숨을 들이쉴 때, 공기는 따뜻하고 촉촉해지며 인두(후두)와 후두(성대 박스)로 내려가 기도로 들어간다.

코와 인후 질환의 증상은 축농증 외 코피, 비염, 후두염에서부터 드물게는 목과 후두암까지 이르기까지 다양하다.

인체는 호흡할 때 세균 또는 감염균들이나 이물질이 체내로 들어올 때 부비동의 점액이나 섬모라는 적은 털에 의해 제거되고 재채기나 기침을 통해 밖으로 배출한다.

코와 귀 주위에 두개골 뼈에는 공기로 차 있는 코 주위의 공동 부비동이라는 공간이 있다. 부비동 안에 많은 점액을 분비하는 분비샘들이 있어 점액을 부비동에서 코로 배출된다. 점액은 공기 중에 먼지를 붙잡아 제거하고 공기가 기도로 내려가는 동안 촉촉하게 해준다.

축농증이 있으면 삶의 질이 떨어진다. 축농증(蓄膿症)은 콧속 비강 또는 부비강(副鼻腔) 체강 속에 고름이 괴는 것을 말한다. 두통, 기억력 감소, 콧물은 물 모양에서 점액질이 되고 최후에는 농 모양을 한다. 축농증을 내버려 두면 인플루엔자 등의 급성 전염병으로 이어질 수 있다. 부비동 증상은 두통, 콧물의 색깔이 변하고, 비출혈 및 코 막힘 등이 있다.

축농증과 부비동을 예방하고 치유하기 위해서는 3번 구운 죽염에 물을 타서 코를 씻고, 말린 갈근(칡) 달인 물을 마신다. 폐에 좋은 오미자, 마가목, 도라지, 더덕을 먹는다.

🌿 **도꼬마리** **용도:** 식용 (열매를 찐 후 도꼬마리주) · 약용, **성미:** 따뜻하며 달고 쓰다, **독성:** 있다. 가을에 씨 3~5g을 채취하여 달여 하루에 3번 공복에 복용한다.

🌿 **머위** **용도:** 식용 (생즙, 꽃차, 쌈, 나물, 장아찌, 효소) · 약용, **성미:** 서늘하며 달고 맵다, **독성:** 없다. 봄에 머위 줄기를 채취하여 강판에 갈아 즙을 내서 코 안에 넣는다. 혹, 3월에 꽃을 따서 튀김으로 먹거나, 가을에 뿌리를 캐서 달여 하루 3번 복용한다. 혹, 머위 대를 잘라 껍질을 벗겨내고 된장이나 고추장에 박아 장아찌로 먹는다.

🌿 **현삼** **용도:** 식용 (차, 나물, 효소, 현삼 뿌리주) · 약용, **성미:** 서늘하며 쓰고 짜다, **독성:** 없다. 가을에 뿌리 6~10g을 채취하여 달여 하루 3번 복용하거나 가루를 내어 코 안에 넣는다.

🌿 **칡** **용도:** 식용 (차, 즙, 나물, 장아찌, 부각, 칡묵, 효소) · 약용, **성미:** 평온하며 달고 약간 맵다, **독성:** 없다.
가을에 꽃 10g을 채취하여 달여 하루 3번 차(茶)로 음용한다.

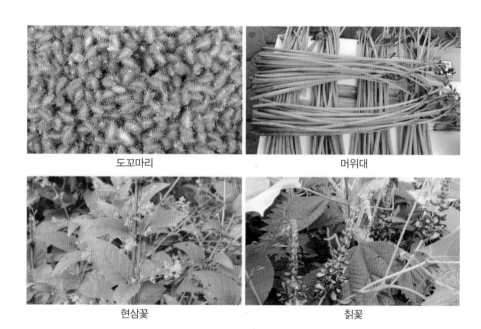

도꼬마리 · 머위대

현삼꽃 · 칡꽃

"폐렴은 폐의 공기주머니에 생긴 염증!"

폐렴(肺炎)은 공기 중 세균이 폐 속에 감염돼 면역력이 약해지는 것이다. 세균 감염에 대한 저항력이 약한 신생아, 어린이, 노인들에게 흔하다. 폐렴 원인 균들이 항생제에 대한 내성이 점차 강해지고 있어 폐렴 완치가 어려워지고 있으며 미국에서는 매년 4~7만 명이 사망할 정도로 치명적이다.

폐와 공기주머니에 염증이 생기고 백혈구 분비물들이 차게 되어 산소가 허파꽈리의 벽을 통과해서 혈액 속으로 도달하기 어려워진다.

폐렴의 원인은 세균 감염과 폐렴구균이 가장 많고, 바이러스, 원충, 곰팡이, 화학물질 등이다. 증상은 콧물, 두통, 오한, 고열, 호흡 곤란, 흉통 등을 유발한다. 증상은 혈액이 섞이거나 녹슨 쇠 색깔의 가래 나오는 기침, 숨을 들이마실 때 흉통, 지속적인 가쁜 숨, 고열이 있다. 세균성 폐렴 증상은 진행이 빠르고 혈액이 섞이거나 녹슨 쇠 색깔의 가래가 나오는 기침을 하고, 숨을 들이마실 때 흉통이 있고, 숨이 가쁘고, 고열 등이 있다.

노인은 감기, 폐렴에 취약하다. 효소의 고갈로 인해 영양을 흡수 못 해 면역력이 약해 병원성 세균의 감염에 노출돼 있다.

폐렴을 예방하고 치유에는 흡연, 면역력을 강화하고, 감기에 걸리지 않아야 한다. 평소에 폐에 좋은 산양 산삼, 더덕, 도라지, 배즙, 무즙, 산초, 맥문동, 천문동, 모과를 먹는다.

🌿 **대나무+생강** **용도:** [실용] 대나무(새순차, 죽순, 죽복령 환, 죽순주) · 생강(차, 양념, 장아찌, 김치, 생강주) · 약용, **성미:** 대나무(서늘하며 달다) · 생강(따뜻하며 맵다), **독성:** 대나무 · 생강에는 없다.

연중 5년 이상 된 왕대 밑동을 잘라 적당한 크기로 잘라 위 항아리에 넣고 아래 항아리에 주둥이를 맞추어 봉한 후에 새끼줄로 감은 후 황토로 감싸고 그 위에 한 가마니 이상 쌀겨를 붓고 한나절 이상 불을 지핀 후 아래 항아리에 고인 죽력(竹瀝)이라는 기름에 생강을 짓찧어 즙을 넣어 음용한다.

🌿 **단호박+꿀** **용도:** [실용] 단호박(생즙, 떡, 밥) · 꿀(음용, 음식 요리) · 약용, **성미:** 따뜻하며 달다. **독성:** 없다.

7~10월에 익은 단호박을 따서 꼭지 부분을 도려낸 후 그 속에 꿀을 넣고 푹 쪄서 먹는다.

🌿 **시금치** **용도:** [실용](나물, 생즙, 무침, 찌개, 김밥용) · 약용, **성미:** 따뜻하며 달다, **독성:** 없다.

5~6월에 시금치꽃에서 씨를 받아 햇볕에 말린 후 프라이팬에 볶아 가루를 내어 한 숟가락을 하루에 3번 먹는다. 참고로 시금치를 계속 먹으면 결석이 생긴다.

🌿 **생강+연근** **용도:** [실용] 생강(차, 양념, 장아찌, 김치, 생강주) · 연근(생식, 조림, 튀김, 효소) · 약용, **성미:** 연근(평온하며 달고 떫다) · 생강(따뜻하며 맵다), **독성:** 생강 · 연근에 없다.

9~10월 서리가 내리기 전에 생강(덩이줄기) 3~6g을 껍질을 벗긴 것과 9월~이듬해 봄까지 연근을 캐서 혼합해 믹서기에 갈아 즙을 내서 먹는다.

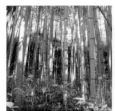
왕대

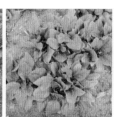
단호박

시금치

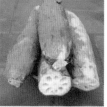
연근

"감기는 다양한 종류의 바이러스에 의한 감염!"

현대의학으로 감기를 치료할 수 있는 약은 없고 다만 증상을 완화하는 대증요법을 쓴다. 감기를 유발하는 바이러스가 200종류가 넘는 것으로 알려져 있다. 바이러스에 감염된 사람이 기침이나 재채기에 의해 퍼져 나온 미세한 입자를 통하여 쉽게 전파된다. 기침하는 동안 공기, 습기, 이물질 등이 소리를 내면서 강하게 배출된다. 이 반사 작용은 기도로부터 자극한 물질들을 제거하고 기도의 손상을 막는 데 도움을 준다.

감기는 면역력이 약한 사람은 누구나 잘 걸리는 흔한 병이다. 면역력이 강한 사람은 며칠 안에 스스로 치유를 하지만, 약한 사람은 짧게는 1주 이상 2주일까지 간다. 2주 이상 지속하면 심각하게 봐야 한다.

기침 반사는 먼지나 과도한 점액 등 물질이 폐나 기도를 자극하면 기침과 같은 익숙한 반응 때문에 제거된다. 감기의 증상은 기침, 재채기, 콧물, 발열, 두통, 전신권태 등 다양하다. 보통 코감기는 코나 목의 점막의 건조감으로 기침과 재채기가 자꾸 나며 그러다가 대량의 콧물이 나온다. 감기를 치료하지 않고 내버려 두면 부비동염, 편도염, 기관지염, 폐렴까지 진행될 수도 있다.

감기로 인한 인후염과 편도선염은 바이러스 감염으로 생기며 인후통을 동반한다. 기침은 독감, 감기와 같은 바이러스성 감염의 결과로 인후와 기관에 염증, 세균에 의한 폐렴, 급성 기관지염에서 발병할 수도 있다.

감기를 예방하기 위해서는 면역력을 높여주는 마늘, 오가피를 먹고, 체온을 높일 수 있는 생강과 비타민 C가 풍부한 귤과 유자로 청을 만들어 먹거나 효소를 담가 음용하면 좋다.

08

🌿 **귤나무+생강+꿀** **용도:** 식용 귤나무(생식, 차, 청, 효소) · 생강(차, 양념, 김치, 장아찌, 생강주) · 약용, **성미:** 따뜻하며 쓰고 시다, **독성:** 각 귤나무 · 생강에는 없다.

5~11월에 익은 귤의 껍질 5g과 생강 3g을 달인 후 꿀을 타서 하루 3번 음용한다.

🌿 **도라지+꿀** **용도:** 식용 도라지(꽃차, 나물, 장아찌, 청, 효소, 도라지 뿌리주) · 약용, **성미:** 도라지(평온하며 쓰고 맵다), **독성:** 없다.

가을~봄까지 뿌리를 캐서 껍질을 벗긴 후 용기에 넣고 세로로 찢어 꿀에 재어 한 달 후에 하루 3번 한 스푼씩 14일 이상 복용한다.

🌿 **파** **용도:** 식용(나물, 양념, 양념장, 부침개, 김치) · 약용, **성미:** 따뜻하며 맵다, **독성:** 없다.

가을~이듬해 5월까지 파뿌리 5개를 캐서 달여 하루에 3번 공복에 음용한다.

🌿 **모과+배+설탕** **용도:** 식용 모과(차(꽃, 열매), 청, 효소, 모과주) · 배(생식, 잼, 넥타, 동치미, 효소) · 약용, **성미:** 모과(따뜻하며 시다) · 배(따뜻하며 달다), **독성:** 각 모과 · 배(없다).

가을에 익은 모과와 익은 배를 따서 얇게 썰어서 용기에 넣고 설탕에 재어 10일 후에 음용한다.

🌿 **살구씨+꿀** **용도:** 식용 살구(생식, 잼, 건과, 살구주) · 꿀(음용, 음식 요리) · 약용, **성미:** 따뜻하며 쓰고 맵다, **독성:** 없다.

생살구

6~7월에 익은 살구 열매를 따서 과육을 벗긴 후 씨(뾰쪽한 부분 제거)를 볶아서 가루를 내어 꿀을 타서 음용한다.

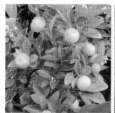

귤나무

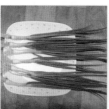

쪽파 뿌리

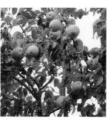

모과나무

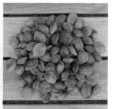

살구씨

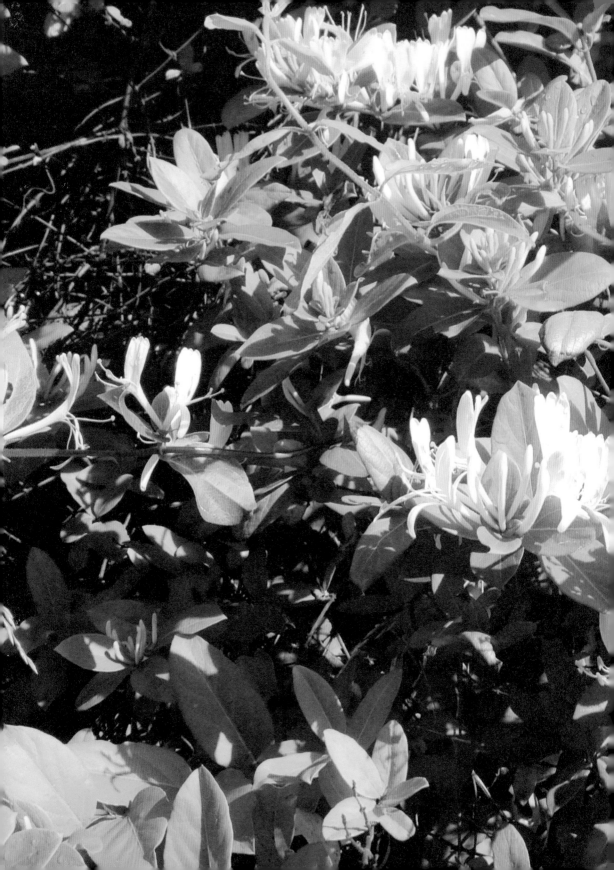

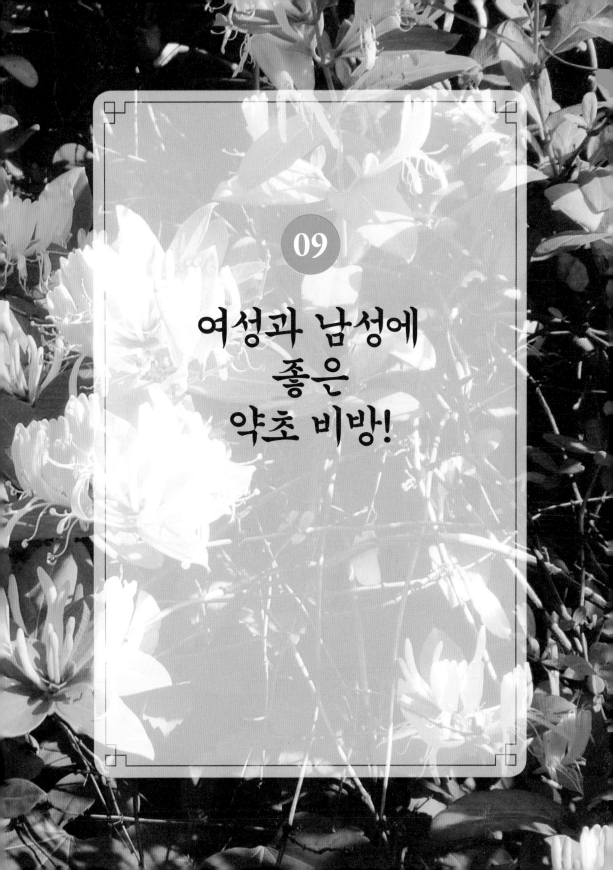

09

여성과 남성에
좋은
약초 비방!

"여성 갱년기는 여성 호르몬의 감소에 따른 증상!"

인류는 수의 비밀에 영향을 받는다. 여자는 7, 남자는 8의 숫자가 적용된다. 여자는 7살에 젖니가 나오고, 7×2=14살에 월경을 시작하여 보통 평균 7×7=49세에 폐경에 이른다. 이게 무슨 말인가? 여자의 월경은 그 시기 사춘기에 시작하여 폐경기에 끝난다는 말이다.

여성 갱년기의 신체적 증상은 얼굴이 붉어지고, 가슴이 두근거리고, 통증을 동반하고, 열이 나면서, 잠을 이루지 못한다. 정신적으로는 삶의 생활에 짜증이 나고, 우울증이나 건망증을 유발하기도 한다.

여성은 폐경이 되면서 여성 호르몬(에스트로겐) 분비가 50% 이하로 끊어지면 저밀도 콜레스테롤이 증가하면서 동맥경화로 이어지고 이런 과정을 거치면서 혈관이 막히는 뇌경색이나 심장 질환에 위협을 받기도 한다.

에스트로겐의 분비가 중단되면 칼슘이 빠져나가 골 밀도가 낮아진다. 갱년기 이후 얼굴이나 피부에 기미·주근깨·검버섯 등이 생기기도 한다.

여성 호르몬에 좋은 약초로는 에스트로겐이 풍부한 석류에 많이 함유된 것으로 알려져 있었지만, 최근에 칡에 석류보다 220배가 많은 것으로 보도되어 화제다.

여성 갱년기를 극복하기 위해서는 신체 활동을 고려해 5대 영양소와 적절한 열량을 적정량 섭취해야 한다. 아연과 셀레늄 섭취는 필수이고, 콩, 시금치, 딸기, 석류, 칡 등이 좋다.

여성이 갱년기 증상을 예방 및 완화를 하려면 규칙적인 운동으로 적정 체중을 유지하고 지방 섭취를 줄이고 육식보다는 채식 위주 식습관을 하고, 유황이 함유된 마늘, 양파를 먹는다.

🌿 **꼭두서니+쑥** **용도:** 식용 꼭두서니(나물, 약술) · 쑥(나물, 묵나물, 국, 무침, 떡, 효소, 쑥뿌리주) · 약용, **성미:** 꼭두서니(차며 쓰다) · 쑥(평온하며 쓰다), **독성:** 각 꼭두서니 · 쑥에 없다.

가을에 꼭두서니 뿌리 5g+봄에 쑥 10g을 배합하고 달여 하루 3번 식사 30분 전에 복용한다. 혹, 꼭두서니 어린잎은 삶아서 쓴맛을 우려낸 후 나물로 먹는다.

🌿 **소리쟁이** **용도:** 식용(나물, 장아찌, 생즙, 소리쟁이 뿌리주) · 약용, **성미:** 차며 쓰다, **독성:** 없다.

가을에 씨 10g을 채취하여 달여 하루에 3번 식사 공복에 복용한다. 혹, 소리쟁이 어린잎을 채취하여 끓은 물에 살짝 데쳐서 나물로 먹거나 용기에 넣고 간장에 소량의 식초를 넣고 한 달 후에 장아찌로 먹는다.

🌿 **계수나무+백복령** **용도:** 계지(향료용, 계지주) · 백복령(차, 약술) · 약용, **성미:** 계지(따뜻하며 달고 시다) · 복령(평온하며 담백하고 달다), **독성:** 각 계지 · 백복령(없다).

가을~이듬해 봄에 계지 4g과 벌목한 3~4년 지난 소나무 뿌리 근처에서 소꼬쟁이로 찔러 캔 백복령 4g을 달여 하루에 3번 복용한다.

09

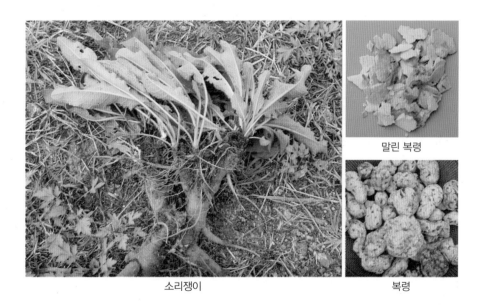

말린 복령

소리쟁이

복령

"여성이여! 건강하고 싶거든 따뜻한 몸을 유지하라!"

인체는 부위에 따라 심장과 귀 등 온도가 다르다. 건강한 사람의 평균 온도는 36.5℃이다. 신체의 체온 ±1℃의 중요성을 알려주는 지표는 건강의 잣대이다. 예를 들면 0.5℃만 떨어져도 한기(寒氣·추위)를 느끼고 감기에 쉽게 걸리기 쉽고, 1℃가 떨어지면 면역력이 30%나 떨어져 변비나 설사를 하고, 1.5℃가 떨어지면 몸속 세포 중 암세포가 활동을 시작하여 정상적인 세포를 공격하기 시작한다. 정상적인 체온에서 낮아지면 질병에 노출되기 쉽다.

인체는 계절에 상관없이 손발이 따뜻하고, 머리는 차갑고, 배는 따뜻하도록 건강관리에 힘써야 한다. 인체의 체온이 내려가면 맨 먼저 혈액순환이 제대로 되지 않는다.

냉증은 체내에서 영양 공급은 물론 노폐물의 배설이 잘 안 되고, 몸 안에 나쁜 것들이 쌓이고 뭉쳐 신진대사를 방해하여 질병에 걸릴 수 있다.

우리 조상은 우리 땅에서 자생하는 약초를 활용해 냉증을 극복했다. 쑥은 건강에 좋아 된장국에 넣어 먹기도 하고, 무침으로 먹으면 좋다. 조선 시대 허준이 쓴 〈동의보감〉에서 "쑥은 맛은 쓰지만, 성질은 따뜻하고 독이 없다" 라고 할 정도로 여성 건강에 좋다. 약쑥은 조선 시대 강화도 전등사에 약애고(藥艾庫)를 세워 임금에게 진상될 정도로 귀했다. 바다의 해풍을 맞고 자라는 강화 약쑥에는 유파 탈렌, 유파 풀린, 자세 오시긴, 세사민 등의 성분이 함유되어 있다.

여성의 몸을 따뜻하게 하는 약초가 많다. 5월 단오 전에 채취한 쑥, 한여름에 양기를 듬뿍 담고 있는 생강, 몸이 차가운 사람에게 좋은 인삼, 냉증을 쫓는 지치, 비타민이 풍부한 귤 등을 먹으면 몸이 따뜻해져 면역력에 좋다.

Ø **쑥** 용도: 식용(차, 나물, 무침, 국거리, 부침개, 쑥 뿌리주) · 약용, **성미:** 평온하며 쓰다, **독성:** 없다.

5월 단오 즈음까지 온포기(쑥) 2~4g을 채취하여 그늘에 말린 후 달여 하루 3번 복용한다.

Ø **지치** 용도: 식용(꽃차, 나물, 환, 효소, 홍주, 지치 뿌리주) · 약용, **성미:** 차며 달고 짜다, **독성:** 없다.

가을~이듬해 봄까지 뿌리를 캐서 햇볕에 말린 후 제분소에서 찹쌀과 배합하여 환으로 만들어 하루 3번 30~50일 식후에 복용한다.

Ø **인동덩굴+약모밀(어성초)+꿀풀** 용도: 식용 인동덩굴(차, 효소, 음료, 인동주) · 약용 약모밀(꽃차, 나물, 생즙, 효소) · 꿀풀(꽃차, 나물, 생식, 효소) · 약용, **성미:** 인동덩굴(차며 달다) · 약모밀(차며 쓰다) · 꿀풀(차며 맵고 쓰다), **독성:** 인동덩굴 · 어성초 · 꿀풀에 없다.

여름에 인동덩굴 잎 10~15g+여름~가을에 약모밀 뿌리 6~10g+5~7월에 꿀풀 5~10g을 배합하여 달여 하루 3번 복용한다. 참고로 어성초에는 강한 항균력이 항생제보다 약 4만 배가 된다.

Ø **석류** 용도: 식용(꽃차, 생식, 생즙, 효소, 석류열매주) · 약용, **성미:** 따뜻하며 시고 떫다, **독성:** 없다.

여름에 꽃 15g을 따서 햇볕에 말린 후 달여 하루 3번 공복에 복용한다.

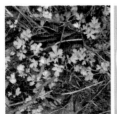
쑥

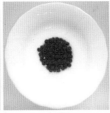
지치환

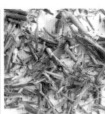
인동덩굴 줄기

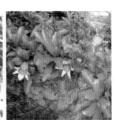
석류꽃

"월경 불순은 월경주기 간격의 변화!"

인체는 사춘기 이후 폐경기 전까지 여자의 월경 불순은 사춘기 직후와 폐경 직전까지 흔하다. 생리 주기는 28일, 그러나 반복적으로 24일보다 짧아지거나 35일 이상으로 길어지는 일도 있다. 월경 기간에도 영향을 미친다.

여자 생식기관은 난소, 난관, 자궁, 자궁경부, 질, 외음부로 구성된다. 건강한 사람도 월경이 시작되면 하복부에 위화감(違和感)이나 통증을 느끼기도 한다. 월경통은 월경이 있을 때 발생하는 데 초경을 맞이하고 2~3년 후, 배란도 정상적인 16~17세부터 발생 빈도가 높다.

월경 불순은 월경주기 간격에 변화가 있는 경우를 말한다. 월경주기의 다양성은 일시적인 호르몬 불균형에서 비롯된다. 주로 스트레스, 우울증, 만성 질환, 과도 한 운동, 저체중 등이 원인이다. 사춘기 기간 호르몬의 변화나 결혼 후 출산 후 몇 달이나 폐경기 전후에 흔하다.

월경의 이상은 갑상샘 기능 이상으로 월경주기가 40일 이상, 60일 이내로 긴 경우와 월경주기가 24일보다 짧은 경우, 자국의 병으로 인한 과다 월경인 경우, 출산 후 월경이 극도로 적은 경우, 아예 무월경인 경우, 월경이 불규칙한 경우가 있다.

월경통은 월경 직전이나 월경 동안에 발생하는 하복부의 통증으로 10대 초반에 흔히 나타나고 난소의 배란 작용에 관여하는 호르몬과 관련이 있다. 여성이 40세 이후 흔한 월경 과다는 정상보다 많은 양의 출혈량을 보이는 경우는 유산, 자궁근종, 폴립, 암 등의 원인이 될 수 있다.

월경 불순을 치료하고 예방하기 위해서는 우선 몸을 따뜻하게 하는 게 중요하다. 평소 여성에게 좋은 쑥, 인진쑥, 익모초, 생강, 당귀 등이 있다.

🌿 **당귀** **용도:** 식용(꽃차, 나물, 쌈, 당귀 뿌리주) · 약용, **성미:** 맛은 쓰고 달며 따뜻하다, **독성:** 없다.

가을에 잎이 진 후에 뿌리 20g을 캐서 달인 물로 음부를 수시로 씻는다.

🌿 **쑥** **용도:** 식용(국, 차, 쑥떡, 무침, 쑥뿌리주) · 약용, **성미:** 평온하며 쓰다, **독성:** 없다.

5월 단오 이전에 생쑥을 채취하여 강판에 갈아 즙을 내서 하루에 3번 공복에 음용한다.

🌿 **익모초** **용도:** 식용(꽃차, 나물, 국거리, 환, 액상차, 효소) · 약용, **성미:** 약간 차며 쓰고 맵다.
독성: 없다.

6~7월에 온포기(익모초) 7~8g을 채취하여 그늘에 말린 후 가루를 내어 찹쌀과 배합하여 환으로 만들어 하루 3번 1회 30~50알을 식후에 먹는다.

🌿 **익모초+약쑥+밤+대추+생강+들깨+찹쌀** **용도:** 식용 익모초(꽃차, 나물, 환, 액상차, 효소) · 약쑥(국, 차, 찌개, 부침개, 쑥떡, 효소) · 밤(고명, 생식, 밤묵, 신선로, 밥) · 대추(고명, 생식, 신선로) · 생강(차, 양념, 장아찌, 김치, 편강, 효소, 생강주) · 들깨(국, 양념, 들기름) · 찹쌀(찹쌀죽, 찰밥, 찰떡) **성미:** 익모초(약간 차며 쓰고 맵다) · 약쑥(평온하며 쓰다) · 밤(따뜻하며 달다) · 대추(따뜻하며 달고 약간 쓰다) · 생강(따뜻하며 맵다) · 들깨(평온하며 달고 맵다) · 찹쌀(평온하며 달다), **독성:** 각 익모초 · 약쑥 · 밤 · 대추 · 생강 · 들깨 · 찹쌀에 없다.

6~7월에 익모초 10g+ 5월 단오 이전까지 약쑥 10g을 달일 때 밤, 대추, 생강, 찹쌀을 넣고 은은하게 장시간 달여 청으로 만든 후 하루에 3번 공복에 한 스푼씩 먹는다.

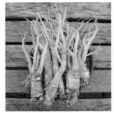
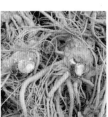
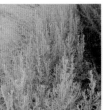
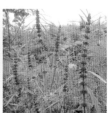

당귀 뿌리　　　　토당귀 뿌리　　　　참쑥　　　　익모초

"산후 부종은 산후 관리 잘못으로 붓는 상태!"

여자의 임신은 수정 후 출산까지 약 40주의 시간 동안 유지된다. 이 기간에 한 개의 수정된 세포가 완전히 성장한 신생아로 발육하게 된다. 임신 중의 문제는 산모와 태아 모두에게 영향을 줄 수 있다.

부종은 체내의 조직액이 부분적으로 붓는 상태다. 피부, 피하조직, 세포조직, 갑상샘 등 여러 가지 작용이 혼합되어 나타나지만, 산후 부종은 산후 관리 잘못으로 붓는 것을 말한다.

산후 부종은 몸이 일시적으로 붓는 부종(浮腫)으로 나타나 치유를 하지 않으면 그대로 비만으로 되는 경우가 있다. 피부의 밑 피하조직에 물이 괴는 상태로 며칠 혹은 몇 달 사이에 체중이 불어나는 수도 있다.

산후 부종에는 임신 부종, 갑상선 기능 저하증, 월경 전 부종, 림프샘 부종, 산후 미관리 등이 있다. 소변 등을 내보내기가 어렵다.

정상적인 임신 중에 나타나는 증상으로는 입덧, 유방의 압통, 변비, 피부 색소, 배뇨 시 긴장, 발목 부종, 정맥류, 요통, 좌골 신경통, 수면 장애 등이 있다.

산후 부종에는 이뇨제를 복용하면 쉽게 해결된다. 민간의약에서는 나트륨의 섭취를 줄이고, 신장에 좋은 약초로는 산수유, 옥수수수염, 수박 등이 있다.

🌿 **호박** 용도: 실용(나물, 호박떡, 호박죽, 호박 고지, 찌개, 부침개, 고명, 양념, 효소) · 약용, **성미:** 따뜻하며 달다. **독성:** 없다.

7~10월에 늙은 호박을 따서 과육만을 적당한 크기로 잘라 호박죽으로 삶아 먹는다.

🌿 **호박+밤+대추+잔대+꿀** 용도: 실용(호박, 밤, 대추, 잔대, 꿀 가능) · 약용, **성미:** 각 다르다. **독성:** 없다.

늙은 호박 과육+밤+대추+잔대 뿌리에 꿀을 넣고 푹 고아서 그 물을 복용한다.

🌿 **호박+인삼+더덕+마늘+무+약쑥+찹쌀** 용도: 실용(호박, 인삼, 더덕, 마늘, 무, 약쑥, 찹쌀 가능) · 약용, **성미:** 각 다르다. **독성:** 없다.

늙은 호박+인삼+더덕+마늘+무+약쑥+찹쌀을 배합하여 푹 고아서 그 물을 복용한다.

🌿 **인동덩굴** 용도: 실용(꽃차, 효소, 음료, 금은화주) · 약용, **성미:** 차며 달다. **독성:** 없다.

여름~이듬해 봄까지 줄기 10~20g을 채취하여 달여 하루에 3번 복용한다.

🌿 **수박** 용도: 실용(생식, 즙, 화채, 차(씨)) · 약용, **성미:** 차며 달다. **독성:** 없다.

7~8월에 익은 수박을 따서 과즙은 먹고 껍질이나 씨를 푹 삶아 그 물을 수시로 음용한다.

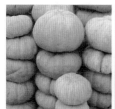
늙은 호박

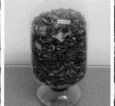
금은화 약재

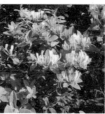
인동덩굴

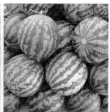
수박

"출산 직후 또는 첫 수주 이내의 과도한 출혈!"

여성의 출산은 유쾌한 경험이지만 또한 힘들고 고통이 통증도 있고 다양한 증상이 있다. 특히 35세 이후에 산후 출혈 외 산후 우울증, 유방 팽만, 유두 균열, 유선염 있다.

산후 출혈은 50명 중 1명꼴로 나타나지만, 심한 경우 치명적일 수도 있다. 조기 산후 출현의 대부분은 자궁 혈관을 수축시키지 못해 발생한다. 산모는 출산 후 약 3~4일간 중증도의 출혈을 보이고 이후 약 4주간 대수롭지 않은 출혈이 있을 수 있다.

신생아와 태반이 분만되면 자궁은 임신 전의 크기로 약 6주가 소요되며 회복되기 시작한다. 자궁의 강한 수축으로 자궁벽의 혈관을 수축시켜 출혈을 멈추게 한다. 때론 자궁 경부나 질의 출혈일 수도 있다.

산후 출혈의 증상은 하복부 통증, 급작스러운 다량의 선홍색의 질 출혈 등이 있다.

신체적 변화에서 원래 몸으로 회복되는 것과 함께 출산 후에 일어나는 급격한 생리적 호르몬 변화에도 적응해야 한다.

임신으로 불렀던 복부 근육의 상태가 다시 회복되는 데는 수개월 아니 몇 년이 거릴 수 있다. 여기에 임신 중에 증가한 체중은 신경이 쓰여 운동이나 식이요법으로 감소할 수 있다.

예부터 우리 조상은 우리 땅에서 자생하는 쑥, 익모초, 인진쑥(사철쑥), 약쑥으로 산모에게 먹였다. 해조류 미역, 다시마를 지속해서 먹는다.

🌿 **쑥 용도:** 식용(차, 쑥국, 쑥차, 쑥떡, 무침, 쑥뿌리주, 환, 액상차, 효소) · 약용, **성미:** 평온하며 쓰다, **독성:** 없다.

5월 단오 이전에 생쑥을 채취하여 달여 마시거나, 강판에 갈아 즙을 내서 하루에 3번 공복에 음용한다.

🌿 **익모초 용도:** 식용(차, 나물, 국거리, 액상차, 효소) · 약용, **성미:** 약간 차며 쓰고 맵다, **독성:** 없다.

6~7월에 익모초 지상부 7~8g을 채취하여 달여 마시거나, 그늘에 말린 후 가루를 내어 찹쌀과 배합하여 환으로 만들어 하루 3번 1회 30~50알을 식후에 먹는다.

🌿 **인진쑥(사철쑥) 용도:** 식용(차, 나물, 국거리, 부침개, 환, 액상차, 효소) · 약용, **성미:** 평온하며 쓰다, **독성:** 없다.

5~6월에 온포기 6~10g을 채취하여 달여 하루 3번 복용한다.

🌿 **종려나무 용도:** 식용(새순잎차, 열매 기름) · 약용, **성미:** 따뜻하며 맵다, **독성:** 없다.

6~7월에 잎이나 줄기 껍질 5~6g을 채취하여 까맣게 태운 후 가루를 내서 하루 3번 복용한다.

09

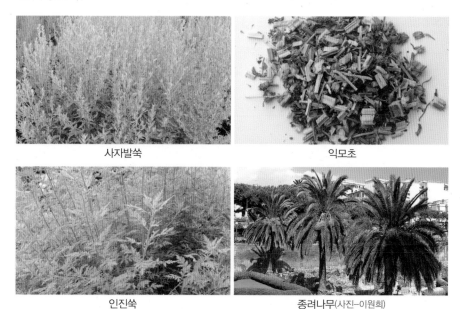

사자발쑥

익모초

인진쑥

종려나무(사진-이원희)

대하증

"대하증은 몸이 냉할 때나 난소가 활동하는 시기에 발생!"

산부인과를 찾는 성인 여성에게 대하증은 흔하다. 젊은 여성에게 흔하고 냄새가 나고, 냉이 많아 음부가 가렵고, 소변을 볼 때 통증을 느끼기도 한다.

생리적인 대하증은 자궁점막, 질 등에서 분비되는 것과 자궁경관에서 난소호르몬이 반응하여 냉을 분비하기도 한다. 특히 월경과 월경 중간기인 배란기에는 무색투명한 물기가 냉이 있다.

여성 호르몬은 사춘기의 진행, 월경 및 생산 능력을 조절한다. 난소는 에스트로겐과 프로게스테론이라는 여성 호르몬을 생산하는데 이 호르몬들은 뇌하수체라는 뇌의 기저부에 있는 작은 구조물에서 분비된다. 질벽은 감염을 막기 위해 약산성의 분비물을 분비한다.

여자의 일생은 난소가 활동하지 않는 소녀기, 난소가 활동하는 사춘기, 난소가 제대로 활동하고 임신과 출산을 하는 시기, 난소의 작용이 없어져 가는 갱년기, 난소가 전혀 활동하지 않는 노년기로 구분할 수 있다. 대하증은 사춘기와 난소가 제대로 활동하는 시기에 감염 가능성이 높다.

【 병적인 대하증의 기초 상식 】

구분	특징	비고
병원체	칸디다(곰팡이), 트리코모나스(원충류)	편모
성병	임질균	
질균	대장균, 포도상구균	
질염	피임기구에 의한 기계적 화학적 자극	
악성 질병의 증상	자궁암, 외음부암	

🍃 **연꽃** **용도:** 식용(꽃차, 연잎밥, 볶음, 효소) · 약용, **성미:** 평온하며 달고 떫다. **독성:** 없다.

7~8월에 연잎 10g을 따서 믹서기에 갈아 생즙을 내서 음부를 세척한다.

🍃 **인동덩굴+백지(구리때)** **용도:** 식용 인동덩굴(꽃차, 음료, 효소, 금은화 덩굴주) · 백지(차, 나물, 효소) · 약용, **성미:** 인동덩굴(차며 달다) · 백지(따뜻하며 맵다), **독성:** 각 인동덩굴 · 백지에 없다.

5~7월에 인동덩굴 꽃 15g+백지 6g을 배합하여 달여 하루 3번 공복에 복용한다.

🍃 **구절초** **용도:** 식용(꽃차, 나물, 비빔밥, 효소) · 약용, **성미:** 따뜻하며 쓰다. **독성:** 없다.

음력 9월 전후에 꽃을 따서 20g을 물에 달여서 공복에 복용한다.

🍃 **접시꽃** **용도:** 식용(꽃차, 나물, 효소) · 약용, **성미:** 약간 차며 달다. **독성:** 없다.

가을에 뿌리 20g을 캐서 달여 하루 3번 복용한다.

🍃 **약쑥** **용도:** 식용(약쑥차, 약쑥국, 무침, 떡, 약쑥 뿌리주) · 약용, **성미:** 평온하며 쓰다, **독성:** 없다.

단오 이전에 쑥 20g을 채취하여 달여 하루에 3번 공복에 복용한다.

09

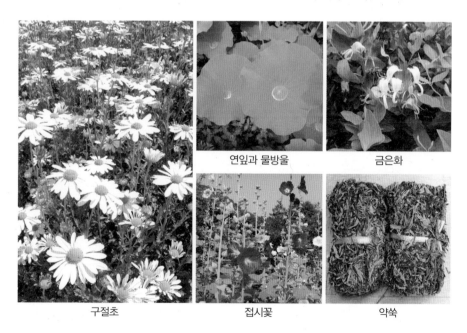

연잎과 물방울

금은화

구절초

접시꽃

약쑥

불임증

"불임증은 부부가 피임을 전혀 하지 않고 규칙적인 성교를 해도 1년 이내에 임신이 안 되는 경우!"

인간은 생물학적 견지에서 성적 욕구는 가장 강한 본능 중의 하나이다. 정자와 난소는 정상적으로는 남녀 간의 성교를 통해 접촉한다. 정자*는 남성의 고환에서 생산하고 난자**는 여성의 난소에서 생산한다.

남녀가 생리 주기 중 임신이 가능한 시기에 피임 없이 성교할 경우 정자와 난자가 수정될 확률은 다섯 번에 한 번 정도밖에 안 된다. 의학의 발전으로 인공 수정은 질이나 자궁 내로 정자를 주입하는 간단한 시술이다.

여자 아이는 출생 전부터 난소에 약 150,000개의 미성숙 난자를 가지고 있다. 남자는 사춘기가 되면 하루에 1억 2천 5백만 개의 정자가 생산된다. 남자의 불임은 정자의 방출이 적어 건강한 정자를 생산하지 못하는 상태다.

남자가 정자를 생산할 능력이 없거나 정자 자체가 약한 경우에는 여자가 건강해도 임신할 수 없다. 불임은 임신을 원하는 부부 10쌍 중 1쌍꼴로 발생한다. 불임 부부의 약 절반에서 여성이 원인이 있지만 1/3은 남성에게 있다. 여성 불임은 35세 이상 여성에서 흔하다. 무월경은 3개월 이상 월경이 없는 경우를 말한다. 여자의 불임 원인으로는 자궁내막염, 자궁근종, 내분비 이상 등이 있고 그 외 여성 호르몬 불균형, 스트레스, 우울증, 과도한 운동, 저체중 또는 과체중 등이 있다.

여자는 몸을 따뜻하게 하는 생강, 쑥 등이 있고, 여성 호르몬이 다량 함유된 석류, 칡 등을 먹고, 남자는 정력에 좋은 삼지구엽초, 하수오, 산양 산삼, 가시오가피 등이 있다.

---

* 사정 후 2억 5천 만의 정자가 질 속으로 들어간다.
** 난자의 지름은 약 0.1mm이고, 정자는 0.005 mm이고 20배나 작다

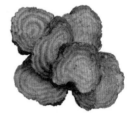

🌿 **생강** **용도:** 식용 (차, 생즙, 양념, 장아찌, 김치, 향신료, 편강, 생강주) · 약용, **성미:** 따뜻하며 맵다. **독성:** 없다.

9~10월 서리가 내리기 전에 덩이줄기 3~6g을 캐서 껍질을 벗긴 후 햇볕에 말리고 달여 수시로 차(茶)처럼 마신다.

🌿 **칡** **용도:** 식용 (꽃차, 생즙, 나물, 장아찌, 칡묵, 칡뿌리주) · 약용, **성미:** 평온하며 달고 약간 맵다. **독성:** 없다.

가을~이듬해 봄까지 뿌리 20g을 캐서 톱으로 잘라 항아리에 넣고 설탕을 녹인 시럽을 붓고 100일 후에 효소 1에 물 3을 희석해 음용한다. 여자에게 좋다.

칡(갈근)

🌿 **석류** **용도:** 식용 (꽃차, 생즙, 생식, 석류 열매주) · 약용, **성미:** 따뜻하며 시고 떫다. **독성:** 없다.

9~10월에 익은 열매을 따서 껍질 5~80g을 믹서기에 갈아 즙을 내서 하루 3번 음용한다. 여자에게 좋다.

🌿 **삼지구엽초** **용도:** 식용 (꽃차, 나물, 부각, 음양곽) · 약용, **성미:** 따뜻하며 맵고 달다. **독성:** 없다.

봄~여름에 잎 4~8g을 채취하여 그늘 또는 햇볕에 말린 후 달여 하루 3번 복용한다. 남자에 좋다.

🌿 **익모초** **용도:** 식용 (꽃차, 액상차, 환, 효소) · 약용, **성미:** 약간 차며 맵고 쓰다. **독성:** 없다.

봄에 전초를 채취하여 햇볕에 말린 후 가루를 내어 환을 만들어 하루에 3번 30~50알을 식후에 먹는다. 여자에게 좋다.

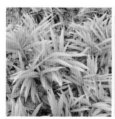
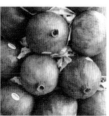
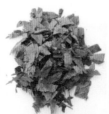
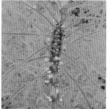

| 생강 줄기 | 석류 | 삼지구엽초(음양곽) | 익모초 |

"땀은 국소적 혹은 전신적인 과다한 분비!"

인체에서 흘리는 땀은 체온을 내리는 기전중의 하나이다. 땀은 발열, 운동, 허약 체질, 찜질 등에 대한 반응이다. 다한증이 심하면 삶의 질이 떨어질 뿐만 아니라 사회생활에 어려움이 있다.

땀이 정상인과 비교하면 다한증은 식은땀이 과도하게 분비되는 것으로 삶의 질을 떨어뜨린다. 원인은 가족의 유전, 15~30세 사이에 자주 생기지만, 자율신경 혼란과 호르몬의 불균형과 스트레스, 기력이 떨어진 상태에서는 땀이 흘리는 경우가 허다하다.

다한증은 일상생활을 할 때 낮에 땀을 흘리는 자한(自汗), 잠을 자다가 본인도 모르게 땀을 도둑을 맞는 도한(盜汗)이 있다.

인체의 땀은 몸의 체온을 조절하고 노 폐물을 배출해 피부의 습도를 조절해 준다. 다한증은 과도한 스트레스나 내 분비 이상에 의한 갑상선 기능 항진증이나 당뇨병 등에서 발생한다. 주로 이마, 손바닥, 발바닥, 겨드랑이, 사타구니에서 많이 나고 불쾌한 냄새를 동반한다.

다한증을 예방하고 치유하기 위해서는 평소에 땀을 잘 흡수하는 면 종류인 천연 섬유로 만든 편안한 헐렁한 옷을 입고, 규칙적으로 땀을 씻고 찜질방에서 억지로 땀을 내는 것을 하지 않아야 한다. 땀에 좋은 황기, 면역력에 좋은 마늘, 오가피, 꾸지뽕, 버섯, 양파 등이 있다.

평소 땀을 자주 흘리는 사람은 몸에 땀띠를 동반해 가려움과 다발성 피부 발진을 동반하기도 한다. 병원에서 처방은 땀샘을 억제하는 알루미늄 클로라이드 국소를 발라주거나 땀 분비를 조절하는 교감신경 중추를 수술로 제거하는 처방과 수술을 한다.

🌿 **황기** **용도:** 식용(꽃차, 육수, 환, 효소, 황기 뿌리주) · 약용, **성미:** 따뜻하며 달다, **독성:** 없다. 가을에 뿌리 10~20g을 캐서 햇볕에 말린 후 달여 하루 3번 복용한다.

🌿 **현미+팥** **용도:** 식용 현미(현미밥, 현미떡, 식초) · 팥(생즙, 팥밥, 팥죽, 송편, 팥주, 고명) · 약용, **성미:** 현미(따뜻하며 달다) · 팥(평온하며 달고 약간 시다), **독성:** 현미 · 팥에 없다. 7~10월에 현미 한 되+9~10월에 팥 두 주먹을 밥솥에 넣고 밥으로 지어 먹는다.

🌿 **닭의장풀+생강** **용도:** 식용 닭의장풀(차, 효소) · 생강(차, 양념, 김치, 장아찌, 편강, 생강주) · 약용, **성미:** 닭의장풀(차며 달고 약간 시다) · 생강(따뜻하며 맵다), **독성:** 닭의장풀 · 생강에 없다.

개화기 전 온포기 6~22g을 채취하여 강판에 갈아 즙을 낸 후 여기에 생강즙을 1/10 정도를 떨어뜨려 하루 2번 아침 저녁으로 공복에 복용한다.

🌿 **맥문동** **용도:** 식용(꽃차, 튀김, 맥문동 뿌리주) · 약용, **성미:** 차며 달고 약간 쓰다, **독성:** 없다. 4~5월에 덩이뿌리 7~10g을 캐서 햇볕에 말린 후 달여 식전 하루 3번 복용한다.

09

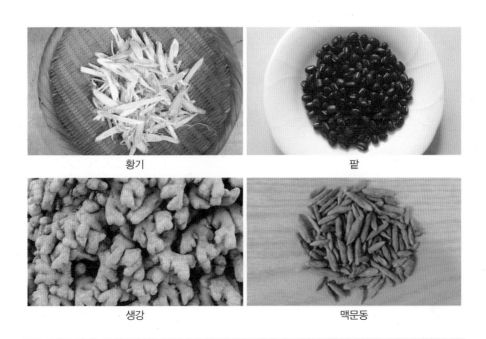

황기

팥

생강

맥문동

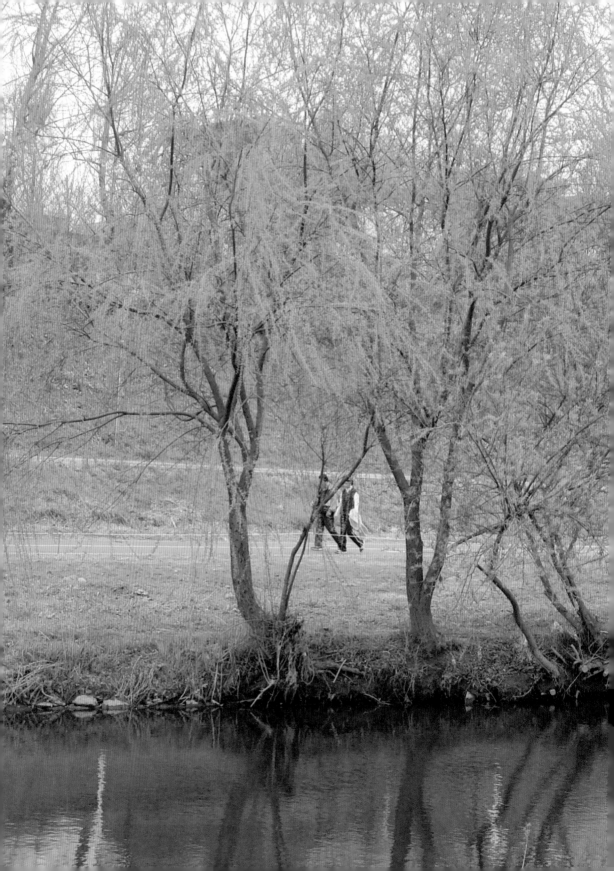

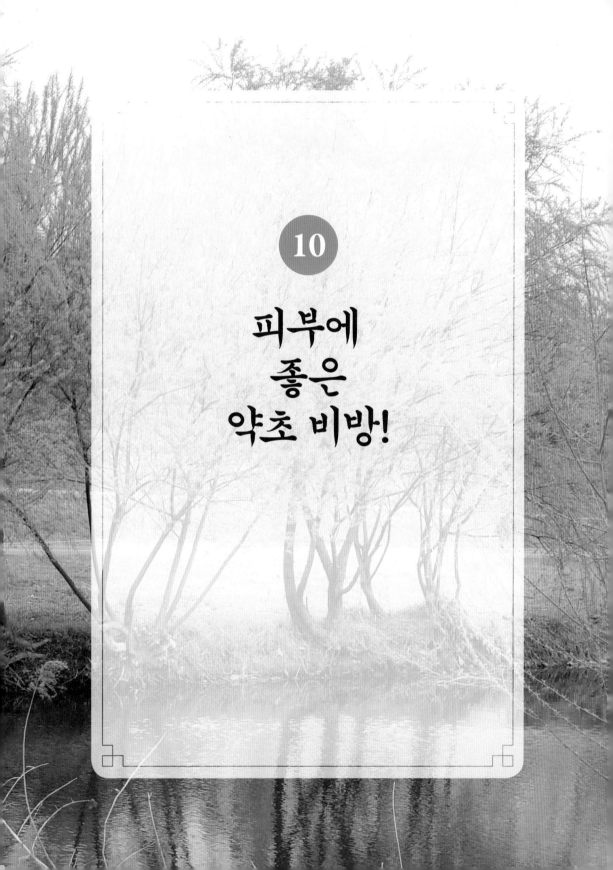

10

피부에
좋은
약초 비방!

"피부는 내장의 거울!"

인체의 피부는 평균 표면적이 약 2m²로 가장 큰 기관이다. 피부는 근육, 장기, 혈관, 신경 등을 외부로부터 보호한다.

피부는 전신 건강과 감정의 변화의 척도다. 피부 질환은 삶의 질을 떨어뜨리고 치료를 요한다. 피부 표피의 가장 위층은 죽은 세포들로 이루어져 있고, 매분 30,000개의 세포가 사멸하면 표피 아래층으로부터 계속 보충된다.

거친 피부와 기미는 간이나 신장의 기능이 순조롭지 못할 때 주로 나타난다. 일부 질환은 유전적 성향도 있고, 약물 복용, 알레르기 반응, 감염, 변질한 상한 음식, 벌레 등의 다양하다. 피부소양증(가려움증)이나 건선(마른버짐), 습진과 같은 만성 질환은 삶의 질을 떨어뜨리고 장기간의 치료를 요한다.

우리 땅에서 자생하는 약초를 활용해 피부의 중독이나 해독을 할 수 있다. 알레르기 반응이 있는 사람은 옻나무 근처에 접근했을 뿐인데도 옻에 탈 정도로 민감하다. 봄에 옻 새순을 먹을 때는 끓은 물에 살짝 데쳐서 달걀노른자를 풀어서 해독한 후 먹거나, 밤나무의 잎을 진하게 달여 그물로 환부를 씻거나 목욕을 한다.

【 피부 기초 상식 】

구분	증상	비고
표면층 세포	사멸한 납작한 세포로 보호 장벽 역할을 한다.	
과립 세포	유극 세포보다 편평한 과립층에 존재하는 세포	
유극세포	유극층에 존재하는 세포로 뾰쪽한 돌기를 가지고 있다. 세포간의 지지역할을 한다.	
기저세포	기저층의 세포로 진피와 맞닿아 있다. 지속적으로 분열하고 상층으로 이동한다.	

🌿 **연꽃** **용도:** 식용(꽃차, 생즙, 연잎밥, 효소) · 약용, **성미:** 평온하며 달고 떫다, **독성:** 없다.
7월에 연잎 3장을 따서 달인 물로 수시로 환부를 세척한다.

🌿 **소리쟁이+식초** **용도:** 식용 소리쟁이(나물, 장아찌, 소리쟁이 뿌리주) · 약용, **성미:** 차며
쓰다, **독성:** 없다.
8~9월에 뿌리 5~7g을 캐서 짓찧은 후 소량의 식초로 반죽한 후 환부에 바른다.

🌿 **고추나물** **용도:** 식용(나물) · 약용, **성미:** 평온하며 맵다, **독성:** 없다.
6~8월에 잎과 줄기 8~10g을 채취하여 짓이겨 참기름과 함께 환부에 바른다.

10

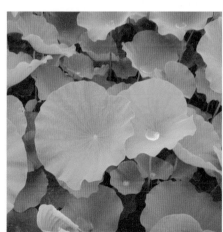
연꽃(연잎)

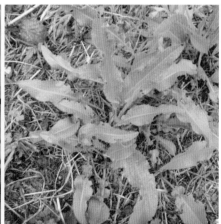
소리쟁이

"피부소양증은 전신 또는 국소적으로 가려움을 자극하는 증상!"

피부병 질환인 피부소양증(가려움증)은 전신 또는 국소적으로 피부에서 느껴지는 자극적인 증상으로 매우 흔하다. 원인을 알 수 없는 경우도 있고, 일부는 재발하기도 하나 대부분은 스스로 치유되기도 한다.

피부소양증은 삶의 질을 떨어뜨린다. 피부 일부 부위만 가려울 수도 있고, 전신이 가려울 수도 있다. 계속 긁으면 피부의 문제를 더 심화시킬 수 있고 무의식적으로 자주 긁으면 피부를 두껍게 할 수 있다.

원인으로는 벌레 물린 부위가 가려울 수도 있고, 약초 독초나 옻이 올라 발진이나 두드러기 등을 동반할 수도 있고, 기생충 같은 옴으로 인해 가려울 수도 있고, 피부가 건조할 경우, 특정 목욕 세제에 대한 반응, 특정 약물에 의한 알레르기 반응, 정신적인 스트레스에 대한 반응, 간 질환이나 만성 신부전 같은 증상 등 다양하다.

피부 병원에서는 피부 완화제로 세수 또는 목욕 후 건조하고 가려운 피부를 촉촉하게 해줄 수 있다. 심한 가려움증에는 병원에서 처방을 받고 항히스타민제를 복용하거나 국소적 스테로이드를 환부에 바른다.

피부소양증을 예방하고 치유하기 위해서는 가능한 피부를 자극 하는 물질을 피해야 하며, 피부에 찰싹 달라붙는 옷보다는 헐렁한 면류의 옷을 입는다. 목욕할 때 탕 속에 쑥을 담은 보자기를 넣고 우린 물로 목욕한다. 쑥류(쑥, 사철쑥, 인진쑥, 약쑥, 등), 지치 뿌리, 복숭아 가지, 밤나무 잎 등을 쓴다.

🌿 **쑥** 용도: 식용(차, 생즙, 쑥국, 무침, 부침개, 쑥떡, 액상차, 환, 효소, 쑥뿌리주) · 약용, 성미: 평온하며 쓰다, 독성: 없다.

봄에 생쑥 20g을 채취하여 탕 속에 헝겊에 넣고 목욕물을 만들어서 그 안에서 목욕을 한다.

🌿 **복숭아나무** 용도: 식용(꽃차, 생식, 넥타, 잼, 청) · 약용, 성미: 따뜻하며 달다, 독성: 없다.

5~8월에 잎이나 잔가지 20g을 채취하여 탕 속에 헝겊에 넣고 목욕물을 만들어서 그 안에서 목욕을 한다.

🌿 **지치** 용도: 식용(꽃차, 나물, 식용 색소, 홍주, 지치 뿌리주) · 약용, 성미: 차며 달고 짜다, 독성: 없다.

9월~이듬해 봄까지 뿌리 4~8g을 캐서 물로 씻지 않고 분무기를 뿌려가며 흙을 제거한 후에 햇볕이나 불에 말린 후에 가루를 내어 제분소에서 환을 만들어 하루에 3번 30~50알을 식후에 먹는다.

🌿 **밤나무** 용도: 식용(꽃차, 생식, 밤묵, 고명, 돌솥밥, 밤주) · 약용, 성미: 따뜻하며 달다, 독성: 없다.

9~10월에 잎과 가지 10g을 채취하여 달인 물을 가려운 피부에 환부에 수시로 바른다.

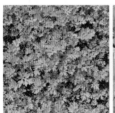
쑥

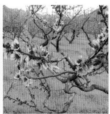
복숭아나무

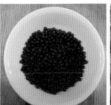
지치 환

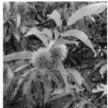
밤나무

"치질은 직장 안이나 항문 주위의 정맥이 부어올라 생기는 질환!"

치질은 인구의 1/3 정도가 한 번쯤은 병에 걸리는 흔한 질환으로 항문 주위와 직장 안 조직의 정맥이 부어올라 생기는 질환이다. 크게 항문 주위의 정맥 부종은 "외치질", 직장 내의 정맥이 붓는 것을 "내치질"이 있다.

치질은 장기간 변비(섬유가 없는 식습관)가 있을 때 배변하기 위해 힘을 주면서 정맥 환류가 안 되어 직장 주변의 혈관이 늘어나면서 생긴다. 또한, 임신 중 태아가 복강 내 압력을 높일 때, 비만 시 혈관에 과도한 압력에 의해 생기기도 한다. 임신 시의 치질은 출산 이후 쉽게 없어지는 경우가 많다.

치질의 증상으로는 배변 이후 휴지에 피가 묻는 경우, 배변 시 불쾌감, 항문으로 점액이 나오며 소양감을 동반, 배변 이후에도 시원하지 않으면 의심을 해야 한다.

항문에 혹 생기는 치핵이나 치열, 치루 등은 증상이 심하지 않으면 좌욕이나 식이섬유 섭취를 늘리고 배변 습관을 개선하면 예방이 가능한 질환이다.

【 치질의 기초상식 】

구분	증상	비고
치핵	치핵 조직이 커져 앉을 때마다 통증 유발	치핵 절제술
치열	항문 피부에 점막이 찢어져 변을 볼 때 통증 유발	괄약근 절제술
치루	항문선 염증에서 고름이 배출되면서 치루관 형성	치루 절제술

🌿 **부들** 용도: 식용(환) · 약용, **성미:** 평온하며 달다, **독성:** 없다.

6~7월 개화기에 포황(부들 꽃가루)를 채취하여 참기름에 개서 고약으로 만들어 환부에 붙인다.

🌿 **속새** 용도: 식용(차, 환) · 약용, **성미:** 평온하며 달고 쓰다, **독성:** 없다.

여름~가을에 속새를 잘라 불에 태운 것을 재로 만들어 환부에 붙인다.

🌿 **바위손(권백)** 용도: 식용 바위손(차, 효소, 권백주) · 약용, **성미:** 평온하며 약간 맵다, **독성:** 없다.

권백(바위손)

가을철에 온포기 8~10g을 채취하여 햇볕에 건조시킨 후 쪄서 나오는 수증기를 환부에 쏘인다.

🌿 **무화과나무** 용도: 식용(생식, 생즙, 건과, 잼, 효소) · 약용, **성미:** 평온하며 달다, **독성:** 없다.

9~10월에 덜 익은 열매를 따서 강판에 갈라 즙을 내서 환부에 붙인다.

🌿 **약모밀** 용도: 식용(꽃차, 생즙, 나물, 묵나물, 액상차, 환, 효소) · 약용, **성미:** 차며 맵다, **독성:** 없다.

여름~가을에 생잎이나 뿌리 6~10g을 채취해 믹서기에 갈아 환부에 붙인다.

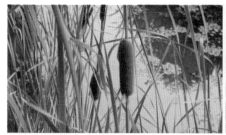

부들

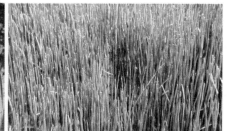

속새

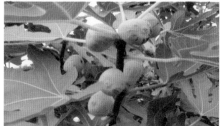

무화과나무

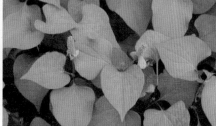

약모밀

화상
"화상은 신체의 3도 이상 화상범위가 넓을수록 생명을 위협!"

신체의 화상은 아무리 작더라도 덴 상처가 깊을 때는 흉터(반흔)가 남게 되어 삶의 질에 영향을 미친다. 피부 표면 아래에 액체가 고이는 때도 있다.

화상은 강한 열에 의해 피부에 생긴 열성 병변으로 대수롭지 않은 것으로 생각하기 쉬우나 화상 범위가 넓으면 생명에 위험을 주는 질환이다. 예를 들면, 어른은 체표(體表·몸 표면)의 20% 이상, 어린이는 10~15% 이상 데었을 때는 2시간 내 적절한 치료를 받지 못하면 쇼크를 일으켜 위험하다.

화상을 예방하고 치유하기 위해서는 우선 뜨거운 것을 아무 생각 없이 만져서는 안 된다. 만약 나도 모르게 뜨거운 것을 만졌을 때는 즉시 차게 식혀주는 게 중요하다. 수돗물을 흘려보내면서 화상 입은 부위를 30분 이상 충분히 식히거나 찬찜질을 한다.

화상을 입었을 때는 물에 적신 깨끗한 시트 등으로 부위를 감싸고 음료수를 먹지 않는다. 화상에 좋은 천년초 잎을 쓴다.

【 화상의 기초상식 】

구분	증상	비고
1도	표피만 덴 것으로 홍반과 부종에 의한 화끈거리고 쓰리다.	통증
2도	진피까지 덴 것으로 홍반과 수포가 생겨 통증이 아주 심하다.	상처
3도	피하지방까지 열상이 비친 것으로 전반적으로 희거나 누렇게 보이며 피부가 괴사 상태가 되며 제2차 감염 위험이 있다.	흉터 남음

감자 **용도:** 식용(생즙, 찌개, 감자 부침개, 쪄서 먹는다) · 약용, **성미:** 달다, **독성:** 껍질과 씨눈에는 독이 있다.

5~6월과 8~9월에 감자를 캐서 씨눈을 제거한 후 강판에 갈아 환부에 붙이고 다음 날 새 것으로 붙인다.

오이 **용도:** 식용(생식, 김치, 오이 소박, 국수에 고명, 동치미) · 약용, **성미:** 열매는 약간 달고 꼭지는 쓰다, **독성:** 없다.

6~7월(온상에 오이는 연중)에 열매를 따서 강판에 갈아 생즙을 환부에 붙인다.

가지 **용도:** 식용(나물, 무침, 김치, 된장 장아찌, 쪄서 먹는다) · 약용, **성미:** 차며 달고 맵다, **독성:** 없다.

10월에 생가지 4~6g을 강판에 갈아서 생즙을 환부에 붙인다. 백두산 한민족은 가마솥으로 밥을 지을 때 된장에 가지를 줄기를 잘라 박아 가장자리에 넣어 익혀 먹는다.

소나무 껍질+참기름 **용도:** 식용 소나무(솔순차, 다식, 송편, 송엽주) · 참깨(향신료, 양념) · 약용, **성미:** 참깨(평온하며 달고 고소하다), **독성:** 없다.

연중 소나무 껍질 5g 불에 태워서 참기름에 개서 환부에 붙인다.

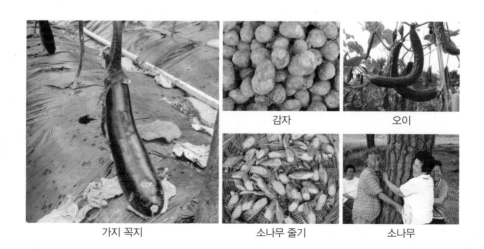

	감자	오이
가지 꼭지	소나무 줄기	소나무

무좀과 사마귀
"무좀은 발에 생기는 곰팡이에 의한 감염, 사마귀는 바이러스에 의해 유발되는 단단한 악성 종양"

인체의 무좀은 발가락 사이에 흔히 침범하는 진균 감염이며 습한 곳에서 사는 곰팡이에 의해 생긴다. 젊은 층에 흔하고 땀을 더 많이 흘리고 꼭 끼는 신발을 더 오래 신고 다닐 때 생기는 경우가 많다.

무좀은 불특정 다수의 사람이 많이 다니는 목욕탕, 찜질방, 탈의실, 수영장, 욕실 등을 맨발로 다닐 때 진균이 옮을 수도 있다. 흔히 네 번째와 다섯 번째 발가락 사이에 가장 잘 생겨 때로는 내버려 두면 발등이나 발톱을 감염시킬 수도 있으며 발톱에 감염되면 노랗게 변하고 두꺼워지며 쉽게 부스러진다.

무좀을 치유하고 예방을 하기 위해서는 발을 적어도 하루에 한 번은 씻어야 하며, 발을 씻은 후 발가락 사이까지 잘 말리고 발을 건조하게 하는 것이 중요하다.

초기 무좀에는 하루에 2번 이상 항진균제를 바르면 효과를 볼 수 있다. 꾸지뽕 목초액 외 목초액을 환부에 뿌려 완화할 수 있다.

사마귀는 유두종 바이러스에 의해 생기는 악성 종양이다. 사마귀는 손에 생기는 심상성 사마귀, 발바닥에 생기는 족저(발바닥) 사마귀, 손목과 손등에 생기는 편평 사마귀가 있으며 대개 해를 주지를 않지만, 성기부를 침범하는 유형은 심각한 문제를 일으킨다.

사마귀는 대개 없이 사라지는 데 수개월에서 수년이 걸린다. 사마귀의 자연치유를 할 때는 무화과 열매 덜 익은 열매와 잎꼭지와 작은 가지를 벤 자리에서 나오는 하얀 즙을 바른다.

🌿 **석류나무　용도:** 실용(꽃차, 생식, 생즙, 액상차, 효소, 석류 열매주) · 약용, **성미:** 따뜻하며 시고 떫다, **독성:** 없다.

9~10월에 익은 열매 5개를 따서 껍질만 벗겨 강판에 갈아낸 후 환부에 바른다.

🌿 **매실나무　용도:** 실용(꽃차, 장아찌, 청, 효소) · 약용, **성미:** 따뜻하며 시다, **독성:** 없다.

봄에 어린 잎 30g을 따서 보자기에 넣고 탕속에 넣어 목욕물을 만들어서 그 안에서 목욕을 한다.

🌿 **가지　용도:** 실용(생식, 무침) · 약용, **성미:** 차며 달고 맵다, **독성:** 없다.

가을에 익은 열매 꼭지에 붙은 가지대를 채취하여 달인 물에 환부를 담근다.

🌿 **감나무　용도:** 실용(차(꽃, 잎), 생식, 곶감, 장아찌, 감식초) · 약용, **성미:** 평온하며 씁쓸하고 떫다, **독성:** 없다.

가을 전에 땡감을 따서 짓찧어 환부에 붙인다.

🌿 **도꼬마리+백반　용도:** 실용(약술) · 약용, **성미:** 따뜻하며 달고 쓰다, **독성:** 소량의 독이 있다.

늦여름~9월에 잎과 열매 5g을 삶은 후 그 물에 백반을 타서 환부를 담근다. 혹, 열매는 볶거나 술에 담갔다가 건져내어 쪄서 사용한다.

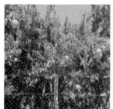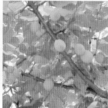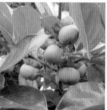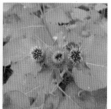

| 석류나무 | 매실나무 | 감나무 | 도꼬마리 |

"아토피성 습진은 접히는 피부 부위에 생기는 증상!"

인체의 습진은 염증성 피부로 때로는 작은 물집이 생기기도 하며 오래되면 자주 긁어서 두꺼워지며 일생동안 간헐적으로 재발하는 경우가 허다하다. 특히 손의 습진은 오래가며, 통증이 있고, 팔꿈치 안쪽에 피부의 발적과 부종, 작고 물이 찬 물집이 생긴다.

습진은 가려움증을 동반하는 수포성 홍반으로 건성 습진, 아토피성 습진, 화폐상 습진, 접촉성 피부염, 지루 피부염, 포진 등이 있다.

손의 습진을 예방하고 치유하기 위해서는 가공식품을 먹지 않는다. 복숭아 잎을 진하게 달인 물, 고삼(너삼 뿌리)를 삶은 물로 목욕을 하거나 편백나무 수액을 피부에 뿌리고, 천년초를 짓찧어 환부에 바르면 효과를 볼 수 있다.

【 습진과 피부염의 기초 상식 】

구분	증상	비고
건성 습진	노인성 습진으로 피부가 건조해지고 갈라진다.	노인
아토피성 습진	천식과 같은 알레르기 질환의 유전적 성향	어린이
화폐상 습진	동전 모양의 원판형 피부 병변 습진	남성
접촉성 피부염	자극적 물질에 대한 직접 접촉으로 인한 반응	모든 나이
지루성 피부염	곰팡이류에 피부염	유아, 성인
한포진	피부가 가장 두꺼운 부위, 즉 손가락, 손바닥, 발바닥 등에 가려움을 동반	

🌱 **소리쟁이** **용도:** 식용(나물, 효소, 소리쟁이 뿌리주) · 약용, **성미:** 차며 쓰다. **독성:** 없다.

8~9월에 뿌리 5~7g을 캐서 믹서기에 갈아 생즙을 환부에 붙인다.

🌱 **탱자나무** **용도:** 식용(꽃차, 환, 효소, 탱자주) · 약용, **성미:** 서늘하며 맵고 쓰다. **독성:** 없다.

6~8월에 익은 열매를 따서 삶은 물을 수시로 환부에 바른다.

🌱 **삼나무** **용도:** 식용(차) · 약용, **성미:** 평온하다. **독성:** 없다.

연중 잎 10g을 삶은 물에 달여 환부를 수시로 세척한다.

🌱 **계피나무** **용도:** 식용(차, 향신료, 제과용, 기름의 원료용, 환) · 약용, **성미:** 따뜻하며 맵다. **독성:** 없다.

가을~겨울에 나무껍질을 채취하여 그늘에 말린 후 기름을 짜서 수시로 환부에 바른다.

10

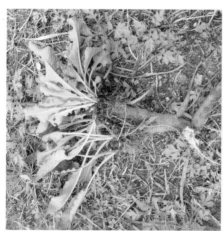

소리쟁이 뿌리

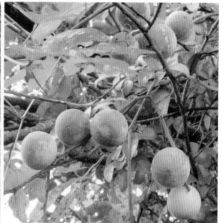

탱자나무 미성숙 열매

옴
"옴은 진드기에 의한 피부병!"

피부병의 일종인 옴은 대개 어린이와 젊은이에게서 생긴다. 옴은 기생충 진드기(평균 3~4일을 산다)가 피부의 바깥층에 수도를 파서 그곳에 알을 낳아 생긴다. 수 주 동안 증상이 없다가 유충이 부화되고 진드기로 자라게 되면 배설물에 민감한 피부에서 가려움증이 나탄난다.

옴(옴 벌레)은 전염성이 강하기 때문에 밀접한 접촉자에 전파된다. 옴진드기는 면역력이 약한 사람에게서 잘 걸린다. 감염자의 손을 잡거나 장기간 접촉했을 때, 성(性)관계, 감염된 사람의 의복, 침구, 수건을 사용하지 않는다.

주요 증상은 감염 후 4~6주 경에 나타나는데 피부가 약간 융기되고 약 1cm 정도의 핑크빛 또는 붉은색의 점이 생기고, 특히 밤에 가렵고 심하다. 주로 손목, 팔꿈치, 겨드랑이, 젖꼭지, 음경, 허리, 엉덩이, 손가락 사이 등에 생긴다.

피부 병원에서는 전신에 항기생충제 로션을 바른 후 8~24시간 이내에 씻어 낸다. 국소적 가려움증에는 스테로이드를 바른다. 진드기 원충을 죽일 수 있는 살충제 성분이 있는 로션, 크림 연고를 쓴다.

옴을 예방하고 치유하기 위해서는 50℃ 이상의 물로 씻고, 면역력이 강화해주는 가시오갈피, 꾸지뽕 등이 향이 있는 정향나무, 먹구슬나무 등이 있다.

✍ **유황** **용도:** 식용(식이 유황) · 약용, **성미:** 따뜻하며 신맛이 있다, **독성:** 유황에는 독이 있어 법제하여 써야 한다.

일반 의약품인 식이유황을 구입하여 비누, 연고, 샴푸 또는 유황용액을 바른다. 양파, 마늘, 소나무에 많이 함유되어 있다. 유황은 먹을 수 있는 식이유황과 먹을 수 없는 유기유황이 있다. 주로 유황은 가려움증 외용약으로 쓴다.

✍ **알로에** **용도:** 식용(생식, 생즙, 액상차) · 약용, **성미:** 따뜻하며 달다, **독성:** 없다.
연중 온포기 20~30g을 따서 껍질안쪽에 있는 환부에 생즙을 바른다.

✍ **월계수** **용도:** 식용(차, 이스라엘에서는 조미료) · 약용, **성미:** 담백하고 평이하다, **독성:** 없다.
연중 월계수 잎 5g을 따서 햇볕에 말린 후 달여 차(茶)처럼 수시로 음용한다. 참고로 감기에는 잎을 달여 마시고, 음식을 먹고 체했을 때 말린 잎을 달여 마신다.

10

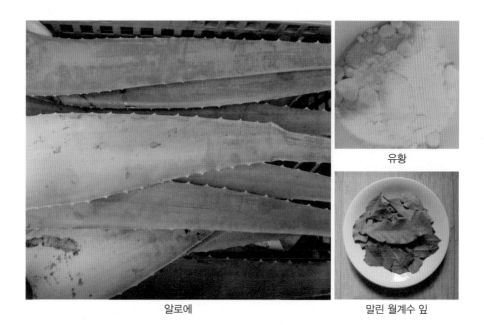

유황

알로에

말린 월계수 잎

"어혈과 멍은 피부 밑 조직의 출혈에 의한 피부색의 변화!"

인체의 어혈(瘀血)은 체내의 혈액이 일정한 곳에 엉기어 정체된 병증으로 뇌, 심장, 혈관에 영향을 주기도 한다.

신체 피부밑의 혈관이 손상되면 피가 주위 조직으로 새어 나와 피부를 통해 검거나 푸른 반으로 보이게 되는데 이것을 멍이라 한다. 대부분 시간이 지나면 새어 나온 혈액들이 깨지고 흡수되면서 색깔이 점점 녹색, 밝은 갈색, 노란색으로 변해가며 일주일 내에 완전히 낫는다.

어혈과 멍은 주로 부딪치거나 어린이나 노인층에서 많고, 팔꿈치 주변, 무릎과 같이 두드러진 부분이 멍이 잘 든다.

어혈과 멍을 예방하고 치유하기 위해서는 손상을 입은 부위를 얼음찜질로 출혈을 줄일 수 있다. 어혈에 좋은 약초로는 엉겅퀴, 부추, 연근, 쑥, 강황, 홍화씨, 황기, 당귀, 버섯류, 영지 등이 있다.

【 어혈의 기초 상식 】

구분	증상	비고
악혈(惡血)	조직의 사이에서 괴어서 굳은 피에 의한 어혈	엉겅퀴
축혈(蓄血)	혈액의 운행이 저해되어 기관내에 엉긴 상태의 어혈	엉겅퀴
패혈(敗血)	건강에 영향을 주는 어혈	홍화씨
배혈(衃血)	조직이 굳어져 흑자색을 띠는 어혈	오가피

◎ **무화과나무 용도:** 식용(생식, 생즙, 건과, 잼) · 약용, **성미:** 평온하며 달다, **독성:** 없다.
9~10월에 익은 열매를 따서 짓찧어 환부에 수시로 바른다.

◎ **엉겅퀴 용도:** 식용(꽃차, 나물, 묵나물, 무침, 부각, 동동주, 식혜, 된장, 식초, 효소, 엉겅퀴 뿌리주) · 약용, **성미:** 서늘하며 쓰고 약간 달다, **독성:** 없다.
6~8월에 잎 10~12g을 채취하여 짓찧어 생즙을 환부에 바른다.

◎ **소나무 용도:** 식용(솔순차, 다식, 송편, 식초, 효소, 솔순주) · 약용, **성미:** 따뜻하며 쓰다, **독성:** 없다.
봄에 30년 이상 된 소나무에서 새로 나온 햇순을 따서 항아리에 넣고 설탕을 녹인 시럽을 붓고 100일 후에 효소 1에 찬물 3을 희석해 음용한다.

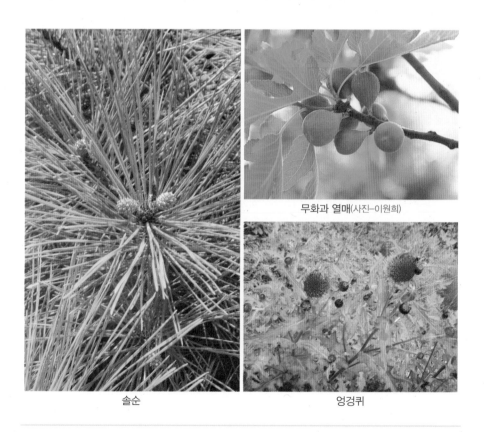

무화과 열매(사진-이원희)

솔순

엉겅퀴

"옻독은 옻나무에 의한 피부 발진!"

옻나무는 쓰임새가 많아 "참옻나무"라는 이름이 붙여졌다. 다른 이름으로 "칠수(漆樹)", "간칠(干漆)", "산칠(山漆)"이라고 부른다.

중국의 장자(莊子)는 "무용(無用)의 용(龍)"이라고 한 것은 "쓸모없는 것이 진짜 쓸모가 있다"는 뜻이 아닐까? "산의 나무는 쓸모가 있어 잘려나가고, 옻나무는 옻진을 쓸 수 있기 때문에 잘려서 없어진다"고 할 정도로 옻나무의 진(液)을 최상품으로 친다.

우리 조상은 쓰임새가 많은 옻나무를 많이 심었다. 줄기부터 옻을 얻는다. 줄에 금을 넣어 주면 칠 액이 흘러나와 대나무 칼 같은 것으로 긁어모은다. 공자(孔子)의 시경(詩經)에서 "산에는 옻나무가 있고…"라고 기록되어 있는 것으로 보아 오래 전부터 옻이 사용되었다는 것을 알 수 있다.

옻나무의 자랑은 새순, 진(液), 가을 단풍이 아름답다. 수지에는 다당류·타닌·스텔라시아닌·라카아제·페놀라아제·자일로스·갈락토스가 함유돼 있다. 옻나무에는 70% 정도의 옻진이 들어 있는데 껍질에 상처를 내면 잿빛의 진이 나온다. 그 옻에는 "우루시올"이라는 성분이 있어, 옻이 몸에 닿으면 피부가 가렵고 퉁퉁 부어올라 고생하기도 한다.

해독하고자 할 때는 옻순에 달걀 노른자위를 풀어 비벼서 먹든가, 옻을 만질 때는 식물유·광물유의 기름을 바르고 작업이 끝나면 비눗물로 씻는다.

한방에서 껍질을 말린 것을 "건칠(乾漆)", 잎을 말린 것을 "칠엽(漆葉)", 씨를 "칠수자(漆樹子)"라 부른다. 근골통에 다른 약재와 처방한다. 민간에서 어혈에는 수지 5g을 달여서 먹는다. 접골·외상 출혈에는 잎과 뿌리·껍질 2~10g을 달여 먹거나 즙을 내어 환부에 바른다.

🌿 **옻나무** **용도:** 식용(나물, 무침, 장아찌, 육수, 옻닭) · 약용, **성미:** 따뜻하며 맵다, **독성:** 있다.
연중 생옻 또는 포칠(苞漆)을 내어 2~3g 또는 잎과 나무껍질 2~10g을 달여 하루 3
번 복용하거나 잎을 따서 강판에 갈아 생즙을 내어 환부에 바른다.

🌿 **고사리** **용도:** 식용(나물, 묵나물, 무침, 볶음, 생선(조기) 요리) · 약용, **성미:** 차며 달다, **독성:**
없다.
가을~이듬해 봄까지 뿌리줄기 10~15g을 캐서 삶은 물을 환부에 수시로 바른다.

🌿 **밤나무** **용도:** 식용(꽃차, 생식, 고명, 밤묵) · 약용, **성미:** 따뜻하며 달다, **독성:** 없다.
9~10월에 나무껍질 10g을 달인 물을 옻 오른 부위에 수시로 바른다.

🌿 **버드나무** **용도:** 식용(차) · 약용, **성미:** 따뜻하며 달고 떫다, **독성:** 없다.
여름~가을에 생버드나무를 채취하여 불에 태울 때 흐르는 거품을 모아서 환부에
수시로 바른다.

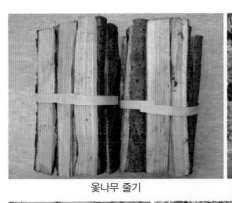

옻나무 줄기

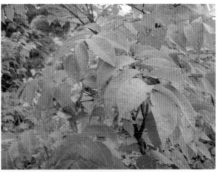

옻나무

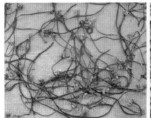

말린 고사리

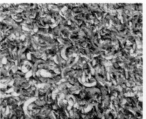

밤나무 알갱이 껍질

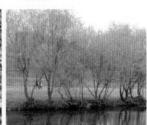

버드나무

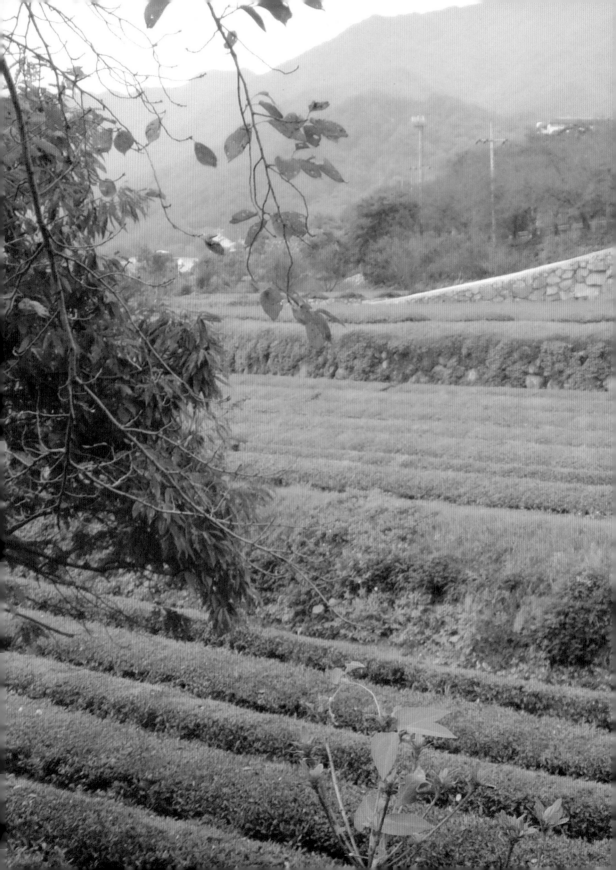

11

정신과 마음에
좋은
약초 비방!

"건강하고 싶거든 스트레스(stress)에서 벗어나라!"

사람은 스트레스를 받는다. 문제는 어떻게 관리를 하느냐에 따라 건강에 영향을 미친다. 스트레스는 중추신경계, 내분비계, 면역에 영향을 준다. 만병의 근원인 스트레스는 외부의 사건이나 상황 등에 대한 반응이다. 과다한 스트레스는 NK세포의 활동을 저하시켜 면역력이 약화되어 여러 가지 질병의 원인이 된다. 스트레스 호르몬은 코르티졸, 면역 활동을 억제한다.

스트레스 경고기는 자연치유력이 감소해 스트레스에 노출되고, 저항기는 화를 자주 내며, 소모기는 뇌하수체, 부신의 반응이 떨어지는 상태이다.

스트레스를 받으면 세포의 손상이 생겨 염증, 궤양, 부정, 종양이 생긴다. 스트레스의 반대인 "웃음"은 엔돌핀을 생성하여 면역력을 높여준다. 신체의 변화로는 근육, 뇌, 심장에 더 많은 혈액을 보내도록 맥박이 빨라지고, 근육이 긴장되고 수축되어 각종 통증을 동반하고, 염증에 대한 면역기능이 떨어지고, 혈압이 오르고, 혈당, 지방, 콜레스테롤이 증가한다.

스트레스에 예방과 치유에는 마음 산책, 웃음, 채소가 답이다. 채소, 산나물, 과일 등이 좋다.

【 일반적인 스트레스가 질병 기초 상식 】

구분	증상	비고
부교감신경 활동저하	림프구의 감소, 배설과 분비 기능 저하	면역력 감소
림프구의 감소	면역력 저하, 감염증 증가	감기
교감신경 긴장	아그레날린 과잉 반응, 심박 수 증가	각종 병 유발
활성산소 증가	발암물질 축적으로 조직 노화 진행	세포 변질,
혈관 수축	노폐물 축적, 염증 발생	병 유발

🌿 **녹황색 채소** **용도:** 식용(생식, 생즙 음용, 나물, 쌈, 샐러드, 절임, 양념) · 약용, **성미:** 채소마다 다르다, **독성:** 없다.

연중 각종 녹색 채소나 산나물을 채취하여 믹서기에 갈아 생즙을 내서 머그컵으로 하루 3번 음용한다.

🌿 **연꽃** **용도:** 식용(꽃차, 조림, 연잎밥, 연자죽, 환, 액상차, 효소) · 약용, **성미:** 평온하며 달고 떫다, **독성:** 없다.

연꽃이 진후에 9월~이듬해 봄까지 뿌리(연근) 몇 개를 캐서 믹서기에 갈아 생즙을 내서 머그컵으로 하루 3번 음용한다. 조림, 튀김으로 먹어도 좋다.

🌿 **감자** **용도:** 식용(생즙, 국, 부침개, 쪄서 먹는다) · 약용, **성미:** 달다, **독성:** 감자 껍질과 씨눈에는 솔라닌이라는 독소가 있다.

5~6월 또는 8~9월에 덩이줄기(감자) 캐서 씨눈을 제거한 후 껍질을 벗긴 후 강판에 갈아 즙을 내서 하루에 3번 공복에 복용한다.

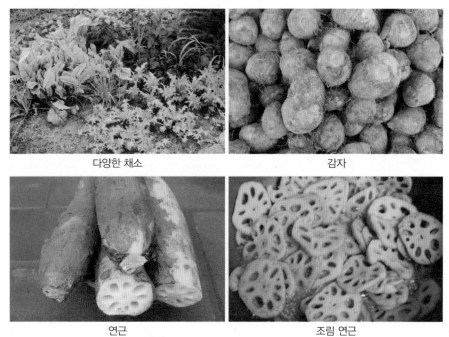

다양한 채소   감자

연근   조림 연근

정신분열증(조현병)

"정신분열증(조현병)은 현실의 감각을 잃고 사회생활을 정상적으로 유지할 수 없는 심각한 정신 질환!"

정신분열증은 사회 생활을 할 수 없을 정도로 심각한 정신 질환이다. 정신 질환은 뇌 신경전달 물질의 불균형과 유전·사회적·환경적 요인이 복합적으로 작용해 감정과 사고(思考), 행동에 이상이 생긴 상태다. 불안 장애, 외상 후 스트레스 장애, 강박증, 불면증, 대식증, 약물 의존, 자살 등을 유발한다. 초기에 치료를 해야 완치를 기대할 수 있다.

정신분열증을 예방하고 치유하기 위해 병원에서는 항정신병 약물로 처방하나 일시적이라 치유을 받고 상담을 받아야 한다. 채소 위주의 식습관을 갖고 혼자서도 삶을 요리할 수 있는 힘을 길러야 한다.

【 정신질환 치유 】

구분	증상	비고
정신분열증	현실 감각을 잃고 사회생활을 정상적으로 유지할 수 없는 심각한 정신 질환	피해망상
약물 의존증	강박적으로 약물을 사용하고 중단한 경우 금단 현상이 생긴다	불안, 환각
우울증	2주 이상 일상생활 어렵고 흥미 없음, 전문가 상담이 필요한 단계	항우울제
불면증	잠이 들거나 계속자기가 어려운 증상	여자 흔함
조현병	늘 감시당하는 기분, 환청, 환시 등이 수일 지속	항불안제
불안 장애	명백한 원인 없이 사소한 일을 걱정하고 불안함	집중력 저하
외상 후 스트레스	개인적 경험에 대한 계속되는 심각한 감정 반응	과거 경험 반복적 생각남
강박증	불란을 일으키는 통제할 수 없는 질환	사춘기
자살	경제(돈) 등 사회적 절망감을 죽음으로 표현	사회적

ⓐ **채소** **용도:** 식용(나물, 쌈, 생즙, 절임, 샐러드, 김치, 장아찌) · 약용, **성미:** 각 다르다, **독성:** 없다.

봄~가을까지 각종 채소를 채취하여 쌈이나 짓찧어 즙을 내서 수시로 음용한다.

ⓐ **당근** **용도:** 식용(생식, 즙, 고명, 양념) · 약용, **성미:** 달다, **독성:** 없다.

가을에 뿌리 20~30g을 캐서 강판에 갈아 즙을 내서 하루 3번 음용한다.

ⓐ **녹차 또는 보이차** **용도:** 식용 녹차(채(꽃, 잎, 엽전차), 녹차밥, 비빔밥, 녹차주) · 보이차(차) · 약용, **성미:** 녹차(서늘하며 달고 쓰다) · 보이차(따뜻하다), **독성:** 녹차 · 보이차에는 없다.

3월 하순부터 막 나온 햇순 0.5~1g을 채취하여 짓찧어 생즙을 내서 음용한다. 보이차는 참고로 중국 운남성 보이현에서 만들어진 전통 발효차이다. 과하게 마시면 간과 신장 기능에 이상이 생길 수 있다.

【정신분열증에 좋은 식품* 】

구분	배당체	식품	오행
녹색	비타민C, 플라보노이드, 미네랄, 엽산, 섬유질, 철분, 칼륨, 칼슘	쑥, 미나리, 녹차, 냉이, 배추, 시금치, 브로콜리, 샐러리, 피망, 매실, 다래	간
주황색	비타민C, 카로노이드, 미네랄, 엽산, 섬유질, 칼륨, 칼슘	당근, 감귤, 감, 파프리카, 고구마, 유자, 살구, 호박, 황도 복숭아	위
흰색	비타민C, 항산화, 양파와 유황 화합물	마늘, 양파, 버섯, 무, 감자, 생강, 연근, 토란, 흰깨, 백도 복숭아	폐
빨간색	비타민C, 항산화, 안토시아닌, 카로티노이드, 섬유질, 칼륨	토마토, 석류, 딸기, 수박, 붉은 고추, 붉은 양파, 대추, 앵두	심장
자주색	안토시아닌, 석탄산	블루베리, 포도, 가지, 적양배추, 자두, 아스파라거스, 적근대, 자주감자, 복분자	신장

* 자료-미국 암 연구기관(AICR)

   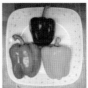

도마토 신선초 컴프리 피망 보이차

"홧병은 상처와 과도한 스트레스를 부른다!"

한자 참을 "인(忍)" 자는 마음 "심(心)" 위에 칼이 놓여 있는 "도(刀)", 재앙의 "재(災)" 자는 시내 "천(川)" 아래 "불(火)"이 있다. 이게 무슨 뜻인가? 살면서 "사소한 일을 제 성질에 못이겨 분함을 참지 못해서 자신의 몸을 해친다"는 깊은 뜻이 담겨 있다.

한의학에서 병을 일으키는 외적(外的)인 원인으로 "칠정(七情)"인 "희노우사비 공경(喜怒憂思悲恐驚)" 즉 기쁨, 노여움, 근심, 생각, 슬픔, 놀람, 두려움, 내적인 원인으로 "육음(六陰)"인 "풍한서습조화(風寒暑濕燥火)" 즉 바람, 추위, 더위, 습기, 건조, 불과 연관이 있다고 본다.

사람은 사는 동안 홧병을 초기에 치료해야 한다. 정신적으로 삶의 질이 떨어지는 우울증과 불면증 수면장애가 나타난다. 모든 병이 원인은 있지만 오랫동안 홧병이 계속되면 삶의 질을 높이기 위해서라도 적극적인 치료를 해야 한다. 자연과 교감하며, 등산, 식물원, 바닷가 산책, 좋아하는 취미 등을 통해 스스로 자연치유를 할 수 있다.

사람의 마음이란 땅과 같다. 땅을 방치하면 잡초만 무성해 씨앗을 뿌릴 수 없다. 마음도 이와 같다. 부정적인 생각을 멀리하고 긍정적인 생각으로 전환하고 마음속의 무질서를 정리하면 된다. 마음속에 간직하였던 탐욕, 용서하지 못하는 마음, 주변 사람을 이해하지 못하는 마음 등을 버리면 된다.

홧병을 예방하고 치유하기 위해서는 평소에 바쁜 삶에서 느림으로 전환을 하고 명상, 등산, 걷기, 산책, 독서 등을 통하여 마음으로 다스리고 꽃차, 약용차, 전통차를 음용하고, 마음의 평안과 홧병을 다스려 주는 조릿대 차를 음용한다.

🌿 **조릿대** **용도:** 식용(새순차)·약용, **성미:** 차며 달다, **독성:** 없다.

봄에 새순 또는 연중 온포기 10g을 채취하여 그늘에 말린 후 달여 수시로 차(茶)로 음용한다.

🌿 **녹차** **용도:** 식용(차(꽃, 잎, 엽전차), 나물, 녹차밥, 비빔밥)·약용, **성미:** 서늘하며 달고 쓰다, **독성:** 없다.

3월 하순에 막 나온 새싹을 따서 따뜻한 물에 우려낸 후 마시거나, 구증구폭하여 차로 만들어 수시로 차(茶)로 음용한다.

🌿 **보이차** **용도:** 식용(차, 중화요리 첨가)·약용, **성미:** 평이하며 따뜻하다, **독성:** 없다.

보이차는 중국 운남성 보이현에서 차나무 잎을 발효시킨 전통차이다. 서울 인사동에서 쉽게 구할 수 있다. 보이차를 한꺼번에 과용하면 간과 신장 기능을 약하게 한다.

🌿 **죽순** **용도:** 식용(새순차, 나물, 건죽순, 볶음, 죽순밥, 죽순주)·약용, **성미:** 따뜻하며 달다, **독성:** 없다.

죽순은 대나무 땅 속 줄기에서 봄에 돋아난 어린순 몇 개를 땅속에서 따서 겉껍질을 벗긴 후 각종 요리를 해서 먹는다.

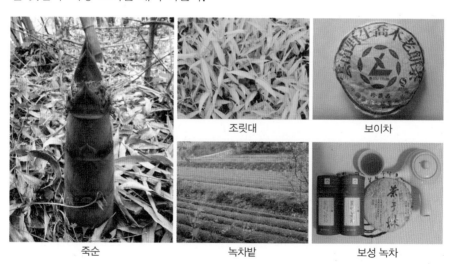

죽순   조릿대   보이차

녹차밭   보성 녹차

"우울증은 마음의 병? 뇌혈관이 막힌 탓?"

한국인 20%가 앓는 우울증! 정신과 의사들은 우울증을 "마음의 감기"로 심리적 충격을 받아 생기는 "마음의 병"이라 부른다. 우울증 증상은 일시적인 침울한 기분과는 다른 기분을 저하시키고 삶의 질을 떨어뜨린다.

우울증 증상으로 불면, 피로감, 자책, 체중 변화, 집중력 감퇴, 자살 시도 중 3개가 추가되면 우울증 환자로 본다. 우울증 환자는 대부분 지속적인 슬픈 감정으로 느끼지만, 혈관성 우울증 환자는 매사에 관심과 의욕이 없는 상태이다. 혈관성 우울증 환자는 항우울 제가 잘 듣지 않기 때문에 제대로 치료를 받지 않으면 치매 등 인지기능 장애를 부르고 자살 위험도가 매우 높다.

사람은 산소, 햇빛, 물 없이는 살 수 없다. 우울증에는 매일 햇빛을 30분 이상 쪼이고 유산소 운동, 가족이나 친구와 잦은 대화를 하는 것도 도움이 된다. 우울증 환자는 잠을 못 이루고 대인기피증을 동반하기 때문에 이해해 주어야 한다. 우울증은 쉽게 낫는 병은 아니지만 자연을 가까이하고 정확한 진단과 함께 적극적인 항우울제 치료를 받으면 완치가 가능한 질환이다.

우울증 환자들은 전반적으로 삶에 흥미가 없거나, 생기(生氣)가 없는 상태가 지속된다. 우울증 약, 항우울제는 중독성이 없으나 갑자기 끊으면 일시적으로 불안한 기분이 들 수 있다. 자연치유를 통해 용량을 줄이면서 단계적으로 끊으면 아무런 문제가 없다.

우울증을 예방하고 치유하기 위해서는 뇌를 닮은 호두를 먹는다. 가을에 토란을 먹고, 혈관 속 피를 맑게 하는 국화꽃차, 자귀꽃차를 음용한다.

🌿 **토란** **용도:** 식용(생식, 생즙, 토란죽, 토란국, 조림, 굽거나 쪄서 먹는다, 토란밥, 토란 식혜, 육개장에 넣어 먹는다) · 약용, **성미:** 차며 맵다. **독성:** 약간 있다(알토란은 껍질을 벗긴 후 하룻밤 쌀뜨물에 담근다. 잎은 끓은 물에 데쳐서 볶은 후 요리에 쓰고, 토란대는 껍질을 벗긴 후 적당한 크기로 잘라 햇볕에 말려 쓴다).

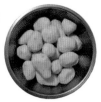

껍질을 벗긴 토란

추석 무렵에 알토란(덩이줄기)을 캐서 숯불에 구워 껍질을 벗겨 먹거나, 알토란(덩이줄기) 10~15g을 캐서 껍질을 벗긴 후에 강판에 갈아 생즙을 내서 요구르트를 타서 하루 3번 음용한다. 참고로 전남 곡성이 유명하다.

🌿 **대나무** **용도:** 식용(죽순, 새순차, 죽여 기름, 음식 요리) · 약용, **성미:** 서늘하며 달다. **독성:** 없다.

대나무 6~12g 전체를 잘라 적당한 크기로 잘라 달여 하루에 3번 복용한다. 혹, 조릿대 새순을 채취하여 따뜻한 물에 넣고 우려낸 후 차(茶)로 마시거나, 왕대나무를 적당한 크기로 잘라 위 항아리에 넣고 아래 항아리에 입구를 맞추고 새끼줄로 감은 후 황토흙으로 감싸고 쌀겨를 넣고 며칠을 태운 후 아래 항아리에 쌓인 죽력(기름)을 약용으로 쓴다. 뿌리(죽복령)를 캐서 햇볕에 말린 후 가루를 내어 참쌀과 배합하여 환으로 만들어 한 번에 30~50알을 식후에 먹는다.

🌿 **석창포** **용도:** 식용(차, 석창포 뿌리주) · 약용, **성미:** 따뜻하며 맵다. **독성:** 없다.

가을에 줄기와 잎과 수염뿌리를 제거한 2~5g을 달여 하루에 3번 복용한다.

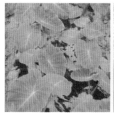

토란

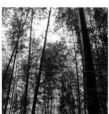

대나무

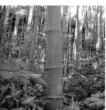

왕대

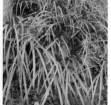

석창포

"불면증은 신체의 고유한 리듬 잠(수면)을 이루지 못함!"

사람의 생체리듬은 낮에는 활동하고 밤에는 자야 한다. 잠은 일상생활을 마치고 정신적·육체적 피로를 풀고, 그 다음 날의 활동을 위해 에너지를 재충전하며 치유하고 면역력을 높이는 시간이다.

현대인 중에 잠을 못 이루는 사람들을 불면증, 수면장애 환자들이라 한다. 건강한 사람의 수면 시간은 평균 8시간 정도가 적당하다. 잠을 자는 시간보다는 잠을 깨는 시간이 중요하다. 쉽게 잠을 잘 수 없을 때 흔히 복용하는 수면제는 불면증 원인을 치료해 주지 못한다.

밤에 잘 자기 위해서는 낮잠을 피하고 햇빛을 30분 이상 쬐고, 취침 3시간 전부터는 과식이나 자극적인 음식(커피, 카페인 포함)을 안 먹는 게 도움이 된다.

어둠 속에서 잠을 자야 하는 이유는 생체 리듬 때문이다. 낮의 활동은 숙면에 도움을 준다. 잠을 잘 때 생체 활동에 필요한 단백질을 세포 내에 축적하고 백혈구 활동으로 세포의 변질과 손상을 치유한다. 낮에는 온갖 병에 노출되는 시간이고 밤에 누적 된 피로를 씻고 병의 요소들을 제거해 준다.

일상생활을 마치고 편안한 숙면은 보약이다. 멜라토닌은 잠을 잘 때 뇌 속의 송과선에서 분비되어 노화를 막고 면역체계를 강화해 주는 역할을 한다. 낮에 햇빛을 덜 받거나 수면을 유도하는 호르몬인 멜라토닌 분비가 저하 되기 때문에 불을 켜고 자면 다음 날 피곤하다.

불면증을 예방하고 치유하기 위해서는 약초로 담근 술을 잠 들기 직전 소주 잔으로 한두 잔 정도 마시면 숙면에 도움이 된다. 인체의 중추신경계를 진정시켜 주는 보라색 채소나 과일, 상추를 먹는다. 불면증에는 좋은 차와 술은 대추차, 둥굴레차, 하수오주, 지치주가 있다.

🌿 **대추나무** **용도:** 식용(차, 고명, 떡, 엿기름, 신선로, 비빔밥) · 약용, **성미:** 대추(따뜻하며 달고 약간 시다), **독성:** 없다.

가을에 익은 대추를 따서 과육을 벗긴 씨 20g을 후라이펜에 볶은 후 달여 잠들기 전에 음용한다.

🌿 **대추+소맥** **용도:** 식용(차, 고명, 떡, 엿기름, 신선로, 비빔밥) · 소맥(보리차, 보리밥, 보리고추장) · 약용, **성미:** 대추(따뜻하며 달고 약간 시다) · 소맥(약간 따뜻하며 달다), **독성:** 없다.

익은 대추 10개+소맥(보리) 한 주먹을 달여 잠들기 전에 차(茶)로 음용한다.

🌿 **대추+파뿌리** **용도:** 식용 대추(차, 고명, 엿기름, 신선로) · 파(양념, 식료, 김치, 부침개) · 약용, **성미:** 대추(따뜻하며 달고 약간 시다) · 파뿌리(따뜻하며 맵다), **독성:** 없다.

가을에 익은 대추 큰 것 10개+흰파뿌리 7개를 달여 하루 3번 복용한다.

🌿 **상추+쑥갓** **용도:** 식용 상추와 쑥갓(생식, 쌈, 부침개, 튀김) · 약용, **성미:** 상추(따뜻하며 쓰다) · 쑥갓(평온하며 달고 맵다), **독성:** 없다.

봄에 상추와 쑥갓을 채취하여 쌈으로 먹거나 생즙을 내서 음용한다.

🌿 **자귀나무** **용도:** 식용(꽃차, 나물, 효소) · 약용, **성미:** 평온하며 달다. **독성:** 없다.
연중 수시로 나무껍질 또는 뿌리껍질 2~6g을 채취하여 달여 하루 3번 공복에 복용한다. 혹 6~7월에 꽃을 따서 따뜻한 물에 넣어 우려낸 후 차(茶)로 음용한다.

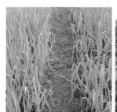
대파밭

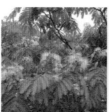
자귀나무

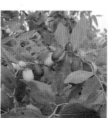
대추나무

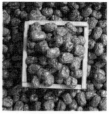
말린 대추

"인체의 뇌는 마약과 같은 쾌락 물질을 만든다!"

인체의 의존성 물질은 중추신경에 영향을 준다. 이 세상에는 근심을 잊게 해주고 쾌락을 주는 마약류가 많다. 마약류는 정신적으로 자신을 통제할 수 없고 정신적 변화에 의한 환각, 망상, 이상한 행동 등으로 인한 인생 파멸의 길에서 벗어나기가 힘들다.

중국의 양귀비는 아편을 정제하여 사용했고, 아편 전쟁을 했고, 잉카 제국에서는 코카에서 추출되는 코카인이 피로를 잊고 행복감을 가져다 주는 약물로 왕족과 귀족이 애용했고, 아프카니스탄과 탈레반은 전쟁 중에도 양귀비를 생산하여 통치자금이나 개인 생활 자금을 만들 정도다.

의학적 과학적으로 증명된 모르핀은 강력한 진통제이다. 알다시피 모르핀은 뇌세포 속으로 들어가서 일정 시간 동안 아픔을 잊게 한다. 과학자들은 이것을 가리켜 수용체라 한다.

인체의 엔도르핀의 수용체에는 뇌속뿐만 아니라 온몸에 분포되어 있다. 알다시피 아픈 부위의 수용체에 결합해서 진통 효과를 발휘한다. 이런 물질을 인공적으로 합성할 수 있다면 이상적인 진통제가 될 것이다.

인체의 뇌 속에서는 엔도르핀뿐만 아니라 불안 물질이나 불안이나 공포에 몰아 넣을 때 소량의 물질을 분비한다. 삶에서 기쁨이나 슬픔, 노여움과 같은 감정은 여러 가지 물질이 신경계에 영향을 주어 감정을 일으킨 결과이다.

마약류 같은 것을 예방하고 치유하기 위해서는 처음부터 마약류를 멀리하는 것이다. 혹 유혹에 넘어갔을 때는 중독을 푸는 상담과 해독할 수 있는 채소 위주의 식습관을 갖고 꽃차를 마시고 식용 버섯(복령, 능이, 노루궁뎅이, 표고)을 먹는다.

🌿 **노루궁뎅이버섯** 용도: 식용(어린 자구체, 나물, 전골, 무침, 음식 요리) · 약용, **성미**: 평이하며 맛은 달다. **독성**: 없다.

늦여름~가을에 떡갈나무나 너도 밤나무의 생목의 상처 부위에서 채취하여 어린 자구체, 나물, 무침, 전골, 요리 등을 해서 먹는다. 참고로 노루궁뎅이버섯에는 금속 원소 11종 및 게르마늄이 뇌세포를 활성화시키는 헤리세논과 에리나신류가 함유되어 있어 뇌 질환 및 치매에 쓴다.

🌿 **능이(향버섯)** 용도: 식용(무침, 탕, 전골, 찌개, 볶음, 데침) · 약용, **성미**: 향이 강하고 달다, **독성**: 소량의 독성이 있다.

가을에 참나무 아래 땅에서 자생하는 능이을 따서 살짝 삶아 독을 제거한 후에 탕, 전골, 찌개, 볶음, 데침으로 먹는다. 참고로 능이에는 아미노산 23종, 지방산 10종, 미량 금속 원소 13종, 유리당과 균당과 다량의 비타민을 함유하고 있다.

🌿 **복령** 용도: 식용(차, 탕, 전골, 육수) · 약용, **성미**: 평온하며 담백하고 달다, **독성**: 없다.

연중 20년 이상 된 소나무를 벌목한 후 3~4년이 지난 땅속 소나무 뿌리 밑동 주변을 쇠꼬쟁이로 쑤셔 하얀 분말이 묻어 올라오면 캐서 껍질을 벗긴 후 잘게 썰어 햇볕에 말린 후 한 줌을 약탕기에 넣고 물에 달여 하루에 3번 차(茶)처럼 음용한다. 참고로 복령은 정신병과 건망증의 묘약으로 알려져 있다.

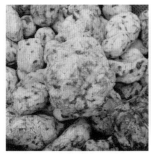

11

복령

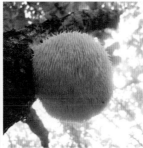

노루궁뎅이버섯(사진–박효완)

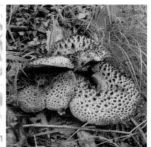

능이–(사진–박효완)

탈모 및 원형 탈모
"탈모는 모발의 부분적 또는 전반적인 손실!"

우리나라 탈모 인구는 수백여 만 명으로 추정된다. 탈모 원인으로는 유전, 호르몬, 스트레스, 식생활 변화, 약물 복용, 환경적 요인 등이다.

탈모는 머리카락이 국한적인 원형 탈모나 전반적으로 소실된 형태로 삶의 질에 영향을 준다. 일반적으로 머리카락은 하루 동안 수십 개가 빠지지만 생명 주기를 갖고 있어 일정기간 동안 자라다가 성장이 멈추면 탈락한다. 통상 하루에 50~100개가 빠진다. 단 100개 이상이 빠지거나 두피 일부분에서 집중적으로 빠진다면 병적인 탈모를 의심해 봐야 한다. 부분 탈모, 원형 탈모, 대머리가 있고, 탈모는 일시적일 수도 있고, 영구적일 수도 있다.

중년 남성들의 탈모는 유전성이 강하지만 남성 호르몬과 과도한 스트레스가 직접적인 원인이다. 남성형 탈모증은 대개 수년에 걸쳐 관자놀이부터 시작해 정수리로 진행된다. 앞머리나 정수리 부위의 굵고 건강한 머리카락이 호르몬의 영향으로 가늘고 엷은 색으로 변하면서 빠지기도 한다.

예전에는 가발을 썼지만, 요즘은 머리카락을 한 번에 열 가닥을 연속으로 이식할 수 있는 연발형 모발 이식을 다양한 방법으로 시행하고 있다.

탈모를 예방하고 치유하기 위해서는 과도한 스트레스를 다스리는 게 가장 중요하다. 원형 탈모는 스테로이드제를 병변 주변에 주사해 모발의 성장을 촉진시키는 것으로 알려져 있지만 효과는 미지수다. 임신 기간 발생한 탈모는 출산 후 3개월이 지나면 모발이 다시 자란다.

탈모를 예방하고 치유하기 위해서는 과다한 스트레스를 줄어야 한다. 조발(머리카락)에 좋은 하수오, 삼백초가 좋고, 보리쌀을 미음죽을 쑤어 그물을 손으로 원형 탈모에 바른다.

@ **보리**(대맥) **용도:** 식용(나물, 무침, 보리밥, 비빔밥, 보리떡, 엿기름, 보리 고추장, 식혜, 보리감주) · 약용, **성미:** 약간 따뜻하며 달다. **독성:** 없다.

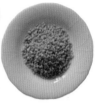

찰보리쌀

6~7월에 겉보리를 채취하여 햇볕에 말린 후 타작을 한 후 보리쌀에 물을 조금 부어 죽을 쑤어 끈적한 물을 원형 탈모에 손으로 찍어 수시로 바른다.

@ **삼백초+어성초+녹차** **용도:** 식용 삼백초(꽃차, 나물, 묵나물, 액상차, 환, 효소, 삼백초주) · 어성초(꽃차, 액상차, 환, 효소) · 녹차(차(꽃, 잎, 엽전차), 나물, 녹차밥) · 약용, **성미:** 삼백초(차며 쓰고 맵다) · 어성초(차며 맵다) · 녹차(서늘하며 달고 쓰다), **독성:** 삼백초 · 어성초 · 녹차에는 없다.

여름~가을에 삼백초(온포기) 3g+6~7월에 어성초 3g+3월 하순에 녹차 1.5~3g을 채취하여 진하게 달인 물을 탈모에 수시로 바른다.

@ **하수오** **용도:** 식용(잎차, 나물, 하수오주) · 약용, **성미:** 평온하며 따뜻하고 쓰고 달다. **독성:** 없다.

가을~이듬해 봄까지 뿌리 4~6g을 캐서 적당한 크기로 잘라 햇볕에 말린 후에 제분소에서 환으로 만들어 하루 30~50알을 식후에 먹는다.

@ **측백나무** **용도:** 식용(차, 측백엽주) · 약용, **성미:** 서늘하며 맵고 약간 쓰다, **독성:** 없다.
9~10월에 열매를 따서 강판에 갈라 그 즙을 탈모에 수시로 바른다.

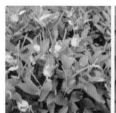

삼백초

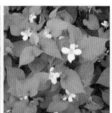

약모밀

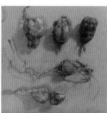

적하수오

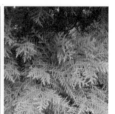

측백나무

"어지러움증은 뇌의 위치와 운동에 대한 이상 감각증!"

사람은 어지러움증(현훈)이 있으면 정상적인 삶을 영위할 수 없다. 정지해 가만히 있음에도 불구하고 주변 환경이 움직이고 있다고 느낌으로 흔히 빙빙 도는 느낌 속에서 메스꺼움이나 심하면 구토를 동반한다.

어지러움증(현훈)의 원인으로는 귀 속 내이의 평평 기관인 전정기관의 장애, 뇌로 연결되는 신경계의 이상, 평형을 담당하는 대뇌 영역의 이상이 원인이다.

간혹 목 주위의 관절염인 경추증 이상으로 고개를 돌리거나 기울일 때 평형을 담당하는 뇌에 피를 공급하는 혈관이 눌리면서 증상이 생기기도 한다. 또한 바이러스에 의한 감기나 독감 감염으로 상기도염에서 시작되어 중이의 세균 감염으로 시작되며 이명과 난청이 동반되기도 한다. 때론 항생제 복용, 과도한 음주, 식중독, 열사병, 신경종, 뇌졸중, 두부 손상 등이 원인이 될 수 있다.

증상은 갑자기 발생하며 수 분에서 몇 일 동안 지속될 수 있고 간헐적으로 나타날 수 있다. 사람의 몸은 스스로 치유할 수 있어 대부분 저절로 회복되는 경우가 많다.

어지러움증을 예방하고 치유하기 위해서는 심할 때는 가만히 누워 있고 갑자기 움직이는 것을 피한다. 병원에서는 항구토제나 항히스타민제로 처방하나 구토를 한 후에는 물을 충분히 마신다.

🌿 **녹차** **용도:** 식용(차(꽃, 잎, 엽전차), 나물, 녹차밥) · 약용, **성미:** 서늘하며 달고 쓰다, **독성:** 없다.

3월 하순에 막 나온 새싹을 따서 따뜻한 물에 우려낸 후 식혀 차갑게 마시거나, 구증구폭하여 차로 만들어 수시로 차(茶)로 음용한다.

🌿 **산수유** **용도:** 식용(차(꽃, 열매), 액상차, 환, 효소, 산수유 열매주) · 약용, **성미:** 약간 따뜻하며 시고 떫다, **독성:** 없다.

10~11월에 익은 열매를 따서 씨를 제거한 후에 햇볕에 말린 후에 제분소에서 찹쌀과 배합하여 환을 만들어 하루에 30~50알을 3번 식후에 먹는다.

🌿 **옥수수** **용도:** 식용(옥수수수염차, 쪄서 먹는다, 옥수수 빵, 옥수수 떡, 옥수수 만두, 죽, 엿, 묵, 기름) · 약용, **성미:** 따뜻하며 달다, **독성:** 없다.

7~9월에 익은 열매를 따서 알갱이를 떼어낸 후 속대를 물에 달인 물을 차(茶)처럼 수시로 음용한다.

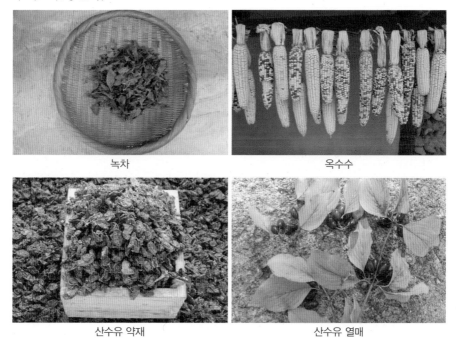

녹차

옥수수

산수유 약재

산수유 열매

"비만은 21세기 역병(疫病)?"

　세계보건기구(WHO)에서는 1997년 비만을 "질병"으로 규정하고 "비만과의 전쟁"을 전 세계에 선포했다. 우리나라 비만 인구는 1,000여만 명이 넘어선 것으로 추정된다. 비만은 고혈압, 당뇨병, 고지혈증, 심장병, 뇌졸중, 관절염 등을 직접적으로 유발할 뿐만 아니라 신장병, 유방암, 조기폐경 등을 일으키는 만병의 근원이자 삶의 질을 떨어뜨린다.

　규칙적인 식습관과 생활습관을 가져야 하고 특히 과식(過食), 간식(間食), 야식(夜食)을 하지 않고 잠이 들기 전에 음식 등을 먹지 않아야 한다. 췌장에서 인슐린이 포도당을 빨리 분해하지 못해 포도당이 지방으로 쌓인다. 그러나 신체에서 과체중이나 비만 상태여도 근육량이 얼마나 남아 있느냐에 따라 건강 지표가 다르다.

　비만을 예방하고 치유하기 위해서는 음식에 답이 있다. 육식 위주의 식습관보다는 채식 위주로 전환해야 한다.

【 비만으로 생길 수 있는 질환 】

구분	증상	비고
뇌	뇌졸중, 뇌출혈, 치매, 파킨슨병	
심장	협심증, 심근경색, 고혈압, 동맥경화	
폐	천식, 폐활량 감소, 기관지염	
간	지방간, 담석증	
대장	대장암, 대장 폴립(용종, 선종, 종양) 발생	
기타	암(갑상선, 신장, 식도), 당뇨병, 수면무호흡증, 코골이, 퇴행성 관절염, 척추 이상, 골다공증, 통풍	
여성	생리불순, 불임, 폐경 후 유방암 증가	

🍃 **녹황색 채소** **용도:** 식용(생식, 쌈, 나물, 무침, 볶음, 김치, 동치미) · 약용, **성미:** 각 다르다,
독성: 없다.

제철에 나는 각 산나물과 채소를 채취하여 강판에 갈아 생즙을 내서 음용한다.

🍃 **팥+현미** **용도:** 식용 팥(즙, 팥밥, 팥죽) · 현미(현미밥, 현미 식초) · 약용, **성미:** 팥(평온하며
달고 약간 시다) · 현미, **독성:** 팥 · 현미에는 없다.

9~10월에 익은 팥을 따서 현미에 팥을 넣고 밥이나 죽을 쑤어 먹는다.

🍃 **택사** **용도:** 식용(차, 나물, 효소) · 약용, **성미:** 차며 달다, **독성:** 없다.
10월에 뿌리 8~10g을 캐서 달여 하루에 3번 복용한다.

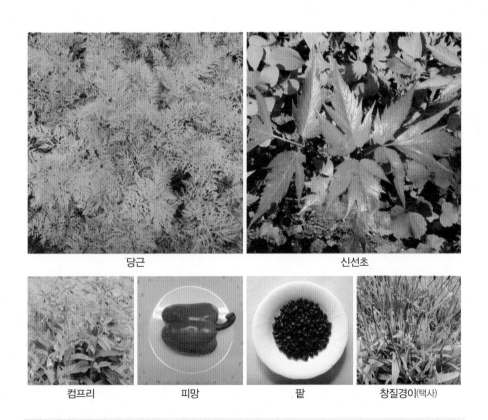

당근

신선초

컴프리

피망

팥

창질경이(택사)

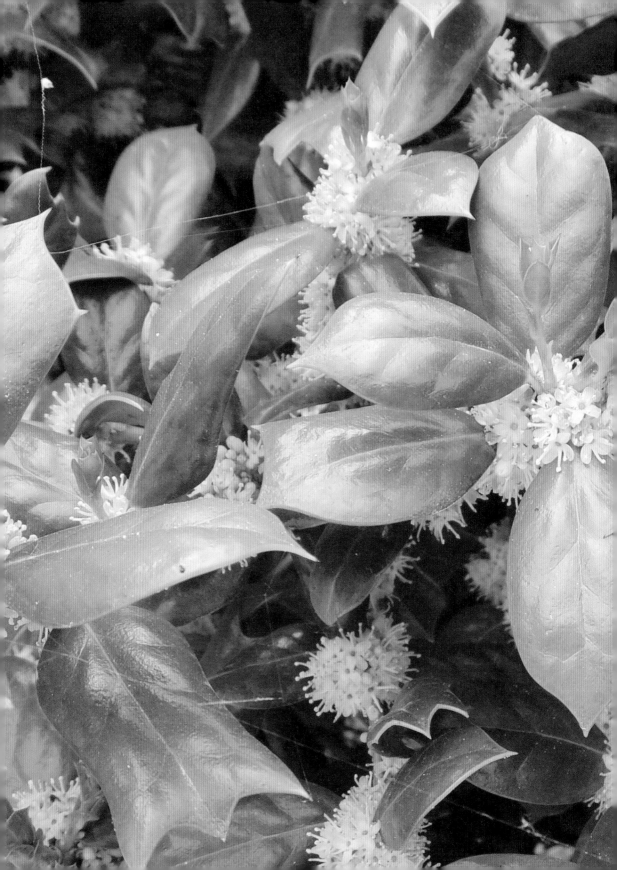

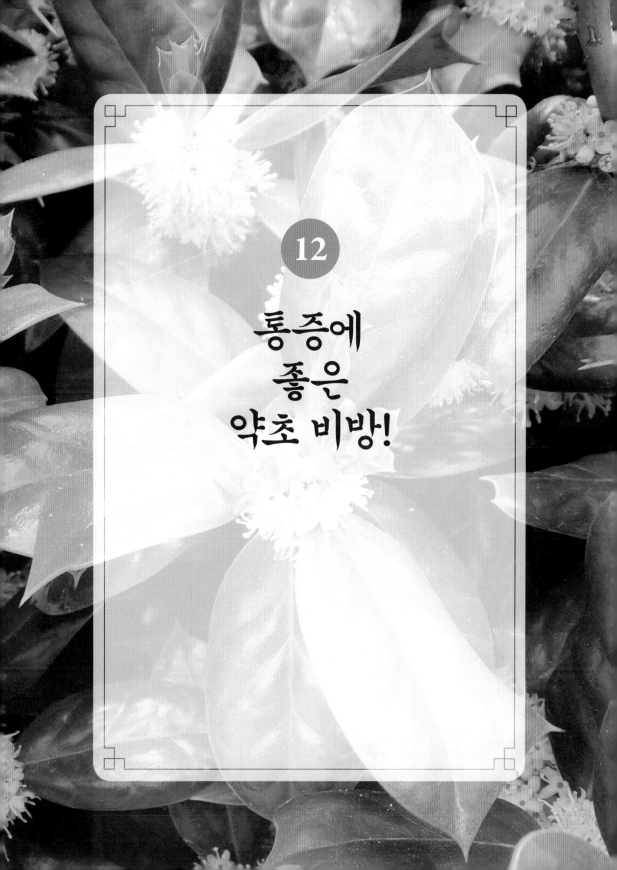

12

통증에
좋은
약초 비방!

두통
"두통은 머리의 통증으로 원인과 정도가 다르다!"

사람은 일생 동안 살며 두통을 여러 번 경험한다. 두통의 위치와 성질을 결정하는 원인은 다양하다. 앞 머리(이마), 옆 머리(편두통), 관자놀이(정수리), 뒷 머리, 군발성 부위 등에 따라 발생 원인이 다르다. 체 두통 중 3/4은 두피나 목 근육의 긴장으로 인해 발생한다.

두통은 스트레스는 심각한 원인으로 20세 이후 발병율이 높고 특히 여성에게 높다. 매우 드물기는 하나 뇌를 감싸고 있는 막에 염증이 생겨 발생하는 "뇌수막염", 뇌를 감싸고 있는 막들 사이에 출혈이 생겨 발새하는 "지주막 출혈"이 있다. 또한 장기간 진통제를 복용해도 원인이 될 수 있고, 노인성 두통 중 두통과 관자놀이를 만질 때 통증이 심해지는 혈관에 염증이 생겨 발생하는 "측두동맥염"이 있다.

두통이 심하고 24시간 이상 지속되거나 시각 장애나 구토가 동반하는 경우에는 병원에서 진찰을 받아 원인을 찾아야 한다.

두통을 예방하고 치유하기 위해서는 삶에서 깊이 생각하고 신경을 쓰는 일을 줄어야한다. 육체적 정신적으로 무리가 가는 일을 줄여야 한다. 두통을 유발하는 음식을 삼가고, 과다한 스트레스를 피하고, 숙성 된 치즈를 먹지 않는다. 무엇보다 규칙적인 식사 습관과 수면 습관을 가져야 한다.

【 두통 기초 상식 】

구분	특징	비고
긴장성 두통	스트레스에 의한 머리 한 군데 이상 통증	
편두통	시력 장애, 오심, 구토와 연관된 심한 통증	
군발성 두통	수일 동안 짧게 반복되는 극심한 통증	

🍃 **녹황색 채소** 용도: 식용(즙, 생식, 쌈, 샐러드, 나물, 묵나물, 무침, 김치) · 약용, **성미:** 채소마다 다르다. **독성:** 없다.

연중 제철에 나는 채소를 채취하여 즙, 생식, 쌈, 나물, 무침, 묵나물, 김치 등으로 먹는다.

🍃 **전통차** 용도: 식용(채(꽃, 잎 등)) · 약용, **성미:** 각 다르다. **독성:** 없다.

흔히 전통차 꽃차(복사꽃, 연꽃, 목련꽃, 생강나무꽃 등) · 열매주차(오미자, 오가피, 구기자, 산수유, 모과 등), 잎차(녹차, 나무순차 등), 혼합차(쌍화차 등)을 수시로 음용한다.

🍃 **연꽃** 용도: 식용(꽃차, 연잎밥, 조림, 연근 튀김, 효소) · 약용, **성미:** 평온하며 달고 떫다. **독성:** 없다.

9월~이듬해 봄까지 뿌리(연근) 20g을 캐서 강판에 갈아 생즙을 하루에 3번 머그컵으로 음용한다.

🍃 **감자** 용도: 식용(생즙, 쪄서 먹는다, 감자전, 감자떡, 된장국) · 약용, **성미:** 달다, **독성:** 감자 껍질과 싹이 난 곳에는 솔라닌 독소가 있다.

5~6월 또는 8~9월에 성숙한 감자를 캐서 껍질을 벗긴 후에 강판에 갈아 생즙을 하루에 3번 공복에 머그잔으로 한 컵씩 음용한다.

12

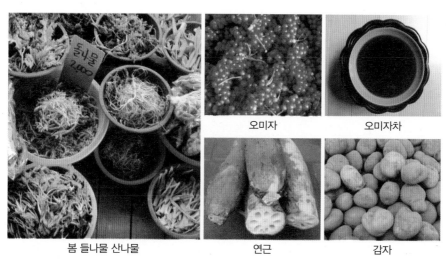

봄 들나물 산나물

오미자

오미자차

연근

감자

"신경통은 말초신경이 자극에 의한 통증!"

인체의 신경계는 가장 복잡한 시스템으로서 동시에 수백 가지의 기능을 조절, 의식, 지능, 창의력의 근원으로 의사소통을 하거나 여러 감정을 경험한다. 신경계는 정신적인 것은 물론 감염, 손상, 혈관 문제 등으로 손상을 입을 수 있으나 원인이 규명되지 않고 있다.

신경통은 정신적 육체적 손상으로 인한 불쾌감이다. 흔한 신경통은 병원에서는 진통해열제, 근육이완제, 혈관확장제 등을 처방하고 통증을 유발하는 온열요법, 부위에 부담을 주지 않도록 하는 견인(牽引)요법을 하고 한의원에서는 경혈이나 뜸자리에 침을 맞는다.

신경통을 예방하고 치유하기 위해서는 병원에서는 진통제를 쓴다. 사는 동안 일을 할 때 무리를 하지 말고 휴식을 해야 한다. 특히 금주, 금연, 자극이 강한 음식물의 섭취를 금하고, 비타민류가 풍부한 식품을 먹는다.

약초 중에서 섬오가피에는 소염진통이 아스피린의 5배가 넘는 배당체가 함유되어 있다. 남해안에 자생하는 섬오가피를 달여 음용하는 것도 답이다.

【 일반적인 신경통 기초 상식 】

구분	증상	비고
삼차신경통	얼굴 한쪽이 심하게 아픈 안면신경통	중년 이후 여성
후두신경통	제2경수(頸髓)에서 나오는 후근 신경통으로 목 운동, 재채기, 기침 따위에 통증 유발	고령자에 많음
상완신경통	몸 어느 한쪽의 목, 어깨, 팔, 손의 신경통	
대퇴신경통	대퇴의 앞면이 아픈 신경통	중년 여성
좌골신경통	한쪽 둔부, 대퇴 후면, 장단지가 아프고, 발뒤꿈치나 복사뼈 쪽까지 통증 유발	

🌿 **섬오가피** **용도:** 식용(차(꽃, 열매), 액상차, 환, 효소, 섬오가피주) · 약용, **성미:** 따뜻하며 맵다, **독성:** 없다.

여름~가을에 나무껍질 또는 뿌리 4~6g을 채취하여 뿌리의 껍질을 벗기고 햇볕에 말린 후 달여 하루 3번 복용한다.

🌿 **참나리** **용도:** 식용(생식, 생즙, 쪄서 먹는다, 백합죽, 백합주) · 약용, **성미:** 평온하며 달고 약간 쓰다, **독성:** 없다.

3~10월에 비늘줄기(알뿌리)를 캐서 강판에 갈아 생즙을 하루에 3번 음용한다.

🌿 **달래** **용도:** 식용(생식, 생즙, 양념, 나물, 양념장) · 약용, **성미:** 따뜻하며 맵다, **독성:** 없다.

봄에 달래 온포기 6~12g을 채취하여 짓찧어 생즙을 내서 하루 3번 음용한다.

🌿 **머위** **용도:** 식용(꽃차, 나물, 생즙, 꽃(튀김), 장아찌, 머위 뿌리주) · 약용, **성미:** 서늘하며 달고 맵다, **독성:** 없다.

3~4월에 꽃이 피기 전에 뿌리를 캐서 짓찧어 생즙을 내서 하루에 3번 음용한다.

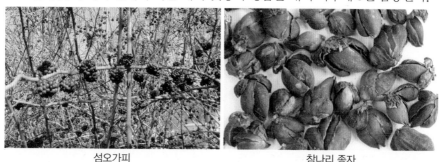

섬오가피   참나리 종자

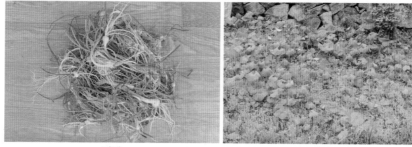

달래   머위 군락

"통증은 뇌로 전달되는 인체의 경고신호!"

살아 있는 사람은 통증을 느낀다. 만약에 통증을 느끼지 못하면 어떻게 될까? 피부를 계속해서 따뜻하게 하면 45도 전후해서 이는 조직이 파괴되기 직전의 온도부터 통증을 느끼기 시작한다고 한다. 통증을 느낌으로써 통증의 근원이 되는 자극을 피하는 본능을 가지고 있다는 말이다.

우리의 몸은 소리, 뜨거움, 차가움, 아픔, 빛, 충격 등 외부로부터 정보를 전달하는 수용기가 있다. 그 수용기는 눈, 코, 혀, 피부 같은 감각기관이 담당한다. 이 수용기에 모인 감각을 뇌에 전하는 것이 신경계이다.

인체의 신경계의 중심은 흔히 중추신경이라고 하는 뇌*와 척수**이다. 중추신경은 말초신경으로부터 전달되는 정보를 받고 그것에 대처하기 위한 지령을 신체의 가장 먼 곳 말단에 내려보낸다.

이 신경의 중간에는 통증을 제어하는 문이 있다. 골격근을 지배하는 체성신경과 내장의 활동을 지배하는 자율신경이 있다. 따라서 수용기에 모인 아픔의 감각은 체성신경을 통해서 뇌에 전달되는 것이다. 예를 들면 피부에 뜨거운 것에 화상을 입으면 피부 수용기가 그 자극에 반응하고 체성신경인 감각신경을 통해서 대뇌 피질의 감각 중추로 전해져 뜨겁다는 감각을 낳는다.

피부의 감각 수용기는 온각과 냉각을 전달하는 온도 수용기 외 촉가과 압각을 전하는 기계적 수용기, 통각을 전하는 침해 수용기가 있다. 몸이 통증으로 아프다는 것은 감각기가 아픈 자극에 반응하고 신경계가 그것을 뇌에 전기 신호로 전함으로 생긴다. 이 말은 통증은 살아 있다는 증거가 아닌가?

---

* 뇌는 12쌍으로 후신경, 시신경, 동안신경, 활차신경, 삼차신경, 외선신경, 안면신경, 내이신경, 설인신경, 미주신경, 부신경, 설하신경이다.
** 척수는 31쌍으로 경신경(8쌍), 흉신경(12쌍), 요신경(5쌍), 천골신경(5쌍), 미골신경(1쌍)이다.

두충나무 용도: 식용(차, 나물, 육수, 약초 배합용) · 약용, **성미:** 따뜻하며 달고 약간 쓰다, **독성:** 없다.

5월에 잎(하얀 실 나옴) 10g을 채취하여 달여 하루 3번 공복에 복용하거나, 15년 이상 된 나무껍질 8~10g을 채취하여 달여 하루 3번 복용한다.

쑥 용도: 식용(차, 쑥국, 쑥떡, 부침개, 액상차, 환, 효소, 쑥뿌리주) · 약용, **성미:** 평온하며 쓰다, **독성:** 없다.

봄부터 단오 이전에 쑥을 뜯어 강판에 갈아 생즙을 낸 후 밀가루에 개어 환부에 붙인다.

마 용도: 식용(생식, 생즙, 쪄서 먹는다) · 약용, **성미:** 평온하며 달다. **독성:** 없다.

가을~이듬해 봄까지 덩이뿌리 5~8g을 캐서 잘게 썰어서 꿀을 찍어 먹는다.

둥굴레 용도: 식용(차(꽃, 뿌리), 나물, 둥굴레 뿌리주) · 약용, **성미:** 평온하며 달다, **독성:** 없다.

가을~이듬해 봄까지 뿌리줄기 6~10g을 캐서 강판에 갈아 즙을 내서 환부에 붙인다.

메밀 용도: 식용(차, 국수, 부침개, 밥, 메밀주) · 약용, **성미:** 서늘하며 달다. **독성:** 없다.

가을에 익은 메밀을 따서 햇볕에 말린 후 가루를 내어 소주로 희석해 환부에 바른다.

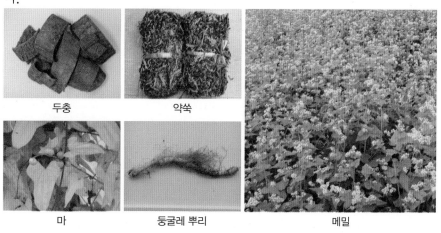

두충   약쑥

마   둥굴레 뿌리   메밀

12

"치통은 치아나 잇몸의 통증에 의한 불편감!"

예부터 사람에게 양생의 으뜸은 치아(齒牙)라는 말이 있다. 치아는 음식물을 잘게 잘라 소화가 잘 되도록 하기 위함이다. 영구치는 법랑질의 단단한 코팅과 치근을 덮는 잇몸으로 인해 충치의 손상으로부터 보호된다.

음식을 먹은 후 규칙적으로 칫솔질을 하고 치실을 사용하지 않으면 충치와 잇몸 질환으로부터 자유로울 수 없다. 잇몸 염증이 통증을 유발한다. 만약 충치를 치료하지 않고 방치하면 치아 중심부로 퍼져 치수염을 일으킨다.

치통은 불량한 구강 위생과 당분 과다 섭취가 위험 요인이다. 통증 중에 치아 통증은 참을 수 없을 정도로 음식 섭취는 물론 삶의 질을 떨어뜨린다.

치통을 예방하고 치유하기 위해서는 치통이 있다면 가능한 속히 치과 의사와 상담을 해야 한다. 통증을 완화해주는 아스피린, 진통제나 따뜻한 식염수로 입 안을 씻어내는 것도 통증에 도움을 준다. 가장 중요한 것은 매일 치아와 잇몸을 규칙적으로 칫솔질하고 치실을 사용하는 것이다.

【 치아 질환 기초 상식 】

구분	특징	비고
충치	구멍을 형성하며 진행되는 치아가 썩는 현상	25세 이하 발생
치수염	치아의 살아 있는 핵심인 치수의 염증	당분 섭취 원인
치성 농양	치근 내에 또는 주위에 발생한 고름이 찬 낭	불량 구강 위생 관리
치아 변색	여러 원인에 기인한 치아의 비정상적인 색상	나이 들수록 증가
치아 골절	구강에 외력이 가해져 치아에 금이 가거나 조각나거나 부러진 치아	남성에 흔함
치은염	불량한 구강 위생으로 인해 잇몸에 생긴 염증	여성에 흔함
치주염	치아를 차지하는 조직의 염증	55세 이상에 흔함

🌿 **섬오가피 용도:** 식용(차(꽃, 열매), 액상차, 환, 효소, 섬오가피 열매주) · 약용, **성미:** 따뜻하며 맵다, **독성:** 없다.

여름~가을에 나무껍질 또는 뿌리 4~6g을 채취하여 뿌리의 껍질을 벗기고 햇볕에 말린 후 달여 하루 3번 복용한다.

🌿 **머위 용도:** 식용(꽃차, 쌈, 나물, 장아찌, 튀김(관동화), 효소) · 약용, **성미:** 서늘하며 달고 맵다, **독성:** 없다.

가을에 뿌리 10~15g을 캐서 햇볕에 말린 후 달여 하루 3번 복용한다.

🌿 **초피나무 용도:** 식용(차, 나물, 국, 장아찌, 향미료, 조미료, 산초열매 기름) · 약용, **성미:** 따뜻하며 맵다, **독성:** 없다.

연중 초피나무 껍질 3~5g을 채취하여 짓찧어 즙을 내서 아픈 잇속에 넣고 통증이 완화될 때까지 물고 있다.

🌿 **무 용도:** 식용(생식, 생즙, 국, 김치, 생채, 깍두기, 동치미, 무말랭이, 양념) · 약용, **성미:** 평온하며 맵고 달다, **독성:** 없다.

연중 뿌리를 캐서 강판에 갈아 즙을 내어서 아픈 이에 물고 있다.

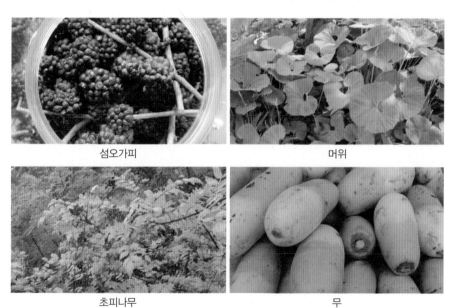

섬오가피

머위

초피나무

무

"월경통은 월경 직전이나 월경 동안에 발생하는 하복부의 통증이나 불편감!"

여자는 사춘기인 14세부터 월경을 시작하여 49세 경 폐경기에 끝난다. 흔히 발생하는 월경통은 월경 직전이나 월경을 시작할 때 시작되어 출혈이 많을 때 심하다. 하복부가 쥐어짜는 듯하고, 골반이 쑤시는 듯한 통증이 있다.

월경통은 청소년기 후반에 흔하다. 여성 중 3/4이 때때로 월경통을 경험한다. 이중 1/5은 통증이 심하여 정상생활을 할 수 없을 정도다.

월경통은 사춘기 초반 난소의 배란 작용에 관여하는 호르몬과 관련이 있는 "원발성 월경통"과 이전의 월경통이 없거나 미비하여 생식기계의 지속적인 감염이나 자궁내 피임장치의 사용에 의한 "속발성 월경통"이 있다.

월경통을 예방하고 치유하기 위해서는 산부인과에서는 자궁내 감염을 검사하고 통증을 줄이기 위한 비스테로이드 소염제나 장 운동 촉진제인 진경제를 처방한다. 약국에서 진통제를 복용하거나 더운 물에 목욕을 하거나 온찜질 팩을 배에 댄다.

【 여성의 월경, 폐경, 호르몬 기초 상식 】

구분	특징	비고
월경불순	월경주기 간격에 변화가 많은 경우	사춘기직후와 폐경직전
무월경	3개월 이상 월경이 없는 경우	사춘기와 폐경기 사이
월경과다	정상보다 많은 양의 출혈량을 보이는 경우	40대 이후
비정상 질출혈	월경과 관계 없는 질출혈	원인에 따라 다름
폐경기의 문제	영구히 월경이 종결되어 발생하는 증상	45~55세 사이
남성화	호르몬 불균형으로 여성에서 남성의 특징이 나타나는 경우	사는 동안 나타남

12

🌿 **쑥** **용도:** <mark>식용</mark>(차, 나물, 묵나물, 무침, 쑥국, 쑥떡, 부침개, 액상차, 환, 효소) · 약용, **성미:** 평온하며 쓰다, **독성:** 없다.

봄부터 단오 이전까지 쑥을 채취하여 그늘에 말린 후 제분소에서 찹쌀과 배합하여 환을 만들어 하루에 30~50알을 식후에 3번 먹는다.

🌿 **인진쑥(사철쑥)** **용도:** <mark>식용</mark>(차, 나물, 묵나물, 액상차, 환) · 약용, **성미:** 평온하며 쓰다, **독성:** 없다.

5~6월에 온포기 6~10g을 채취하여 햇볕에 말린 후에 달여 하루 3번 복용한다.

🌿 **익모초** **용도:** <mark>식용</mark>(차, 생즙, 환, 익모초 뿌리주) · 약용, **성미:** 약간 차며 맵고 쓰다, **독성:** 없다.

6~10월에 온포기 7~8g을 채취하여 그늘에 말린 후 달여 하루 3번 복용한다.

🌿 **개똥쑥** **용도:** <mark>식용</mark>(차, 나물, 묵나물, 무침, 찌개, 효소) · 약용, **성미:** 서늘하며 맵고 쓰다, **독성:** 없다.

봄에 꽃이 피기 전에 온포기 4~6g을 채취하여 말리지 않고 그대로 달여 하루 3번 식후에 복용한다. 참고로 약성이 강해 1회 사용량을 지켜야 하고 과량으로 먹지 않는다.

12

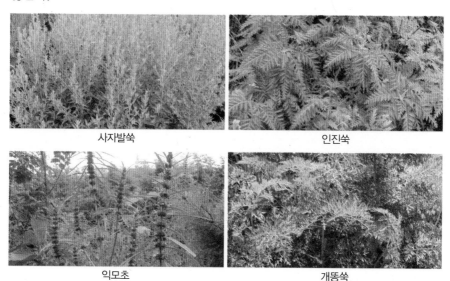

사자발쑥

인진쑥

익모초

개똥쑥

통풍
"통풍은 요산 결정이 관절 안! 엄지발가락의 기저부에 침착하는 관절염"

인체의 통풍(痛風)은 조직 손상을 일으키는 질병으로 인한 신체적 반응이다. 바람만 불어도 격심한 통증을 유발하는 통풍은 하나의 관절에 갑작스러운 통증과 염증을 유발한다. 최초 발작의 70% 정도는 엄지발가락 기저부에 생기는데 여성보다는 남성에게 훨씬 흔하다. 드물게는 무릎이나 복사뼈 관절에 생기는 경우도 있다. 60세 이후 여성에게서 칼슘 파이로포스페이드 또는 다른 화합물의 결정이 관절에 침착되는 관절염인 가성 통풍이 흔하다.

원인으로는 세포와 단백질 분해 산물인 요산이 피속에 증가하여 관절에 결정이 침착되어 발생한다. 신장병 환자는 신장에 결석이 생길 수 있다.

갑자기 통증이 시작되어 얼마 동안 계속되다 자연히 가라앉는 것이 되풀이 되는 만성두통, 편두통으로 삶의 질을 떨어뜨릴 수 있다.

통증은 초기의 원인을 찾아내 치료하면 완치할 수 있다. 만성 통증은 중추·말초 신경계가 망가지면 치료를 해도 완치가 어렵다. 진통제는 일시적으로 통증을 경감시킬 수는 있으나 남용하면 심각한 후유증을 준다.

통풍을 예방하고 치유하기 위해서는 병원에서는 이완된 관절에 직접 스테로이드 주사를 놓거나 요산의 생산을 줄이는 알로퓨리놀이나 배설을 늘리는 프로베네시드 같은 예방약을 지속적으로 복용하게 한다.

통풍이 있는 사람은 적정 체중을 유지해야 하고, 이뇨제 치료약을 복용하지 말고, 육식 위주를 하지 않고, 맥주 폭음을 하지 않는다. 스스로 가벼운 마사지에서부터 온찜질까지 다양한 非약물적 치료가 있다. 침구요법은 침에서 엔돌핀을 분비시키거나 통증 부위 근처의 신경을 자극함으로써 통증 신호 전달을 차단하여 효과를 낸다.

🌿 **다래나무 용도:** 식용(나물, 묵나물, 생즙, 수액, 효소) · 약용, **성미:** 평온하며 약간 떫다, **독성:** 없다.

가을에 열매 20g을 따서 용기에 넣고 설탕을 녹인 시럽을 붓고 100일 후에 효소 1을 찬물 3에 희석해 음용하거나 용기에 넣고 소주를 붓고 3개월 후에 마신다.

다래 생열매

🌿 **섬오가피 용도:** 식용(차(꽃, 열매), 액상차, 환, 효소, 섬오가피 열매주) · 약용, **성미:** 따뜻하며 맵다, **독성:** 없다.

여름~가을에 나무껍질이나 뿌리 5~8g을 캐서 겉껍질을 벗겨 햇볕에 말린 후에 적당한 크기로 잘라 달여 하루 3번 복용한다. 참고로 섬오가피 뿌리에는 소염진통에 효과가 있어 아스피린의 5배가 있다.

🌿 **소리쟁이 용도:** 식용(나물, 장아찌, 소리쟁이 뿌리주) · 약용, **성미:** 차며 쓰다, **독성:** 없다.

8~9월에 뿌리 5~7g을 캐서 쪼개서 햇볕에 말린 후에 달여 하루 3번 복용한다.

🌿 **머위 용도:** 식용(꽃차, 튀김(관동화), 나물, 쌈, 장아찌, 머위 뿌리주) · 약용, **성미:** 서늘하며 달고 맵다, **독성:** 없다.

가을에 뿌리 10~15g을 캐서 날 것 또는 햇볕에 말린 후 달여 하루 3번 복용한다.

🌿 **호랑가시나무 용도:** 식용(차(꽃, 열매), 액상차, 환, 구골주) · 약용, **성미:** 평온하며 쓰다, **독성:** 없다.

가을에 나무줄기 또는 뿌리 10g을 채취하여 달여 하루 3번 복용한다. 참고로 호랑가시나무는 염증에 좋은 것으로 알려져 있다.

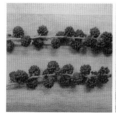

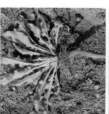

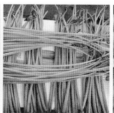

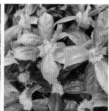

섬오가피 열매　　　소리쟁이　　　머위대　　　호랑가시나무

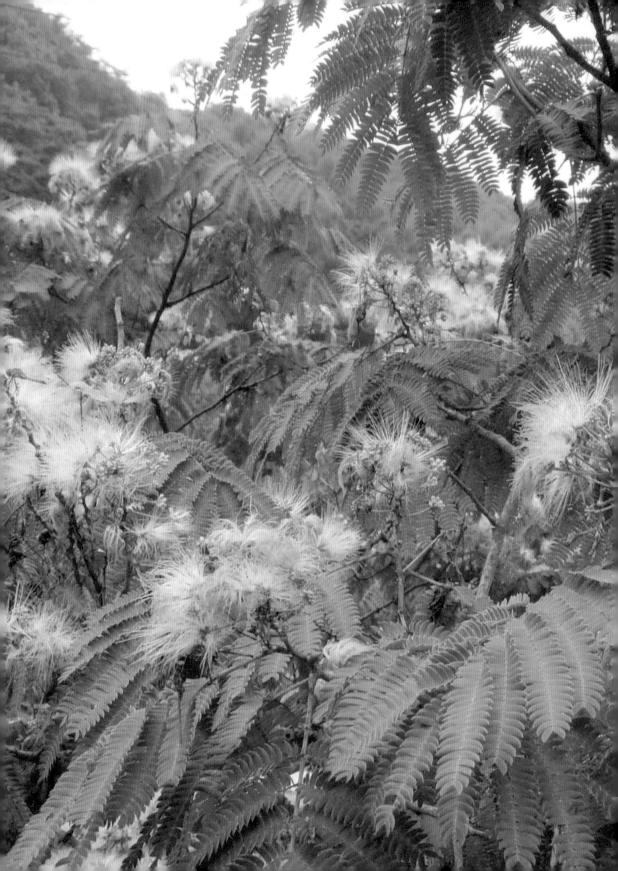

논문과 의학적으로
검증 된
약용 식물

약용식물을 알면 건강이 보인다

"자연의 보물로 병을 고친다!"

구분	의학적 효과	연구 및 논문	비고
지치	뿌리의 시코닌계 붉은 색소가 관절염 치료에 효능	농촌진흥청	불면증, 염증
헛개나무	알코올 섭취에 의한 간 해독	제천한방병원	지방간
옻나무	옻나무 추출물이 류마티스 관절염에 효능	경희대한방병원	아토피, 어혈
흑삼	수삼을 가공한 흑삼에서 추출한 물질이 피부 미용 효능	한국식품연구원	기미, 주근깨
석류	전립선을 예방	미국 캘리포니아대	발기부전
천마	심뇌혈관에 효능	전주대학교	두통, 고지혈증
개나리	당뇨, 비만, 대사성 질환 효능	의학용품 출원	미백, 보습, 주름
오미자	오미자 씨는 항암 · 항산화에 효능	충남농업기술원	암세포 전이 방해
백하수오	여성 갱년기 증상 완화 효능	내츄럴앤도텍	우울증
인삼	암환자가 겪는 피로 감소 효능	미국임상종양학회	암세포 증식 억제
민들레+ 유근피+ 결명자	민들레+유근피+결명자를 같은 양으로 배합헤 만든 캡슐이 아초피성 피부염에 효능	국립 농업과학원	염증 억제
고삼+ 형개	고삼+육계+삼백초+지실 등 한약재를 혼합한 로션이 아토피 피부염을 개선	경희대 한의학 교실	과도한 염증 반응 개선
무화과	변비와 숙취 해소 효능	행복플러스 보도	성인병
노니	노니 추출물이 염증 질환 을 예방	미국 웨스턴 약리 학회지	손상된 세포 재생
갈대	뿌리에서 추출물이 체지방 줄이고 간 기능 개선 효능	생활학회지	비만 억제
수세미오이	폐 질환 완화 도움	산들 건강	천식
산돌배나무	잎 추출물이 아토피 피부염 가려움증에 효능	가천대 약학대학	가려움증

13

구분	의학적 효과	연구 및 논문	비고
먹구슬나무	치매를 일으키는 물질을 억제하고 신경세포를 보호	일동제약	기억력, 인지 기능 개선
할미꽃	뿌리를 이용한 치매 치료제 임상 3상 진행 중	일동제약	천연물 신약 연구 중
맥문동	맥문동 추출물로 뇌세포 보호와 기억력 증진	경희대 약리학과	기억력 증진
강황	강황의 커큐민 성분이 강력한 항염증 효과	미국 사우스 캐롤라이나대	염증 억제 양파의 2.6배
고사리	고사리 추출물에서 신경 세포를 죽이는 "베타 아밀로이드"가 뇌에 쌓이지 목하도록 해 치매 예방에 효능	고려대 생화학 분자생물학교실	노인 만성 질환 개선
머위	머위는 강력한 혈관 확장물질인 페타신과 류코트리엔 합성을 낮춰 편두통 통증을 줄여 준다	미국 두통(신경)학회	염증성 질환 개선
알로에	알로에가 위궤양(급성, 만성)을 억제하고 치료에 효능	고려대 약학 대학	장과 피부 건강
매화차	입맛을 돋구고 소화를 촉진	헬스조선	춘곤증
목련차	목련 꽃 강한 향이 염증을 가라앉혀 비염에 효능	헬스조선	폐 질환 개선
버드나무	잎과 껍질이 통증 완화	천연물 신약	아스피린
주목	껍질에서 항암제 "탁솔" 시판	천연물 신약	1조원
은행잎	혈액순환장애 치료제	천연물 신약	20억 달러
오가피	산삼을 능가하는 생약, 혈액 순환에 효능	러시아, 중국	근골 강화
	관절 사이의 막힌 혈액막과 관절 주위의 염증성 병변 효능	경희대 한의대	관절염
	성장판 말단부의 연골 세포에 활력 증대로 어린이 성장에 도움	한국한의학연구원	골다공증
	조혈 촉진과 면역 기능 강화	대전대 한의학연구소	면역력 증진
가시오가피	암세포의 성장을 억제하고 성인병 예방	강원농업기술원	암예방
섬오가피	뿌리에서 통증 완화 아스피린 5배	한의학사전	염증성 질환

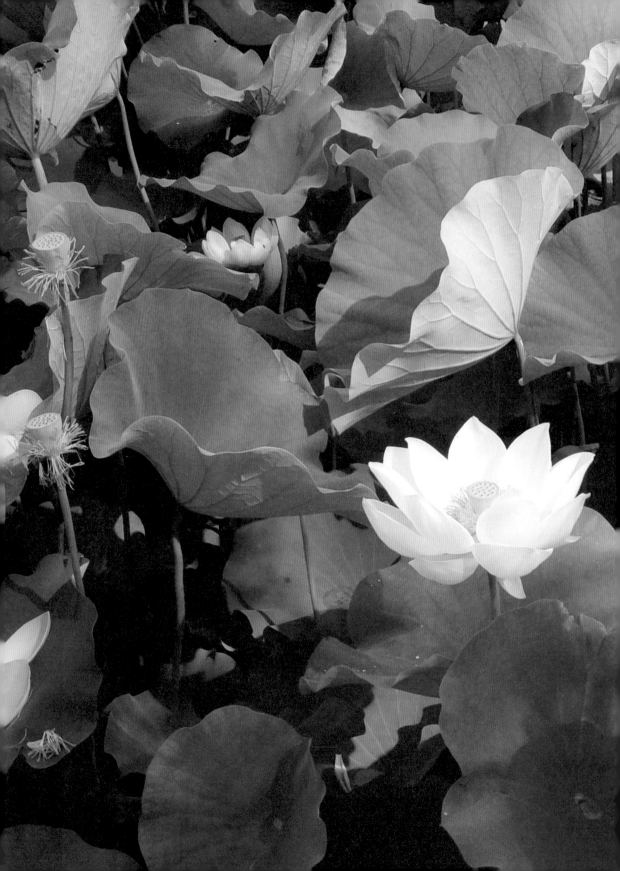

14

특허로
검증 된
약용 식물

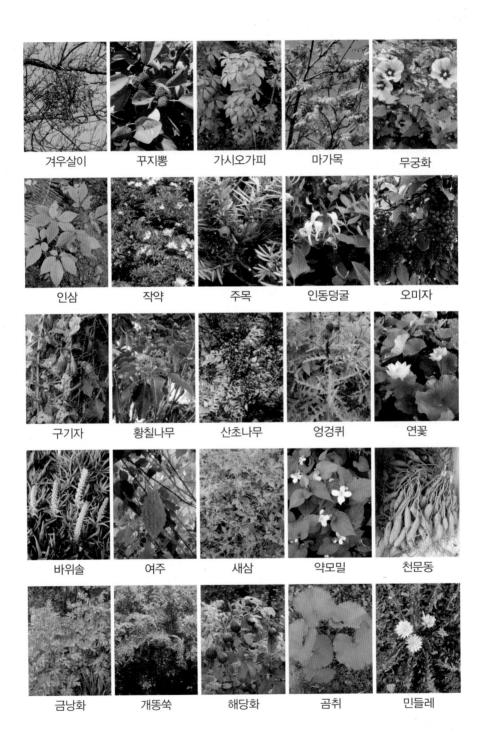

겨우살이	꾸지뽕	가시오가피	마가목	무궁화
인삼	작약	주목	인동덩굴	오미자
구기자	황칠나무	산초나무	엉겅퀴	연꽃
바위솔	여주	새삼	약모밀	천문동
금낭화	개똥쑥	해당화	곰취	민들레

14

약용식물	특허	출원인	효능
가시오갈피	뿌리 추출물을 유효 성분으로 함유하는 피부암 또는 두경부암 예방 및 치료제	장수군	피부암 · 두경부암
	추출물을 함유하는 당뇨병 예방 및 치료용 조성물	(주)한국토종 약초연구소	당뇨병
	면역 활성을 갖는 가시오갈피의 다당체 추출물 및 그 제조 방법	건국대학교 산학협력단	면역
가래나무	추출물 유효 성분으로 함유하는 피부 주름 개선용 조성물	경희대학교 산학협력단	주름 개선
	열매 청피(靑皮) 추출물 천연 염모제 조성물	배형진	염모제
가죽나무	추출물을 포함하는 천식 및 알레르기 질환의 예방 또는 치료용 조성물	영남대학교 산학협력단	천식 · 알레르기
	항산화 효과를 갖는 가죽나무 추출물을 유효 성분으로 함유하는 조성물	대구한의대학교 산학협력단	항산화
갈매나무	추출물을 유효 성분으로 하는 골 질환 예방 및 치료용 조성물	· 대한민국 (농촌진흥청장) · 연세대학교 산학협력단	골 질환
감나무	감 추출물 또는 타닌(tannin)을 유효 성분으로 함유하는 면역 관련 질환 치료용 조성물	경북대학교 산학협력단	면역
	감 추출물을 유효 성분으로 함유하는 염증성 질환의 예방 및 치료용 조성물	재단법인 한국한방산업진흥원	염증성 질환
개나리	개나리 열매로부터 마타이레시놀 및 악티게닌의 분리 및 정제 방법	(주) 태평 · 최상원	식물성 여성호르몬

14

약용식물	특허	출원인	효능
개다래	항통풍 활성을 갖는 개다래 추출물을 함유하는 약학 조성물	㈜한국토종 약초연구소	통풍
	진통 및 소염 활성을 갖는 개다래 추출물을 함유하는 조성물	㈜한국토종 약초연구소	진통, 소염
	통풍의 예방 및 치료에 유용한 개다래의 열매주의 제조법	강상중	소염
개비자나무	바이플라보노이드를 함유하는 피부 주름 개선 화장품	· ㈜아모레퍼시픽 · 조선대학교 산학협력단	피부주름
개오동	열매로부터 분리한 신규 천연 항산화 물질 및 그의 분리 방법	박근형	항산화
	추출물을 함유하는 숙취 예방 또는 해소용 조성물	한국과학기술원	숙취해소
겨우살이	항노화 활성을 갖는 겨우살이 추출물	㈜미슬바이오텍	항노화
	항산화 활성을 이용한 겨우살이 기능성 음료 및 그 제조 방법	한국식품연구원	음료
	항비만 활성 및 지방간 예방 활성을 갖는 겨우살이 추출물	㈜미슬바이오텍	지방간
고욤나무	잎 추출물을 유효 성분으로 함유하는 피부미백용 화장품 조성물	㈜아토큐앤에이	피부미백
	잎 추출물을 유효 성분으로 함유하는 항비만용 조성물	㈜아토큐앤에이	비만

14

약용식물	특허	출원인	효능
골담초	미생물에 의한 골담초 발효 추출물의 제조 방법 및 이를 함유하는 화장료 조성물	(주)레디안	발효식품
	추출물을 함유하는 자외선으로 인한 피부 손상 방지용 및 주름 개선용 화장료 조성물	(주)레디안	화장품
	골담초를 포함하는 천연유래 물질을 이용한 통증 치료제 및 화장품의 제조 방법 및 그 통증 치료제와 그 화장품	(주)파인바이오	화장품
광나무	추출물을 함유하는 퇴행성 뇌신경계 질환의 예방 및 치료용 조성물	재단법인 서울대학교 산학협력단	뇌 신경 질환
	광나무 및 원추리 추출물을 유효 성분으로 함유하는 주름 개선 화장료 조성물	(주)에이씨티	주름 개선
광대싸리	추출물을 유효 성분으로 함유하는 피부주름 개선용 화장료 조성물	(주)코리아나화장품	피부주름
구기자	추출물을 포함하는 학습 및 기억력 향상 생약 조성물	(주)퓨리메드	기억력 향상
	구기자 추출물을 포함하는 식품 조성물	동신대학교 산학협력단	식품
	구기자 추출물을 포함하는 피부미용 조성물	김영복	피부미용
굴피나무	열매 추출물을 함유하는 항노화용 조성물	(주)바이오랜드	노화
	추출물을 유효 성분으로 함유하는 염증성 장 질환 치료 및 예방용 약학 조성물	영남대학교 산학협력단	염증
	열매 추출물을 함유하는 피부미백 조성물	(주)바이오랜드	피부미백

약용식물	특허	출원인	효능
귤나무	귤껍질 분말 또는 이의 추출물을 함유하는 위장 질환 예방 및 치료용 조성물	강릉원주대학교 산학협력단	위장
	귤나무 속 열매 발효물을 유효 성분으로 포함하는 항바이러스용 조성물	· 한국생명공학연구원 · (주)휴럼 · 인하대학교 산학협력단	항바이러스
꾸지뽕나무	줄기 추출물을 함유하는 아토피 질환 치료용 조성물	한양대학교 산학협력단	아토피
	잎 추출물을 포함하는 신경세포 손상의 예방 또는 치료용 조성물	한창석	신경세포 손상 예방
	잎 추출물을 포함하는 췌장암 예방 및 치료용 조성물	한창석	췌장암
노간주나무	노간주나무 또는 열매 추출물을 유효 성분으로 포함하는 화장료 조성물	호서대학교 산학협력단	화장료
	노간주나무의 향취를 재현한 향료 조성물	(주)에이에스향료	향료
노박덩굴	노박덩굴 추출물을 함유한 구강 조성물	(주)엘지생활건강	구강
	셀라스트롤 · 세라판올 · 세스퀴테르펜 에스터계 화합물 또는 노박덩굴 추출물을 유효 성분으로 함유하는 염증 질환, 면역 질환 암 치료제	한국생명공학연구원	염증 면역 암
	추출물을 함유하는 피부미백 조성물	한국생명공학연구원	피부미백

14

약용식물	특허	출원인	효능
녹나무	멜라닌 생성을 억제하는 녹나무 추출물을 함유하는 미백용 화장료 조성물	학교법인 경희대학교	화장료
	잎 추출물 또는 그의 분획물을 유효 성분으로 포함하는 당뇨병 예방 및 치료용 조성물	한국한의학연구원	당뇨병
	추출물을 이용한 피부 보습용 조성물 및 발모 촉진 또는 탈모 방지용 조성물	김수근	탈모
누리장나무	잎 추출물로부터 아피게닌-7-오-베타-디-글루쿠로니드를 분리하는 방법 및 이화합물을 함유하는 위염 및 식도염 질환 예방 및 치료를 위한 조성물	손의동	위염 · 식도염
	잎으로부터 악테오시드를 추출하는 방법 및 이를 함유하는 항산화 및 항염증 약학 조성물	황완균	항산화 · 항염증
	추출물을 포함하는 항균 조성물	대한민국 (산림청 국립수목원장)	향균
느티나무	느티나무 메탄올 추출물을 포함하는 항암 조성물	단국대학교 산학협력단	항암
능소화	추출물을 포함하는 당뇨 합병증 치료 또는 예방용 조성물	한림대학교 산학협력단	당뇨병
다래	추출물을 함유하는 알레르기성 질환 및 비알레르기성 염증 질환의 치료 및 예방을 위한 약학 조성물	(주)팬제노믹스	알레르기 질환
	추출물을 함유한 탈모 및 지루성 피부 증상의 예방 및 개선용 건강 기능 식품	(주)팬제노믹스	탈모

14

약용식물	특허	출원인	효능
담쟁이덩굴	추출된 성분을 이용하여 제조된 조성물	백순길	음료용
	담쟁이덩굴 흡착근의 원리를 이용한 접착제	이덕영 · 장수현	접착제
대추나무	대추를 이용한 숙취 해소 음료 및 제조 방법	충청대학교 산학협력단	숙취 음료
	대추 추출물을 유효 성분으로 함유하는 허혈성 뇌혈관 질환의 예방 및 치료용 조성물	(주)내추럴에프엔피	뇌혈관
댕댕이덩굴	추출물을 유효 성분으로 하는 다이옥신 유사물질의 독성에 의한 질병 치료를 위한 약제학적 조성물	(주)내추럴엔도텍	독성 물질 해독
	추출물을 이용한 항산화용 조성물 및 항염증성 조성물	(주)제주사랑농수산	항염증
돈나무	돈나무 추출물을 함유하는 피부 미백제 조성물	· 재단법인 제주테크노파크 · 재단법인 진안홍삼연구소 · 재단법인 경기과학기술진흥원	피부미백
	돈나무 추출물을 함유하는 항스트레스용 조성물	· 재단법인 제주테크노파크 · 재단법인 진안홍삼연구소 · 재단법인 경기과학기술진흥원	항스트레스
	돈나무 추출물을 함유하는 주름 개선용 조성물	· 재단법인 제주테크노파크 · 재단법인 진안홍삼연구소 · 재단법인 경기과학기술진흥원	주름 개선

14

약용식물	특허	출원인	효능
동백나무	잎 추출물을 유효 성분으로 하는 항알레르기 조성물	건국대학교 산학협력단	항알레르기
두릅나무	두릅을 용매로 추출한 백내장에 유효한 조성물	(주)메드빌	백내장
	두릅과 산딸기를 용매로 추출한 항산화 효과를 가진 추출물	(주)메드빌	항산화
	두릅나무 추출물을 포함하는 혈압 강하용 조성물	(주)싸이제닉	고혈압
두충나무	두충 추출물을 포함하는 경조직 재생 촉진제 조성물	김성진	경조직 재생
	두충 추출물을 함유하는 항산화 및 피부 노화 방지용 화장료 조성물	조홍연	항산화 및 피부 노화
	학습 장애·기억력 장애 또는 치매의 예방 또는 치료용 두충 추출물	(주)유니베라	치매의 예방
	두충 추출물을 유효 성분으로 함유하는 류머티즘 관절염의 예방 또는 치료용 약학 조성물 및 건강식품 조성물	대한민국	류머티스 관절염
딱총나무	딱총나무 및 으아리 추출물을 유효 성분으로 함유하는 주름 개선용 화장료 조성물	· (주)씨앤피코스메틱스 · (주)더마랩	주름 개선용 화장료
땃두릅나무	땃두릅나무가 함유된 음료	도대홍	음료
	잎 추출물을 포함하는 진통제 조성물	한림대학교 산학협력단	진통제
떡갈나무	추출물을 포함하는 당뇨 합병증 치료 예방용 조성물	한림대학교 산학협력단	당뇨병

14

약용식물	특허	출원인	효능
뜰보리수	과실 추출물을 유효 성분으로 함유하는 항산화 · 항염 및 미백용 조성물	대구한의대학교 산학협력단	항산화 · 항염
	과실을 이용한 혼합 음료	대구한의대학교 산학협력단	음료
마가목	열매를 이용한 차의 제조 방법	한국식품연구원	차
	추출물을 유효 성분으로 하는 흡연 독성 해독용 약제학적 조성물	남종현	흡연 독성 해독
만병초	만병초로부터 분리된 트리테르페노이드계 화합물을 함유하는 대사성 질환의 예방 또는 치료용 조성물	충남대학교 산학협력단	대사성 질환의 예방
매발톱나무	추출물을 함유하는 화장료 조성물	(주)한불화장품	화장료
매실나무	항응고 및 혈전 용해 활성을 갖는 매실 추출물	(주)정산생명공학	혈전 용해
	추출물을 함유하는 피부 알레르기 완화 및 예방용 조성물	(주)엘지생활건강	알레르기 완화
	매실을 함유하는 화상 치료제	한경동	화상
먼나무	잎 추출물 또는 카페오일 유도체를 유효 성분으로 아토피 피부염의 예방 또는 치료용 조성물	중앙대학교 산학협력단	피부염의 예방
	잎 추출물 또는 이로부터 분리된 페닐프로파노이드계 화합물을 유효 성분으로 포함하는 항균 조성물	중앙대학교 산학협력단	항균
	잎으로부터 분리된 신규 화합물 및 이의 항산화 유도	중앙대학교 산학협력단	항산화

14

약용식물	특허	출원인	효능
먹구슬나무	투센다닌 또는 먹구슬나무 추출물을 유효 성분으로 함유하는 치매 예방 또는 치료용 조성물	㈜일동제약	치매 예방
	인도산 먹구슬나뭇잎 추출물을 유효 성분으로 함유하는 패혈증 또는 내독소혈증의 예방 및 치료용 조성물	원광대학교 산학협력단	패혈증 또는 내독소혈증의 예방
멀꿀나무	추출물을 유효 성분으로 포함하는 간 보호용 조성물	재단법인 전라남도 생물산업진흥재단	간 보호
멍석딸기	추출물을 유효 성분으로 함유하는 피부미백용 화장료 조성물	㈜더페이스샵코리아	피부미백용 화장료
모감주나무	꽃(난화) 추출물 또는 이의 분획물을 유효 성분으로 함유하는 부종 또는 다양한 염증의 예방 또는 치료용 조성물	한국한의학연구원	부종 또는 다양한 염증의 예방
모과나무	모과 추출물을 함유하는 미백 조성물	㈜메디코룩스	미백
	열매 추출물을 유효 성분으로 함유하는 당뇨병의 예방 및 치료용 약학 조성물 및 건강식품 조성물	공주대학교 산학협력단	당뇨병
모란	모란 뿌리·상지 및 호이초의 혼합물을 포함하는 미백 화장료	㈜코리아나화장품	화장료
	모란꽃 식물 세포 배양 추출물을 함유한 항노화·항염·항산화 화장료 조성물	㈜바이오에프디엔씨	항노화·항염·항산화 화장료

약용식물	특허	출원인	효능
목련	퇴행성 중추신경계 질환 증상의 개선을 위한 목련 추출물을 함유하는 기능성 식품	대한민국	기능성 식품
	목련 추출물을 함유하는 무방부제 화장료 조성물	㈜엘지생활건강	화장료
	신이 추출물을 유효 성분으로 함유하는 골 질환 예방 및 치료용 조성물	연세대학교 산학협력단	골 질환 예방
	신이 추출물을 포함하는 췌장암 치료용 조성물 및 건강 기능 식품	㈜한국전통의학연구소	췌장암
	항천식 효능을 가지는 신이 추출물 및 신이로부터 리그난 화합물	한국과학기술원	천식
묏대추나무	산조인 추출물 또는 베툴린산 유효 성분으로 함유하는 성장호르몬 분비 촉진용 조성물	한국한의학연구원	성장호르몬 분비 촉진
	산조인 성분을 함유한 진정제	김덕산	진정제
	산조인 추출물을 유효 성분으로 함유하는 속효성 우울증 예방 및 치료용 약학적 조성물	경희대학교 산학협력단	우울증 예방
무궁화	혈중 콜레스테롤을 제거할 수 있는 건강식품 제조 방법	최영숙	건강식품
	아토피성 피부염 예방 및 치료에 효과적인 무궁화와 노나무의 추출물	㈜지에프씨	아토피성 피부염 예방
무화과나무	항혈전 기능의 식품 성분을 추출하는 방법 및 항혈전성 추출물	㈜풀무원건강생화	항혈전

약용식물	특허	출원인	효능
물오리나무	추출물 또는 베툴린산을 포함하는 비만 및 제2형 당뇨병 예방 및 치료용 조성물	한국생명공학연구원	당뇨병
	줄기 추출물 또는 이것으로부터 분리된 화합물을 함유하는 간 독성 질환 예방 및 치료용 조성물	한국과학기술연구원	간 독성 질환 예방
물푸레나무	추출물의 발효물을 포함하는 피부미백용 조성물	(주)아모레퍼시픽	피부미백
미역줄나무	추출물을 활용한 잎에 대한 방사선 치료 증진용 조성물	재단법인 한국원자력의학원	방사선 치료 증진
박태기나무	항산화 및 노화 억제 활성을 가지는 박태기나무의 추출물 및 이를 함유하는 항산화 · 피부노화 억제 및 주름 개선용 화장료 조성물	(주)한국신약	피부노화억제
밤나무	잎 추출물을 함유하는 항알레르기약	김경만	항알레르기
	율피 추출물을 함유하는 피부주름 개선 화장료 조성물	(주)코리아나화장품	피부주름 개선 화장료
	율피 추출물을 함유하는 수렴 화장품 조성물	(주)코리아나화장품	수렴 화장품
배롱나무	추출물을 유효 성분으로 함유하는 알레르기 예방 및 개선용 약학적 조성물	대전대학교 산학협력단	알레르기 예방

14

약용식물	특허	출원인	효능
백량금	주름 생성 억제 및 개선 활성을 갖는 백량금 추출물을 함유하는 피부 외용 조성물	(주)바이오랜드	피부 외용
	항염 및 항자극 활성을 갖는 백량금 추출물을 함유하는 피부 외용 조성물	(주)바이오랜드	피부 외용
	미백 황성을 갖는 백량금 추출물을 함유하는 피부 외용 조성물	(주)바이오랜드	피부 외용
백리향	백리향 또는 섬백리향 정유 및 케토코나졸을 유효 성분으로 함유하는 복합 항진균제	학교법인 덕성학원	복합 항진균제
	추출물을 함유하는 피부 보습용 화장료 조성물	(주)더페이스샵코리아	피부 보습용 화장
	추출물을 함유하는 항산화 조성물	건국대학교 산학협력단	항산화
벽오동	추출물을 함유한 천연 항산화제 조성물 및 이의 제조 방법	김진수	천연 항산화제
보리수나무	열매를 주재로 한 약용술의 제조 방법	박봉흠	약용술
복분자딸기	복분자 추출물을 이용한 비뇨기 개선용 조성물	전라북도 고창군	비뇨기 개선
	복분자 추출물을 포함하는 기억력 개선용 식품 조성물	한림대학교 산학협력단 외	기억력 개선용
	복분자 추출물을 함유하는 골다공증 예방 또는 치료용 조성물	한재진	골다공증 예방
	복분자 추출물을 포함하는 불안 및 우울증 예방 및 치료용 약학 조성물	김성진	우울증 예방

14

약용식물	특허	출원인	효능
복사나무	추출물을 유효 성분으로 함유하는 동맥 경화증을 포함한 산화 관련 질환 및 혈전 관련 질환의 예방 및 치료용 조성물	동국대학교 산학협력단	동맥 경화증 · 혈전 관련 질환의 예방
부용	부용화 추출물을 함유하는 피부 외용제 조성물	㈜아모레퍼시픽	피부 외용제
	부용 및 뚝갈나무 혼합 추출물을 함유하는 피부 장벽 기능 강화 또는 피부 자극 완화용 조성물	㈜코스맥스	피부 장벽 기능 강화
붉나무	추출물을 포함하는 당뇨병 치료 또는 예방용 조성물	목포대학교 산학협력단	당뇨병
	뇌기능 개선 효과를 가지는 붉나무 추출물을 포함하는 약학 조성물 및 건강식품 조성물	대한민국 (농촌진흥청)	건강식품
비수리	항상화 작용을 갖는 비수리의 추출물을 포함하는 조성물	대한민국 (산림청 국립수목원)	항상화작용
	비수리 추출물 함유한 기능성 맥주 및 상기 기능성 맥주 제조 방법	강진오 · 박서현	기능성 맥주
	항산화 및 세포 손상 보호 효능을 갖는 비수리 추출물 및 이를 함유하는 화장료 조성물	㈜래디안	세포 손상 보호
비자나무	비자나무 추출물 또는 그로부터 분리된 아비에탄디테르페노이드계 화합물을 유효 성분으로 하는 심장 순환계 질환의 예방 및 치료용 조성물	한국생명공학연구원	심장순환계 질환의 예방
	비자나무 추출물을 포함하는 한미생물제 조성물 및 방부제 조성물	재단법인 제주테크노파크	방부제

14

약용식물	특허	출원인	효능
비파나무	잎차(불로장수 복복차)의 제조 방법	오경자 · 신혜원 · 신희림	차
	비파나무 추출물을 함유한 염모제용 조성물 및 그에 의해 제조된 염모제	(주)씨에이치하모니	염모제
뽕나무	항당뇨 기능성 뽕나무 오디 침출주 및 그 제조 방법	대구카톨릭대학교 산학협력단	항당뇨 · 오디 침출주
사과나무	야생사과의 열매 폴리페놀 및 그의 제조 방법	낫키우위스키가부시키가이샤	열매 제조
	항산화 · 항염 · 항암 활성을 갖는 플라보노이드가 감화된 사과 추출 물질 제조 방법	동양대학교 산학협력단	항산화 항염 항암
산당화	산당화에 의한 인삼의 분해	정일수	분해
	산당화에 의한 영지 및 약용식물의 분해	정일수	분해
	산당화 추출물을 함유하는 화장료 조성물	(주)코스트리	화장료

14

약용식물	특허	출원인	효능
산딸나무	열매를 이용한 와인 및 이의 제조 방법	충청북도 산림환경연구소	와인 제조
	추출물을 유효 성분으로 함유하는 염증성 장 질환 치료 및 예방용 약학 조성물	영남대학교 산학협력단	염증성 장질환 치료
	잎 추출물을 포함하는 항당뇨 조성물	· 농촌진흥청장 · 연세대학교 산학협력단	항당뇨
	열매 추출물, 열매 분획물, 이로부터 분리된 트리테르펜계 화합물 또는 이의 약학적으로 허용 가능한 염을 유효 성분으로 고콜레스테롤 혈증에 기인하는 심혈관 질환의 예방 및 치료용 약학적 조성물	경희대학교 산학협력단	심혈관 질환의 예방
산사나무	산사 추출물을 유효 성분으로 함유하는 퇴행성 뇌 질환 치료 및 예방용 조성물	대구한의대학교 산학협력단	퇴행성 뇌질환 치료
	산사 및 진피의 복합 추출물을 유효 성분으로 함유하는 비만 또는 지질 관련 대사성 질환의 치료 또는 예방용 약학 조성물	(주)뉴메드	대사성 질환의 치료
산수국	추출물을 함유하는 항인플루엔자 바이러스제 및 그것을 포함하는 조성물과 음식물	가부시카가이샤 롯데	음식물

14

약용식물	특허	출원인	효능
산수유	포제를 활용한 산수유 추출물을 함유하는 항노화용 화장료 조성물	㈜아모레퍼시픽	화장료
	항산화 활성을 증가시킨 산수유 발효 추출물의 제조 방법	동의대학교 산학협력단	발효액
	산수유 추출물을 함유하는 혈전증 예방 또는 치료용 조성물	안동대학교 산학협력단	혈전증 예방
	산수유 추출물을 함유하는 항산화 · 항균 · 항염 조성물	명지대학교 산학협력단	항산화 · 항균 · 항염
산초나무	산초나무 추출물을 유효 성분으로 포함하는 천연 항균 조성물	㈜삼성에버랜드	천연 항균
	항진균 활성을 갖는 산초나무 추출물 또는 조성물	김성덕	항진균
	산초나무 추출물을 함유하는 항바이러스용 조성물	고려대학교 산학협력단	항바이러스용
살구나무	살구와 빙초산을 이용한 무좀 · 습진약 제조 방법	최용석	무좀 · 습진약
	살구 추출물을 함유하는 화장료 조성물	㈜아모레퍼시픽	화장료
상산	상산근 발효 추출물을 포함하는 미백 및 보습 기능성 조성물 및 그 제조 방법	한경대학교 산학협력단	미백 및 보습 기능성
	상산근 발효 추출물을 포함하는 아토피성 피부염의 예방 및 치료용 조성물 및 제조 방법	한경대학교 산학협력단	아토피성 피부염
	상산 정유 추출물을 이용한 기능성 천연 향료 조성물	김경남	천연 향료

14

약용식물	특허	출원인	효능
상수리나무	상수리나무 추출물을 함유하는 발모 촉진제 및 그의 제조 방법	최이선	발모 촉진제
	수피를 이용한 β−세크레타제 활성 저해 조성물	(주)한국야쿠르트	β−세크레타제 활성
생강나무	가지 추출물을 포함하는 심혈관계 질환의 예방 및 치료용 조성물	(주)한화제약	심혈관계 질환의 예방
	잎 추출물을 포함하는 피부미백 및 주름 개선용 조성물	경희대학교 산학협력단	피부미백 및 주름 개선용
	생강나무에서 추출한 유효 성분으로 함유하는 혈행 개선 조성물	(주)양지화학	혈행 개선
생달나무	생달나무에서 추출한 정유를 포함하는 항균성 조성물	전라남도	항균성
생열귀나무	생열귀나무로부터 비타민 성분의 추출 방법	신국현 외	비타민 성분의 추출
	생열귀나무 추출물을 함유하는 항산화 또는 항노화 또는 항노화용 피부 화장료 조성물	(주)마이코스메틱	항노화용 피부 화장료
석류나무	석류 추출물을 함유하는 노화 방지용 화장료 조성물	(주)나드리화장품	노화 방지용 화장료
	석류 추출물을 함유하는 비만 예방 및 치료용 조성물	고흥석류친환경 영농조합법인	비만 예방
소귀나무	기능성 화장품 성분 추출 방법	제주대학교 산학협력단	기능성 화장품
	잎으로부터 분리된 신규 황산염 페놀성 화합물 및 이의 항산화 항염 용도	중앙대학교 산학협력단	황산염 페놀성 화합물

14

약용식물	특허	출원인	효능
소나무	소나무 뿌리 생장점으로부터 분리한 식물 줄기세포 추출물을 함유하는 항노화 피부 미용제 조성물	(주)아우딘퓨쳐스	항노화 피부 외용제
	소나무 추출물을 유효 성분으로 포함하는 고콜레스테롤증 개선 또는 예방용 조성물	신라대학교 산학협력단	고콜레스테롤증 개선
소태나무	소태나무 추출물을 이용한 간암과 간경화 및 지방간 치료 제품 및 제조 방법	권호철	간암과 간경화, 지방간 치료
	소태나무 추출물을 유효 성분으로 포함하는 아토피 피부염 또는 알레르기성 피부 질환의 예방 및 치료를 위한 조성물	서정희	아토피 피부염 또는 알레르기성 피부 질환의 예방
송악	송악 추출물을 함유하는 미백 화장료 조성물	재단법인 제주하이테크 산업진흥원	미백 화장료
수양버들	수양버들 추출물을 함유하는 자연분말치약	재단법인 서울보건영구재단	치약
순비기나무	항산화 효과를 갖는 순비기나무 추출물을 유효 성분으로 함유하는 화장료 조성물	대구한의대학교 산학협력단	화장료
	순비기나무 추출물을 유효 성분으로 함유하는 항아토피용 화장료 조성물	대전대학교 산학협력단	항아토피용 화장료
	순비기나무 유래 플라보노이드계 화합물을 함유하는 항암용 조성물	부경대학교 산학협력단	항암
싸리	항산화 · 항염증 및 미백에 유효한 싸리 성분의 추출 방법	계명대학교 산학협력단	항산화 · 항염증

약용식물	특허	출원인	효능
예덕나무	예덕나무의 추출물을 유효 성분으로 하는 간 기능 개선제	오기완	간 기능 개선
	예덕나무 추출물을 포함하는 여드름 피부용 화장료 조성물	방선이	여드름 피부용 화장품
	예덕나무 추출물 및 코엔자임 Q-10을 유효 성분으로 함유하는 피부 노화 방지용 화장료 조성물	(주)코리아나화장품	피부 노화 방지용 화장료
오갈피나무	오갈피 추출물을 포함한 C형 간염 치료제	(주)엘지	C형 간염 치료제
	오갈피 추출물을 포함하는 치매 예방 또는 치료용 조성물	· (주)바이오서너젠 · 성광수	치매 예방
	오갈피 열매 추출물을 유효 성분으로 함유하는 암 예방 및 치료용 약학적 조성물	경희대학교 산학협력단	암 예방
	오갈피 추출물의 골다공증 예방 또는 치료용 약학적 조성물	(주)오스코텍	골다공증 예방
	오갈피 추출물의 유효 성분으로 함유하는 위장 질환의 예방 또는 치료용 조성물	(주)휴림	위장 질환의 예방

14

약용식물	특허	출원인	효능
오동나무	수피의 물 추출물을 포함하는 항균성 천연염료 및 이를 이용한 항균 섬유	최순화	항균성 천연염료
	오동나무 추출물 또는 그로부터 분리된 디아릴헵타노이드계 화합물을 유효 성분으로 하는 심장 순환계 질환의 예방 및 치료용 조성물	한국생명공학과학원	심장 순환계 질환의 예방
	오동나무 추출물을 함유하는 항바이러스 조성물	(주)알앤엘바이오	항바이러스
	오동나무 유래 디아릴헵타노이드계 화합물을 포함하는 항산화 및 간 보호용 조성물	(주)알앤엘바이오	항산화 및 간 보호용
	오동나무 추출물 또는 그로부터 분리된 화합물을 유효 성분으로 포함하는 간 섬유와 억제용 조성물	(주)엘컴사이언스	10간 섬유와 억제용
오미자	오미자 씨앗 추출물을 함유하는 항암 및 항암 보조용 조성물	문경시	항암
	오미자 추출물을 함유하는 알츠하이머병 예방 및 치료용 조성물	문경시	알츠하이머병 예방
	오미자 추출물로부터 분리된 화합물을 유효 성분으로 함유하는 대장염 질환의 예방 및 치료용 조성물	김대기	대장염 질환의 예방
	오미자 에틸아세테이트 분획물을 유효 성분으로 포함하는 비만 예방 또는 치료용 조성물	서울대학교 산학협력단	비만 예방

약용식물	특허	출원인	효능
옻나무	옻나무로부터 분리된 추출물 및 플라보노이드 화합물들을 함유한 간 질환 치료제	학교법인 성지학원	간질환 치료
월계수	잎으로부터 분리한 항산화제 및 그의 정제 방법	대한민국	항산화
	잎 추출물로 구성된 간경화 및 섬유화 치료 또는 예방용 조성물	서울대학교 산학협력단	간경화 및 섬유화 치료
	잎의 단일 성분 추출물을 함유한 파킨슨병과 퇴행성 신경계 뇌 질환의 예방 및 치료용 조성물	서울대학교 산학협력단	파킨슨병과 퇴행성 산경계 뇌 질환의 예방
유자나무	유자 추출물을 함유하는 뇌혈관 질환의 예방 또는 치료용 조성물	건국대학교 산학협력단	뇌혈관 질환의 예방
	유자 추출물을 유효 성분으로 함유하는 심장 질환의 예방 또는 치료용 조성물	건국대학교 산학협력단	심장 질환의 예방
	유자 과피 추출물을 유효 성분으로 포함하는 항당뇨 조성물 및 이의 제조 방법	한국식품연구원 외	항당뇨
으름덩굴	종자 추출물을 포함하는 항암 조성물 및 그의 제보 방법	김승진	항암
은행나무	뿌리 추출액을 함유하는 발모제	이덕희	발모제
음나무	HIV 증식 억제 활성을 갖는 음나무 추출물 및 이를 유효 성분으로 함유하는 AIDS 치료제	유영법 · 최승훈 · 심법상 · 안규석	AIDS 치료
	음나무 추출물을 함유하는 퇴행성 중추신경계 질환 증상의 개선을 위한 기능성 식품	충북대학교 산학협력단	퇴행성 중추신경계 질환 증상의 개선

14

약용식물	특허	출원인	효능
인동덩굴	성장호르몬 분비 촉진 활성이 뛰어난 인동 추출물, 이의 제조 방법 용도	(주)엠디바이오알파	성장호르몬 분비 촉진
	자외선에 의한 세포 변이 억제 효과를 갖는 인동 추출물을 포함하는 조성물	순천대학교 산학협력단	자외선에 의한 세포 변이 억제
자귀나무	자귀나무 추출물을 포함하는 항암 또는 항암 보조용 조성물	학교법인 동의학원	항암
자두나무	자두 추출물을 함유하는 화장비누 및 그 추출 방법	학교법인 신천학원	화장비누
	자두 추출물을 유효 성분으로 포함하는 피부 상태 개선용 조성물	계명대학교 산학협력단	피부 상태 개선
잣나무	잎 추출물 유효 성분으로 함유하는 당뇨병 예방 및 치료용 조성물	(주)메테르젠	당뇨병 예방
	잎 추출물 유효 성분으로 함유하는 혈중 콜레스테롤 강하용 조성물	(주)메테르젠	혈중 콜레스테롤 강하
조팝나무	조팝나무 추출물을 유효 성분으로 함유하는 화장료 조성물	(주)코리아나화장품	화장료
	잎으로부터 분리된 신규 헤미테르펜 글루코시드 화합물 및 이의 항산화 및 항염 용도	중앙대학교 산학협력단	항산화 및 항염
주목	주목의 형성층 또는 전형성층 유래 식물 줄기세포주를 유효 성분으로 함유하는 항산화·항염증 또는 항노화용 조성물	(주)운화	항산화·항염증 또는 항노화
쥐똥나무	쥐똥나무 속 식물 열매와 홍삼 함유 청국장 분말로 이루어진 항당뇨 활성 조성물	김순동	항당뇨 활성

약용식물	특허	출원인	효능
진달래	뿌리 추출물을 유효 성분으로 포함하는 피부노화 방지용 화장료 조성물	(주)코리아나화장품	화장료
	뿌리 추출물을 함유하는 피부 자극 완화용 화장료 조성물	(주)코리아나화장품	피부 자극 완화용 화장료
	뿌리 추출물로부터 분리한 탁시폴린 3-O-β-D-글루코피라노시드를 유효 성분으로 포함하는 아토피성 피부염 치료용 조성	· (주)뉴트라알앤비티 · 중앙대학교 산학협력단	아토피성 피부염 치료
	진달래 발효 추출물을 포함하는 천연 방부제 조성물 및 그의 제조 방법	(주)인타글리오	천연 방부제
찔레꽃	항산화 활성을 가지는 찔레꽃 추출물을 포함하는 식품 조성물	(주)이롬	항산화
차나무	항균 작용이 있는 차나무과 수종의 추출물 및 제조 방법	박홍락	항균 작용
	차나무 뿌리 유래 사포닌을 포함하는 구강용 조성물	(주)아모레퍼시픽	구강
참느릅나무	수피 추출물을 유효 성분으로 함유한 면역 억제제 및 이의 이용 방법	(주)한솔제지	면역 억제제
청미래덩굴	청미래덩굴 추출물을 함유하는 혈관 질환의 예방 또는 치료용 약학 조성물	동국대학교 경주캠퍼스 산학협력단	혈관 질환의 예방
	잎 추출물을 함유하는 당뇨 예방 및 치료용 조성물	강원대학교 산학협력단	당뇨 예방
측백나무	잎을 포함하는 발모 촉진 또는 탈모 방지용 조성물 및 이의 제조 방법	심태흥 · 이선미	발모 촉진

약용식물	특허	출원인	효능
치자나무	치자나무 추출물을 포함하는 우울증 질환의 예방 및 치료를 위한 약학 조성물	건국대학교 산학협력단	우울증 질환의 예방 및 치료
	치자나무 추출물의 분획물을 유효 성분으로 함유하는 알레르기 질환의 예방 또는 치료용 조성물	한국한의학연구원	알레르기 질환의 예방 또는 치료
칠엽수	혈관 신생 억제 활성을 갖는 칠엽수 추출물을 유효 성분으로 하는 조성물	(주)안지오랩	혈관 신생 억제 활성
	칠엽수 추출물을 함유하는 다크서클 완화용 화장료 조성물	(주)더페이스샵	완화용 화장료
칡	골다공증 예방 및 치료에 효과를 갖는 갈근 추출물	한국한의학연구원	골다공증 예방 및 치료
	칡 추출물을 이용한 폐경기 여성 건강 예방 및 치료	고려대학교 산학협력단	폐경기 여성 건강 예방 및 치료
	갈근 추출물을 함유하는 암 치료 및 예방을 위한 약학 조성물	원광대학교 산학협력단	암 치료 및 예방
탱자나무	탱자나무 추출물을 함유하는 B형 간염 치료제	(주)내비켐	B형 간염 치료
	탱자나무 추출물을 함유하는 C형 간염 치료제	(주)내비켐	C형 간염 치료
	탱자나무 추출물을 포함하는 살충용 조성물	강원도	살충용 조성물
	탱자나무 추출물 또는 이로부터 분리된 화합물을 유효 성분으로 함유하는 항염증 및 항알레르기용 조성물	영남대학교 산학협력단	항염증 및 항알레르기용

14

약용식물	특허	출원인	효능
팔손이	국내산 팔손이 근피의 면역 기능 증진을 위한 팔손이 근피의 추출액 제조 방법	· 강원대학교 산학협력단 · 정을권	면역 기능 증진
	세포 투과성 융합단백질의 세포 투과율을 향상시키는 팔손이 화합물	· 강원대학교 산학협력단 · 재단법인 춘천 바이오산업진흥원	세포 투과성 융합단백질의 세포 투과율을 향상
팔꽃나무	팔꽃나무 추출물, 이의 분획물 또는 이로부터 분리한 화합물을 유효 성분으로 함유하는 아토피 예방 또는 치료용 약학적 조성물	한국생명공학연구원	아토피 예방 또는 치료
	지방세포 분화를 저해하는 팔꽃나무 추출물	㈜엠디바이오알파	지방세포 분화를 저해
포도	화상 치료제용 포도 잔여 발효 추출물의 제조 방법	㈜게비스코리아	화상 치료제 발효 추출물
	포도씨 또는 포도 과피 성분을 함유하는 혈소판 응집 억제제용 조성물 및 이를 이용한 혈소판 응집 억제제	강명화	혈소판 응집 억제제용
	포도씨를 이용한 β-세크레타제 활성 저해 조성물	㈜한국야쿠르트	β-세크레타제 활성 저해
	포도 잎 추출물을 유효 성분으로 함유하는 혈전 질환의 예방 또는 개선용 식품 조성물 및 약학 조성물	전주대학교 산학협력단	혈전 질환의 예방
함박꽃나무	함박꽃나무에서 분리한 항생 물질	신국현	항생물질
	함박꽃나무 꽃 등의 추출물을 함유하는 보습 및 진정 화장용 조성물	이상록	보습 및 진정 화장용
	함박꽃나무 꽃 등을 혼합한 영영국수 및 그 제조 방법	지수옥	영영국수

14

약용식물	특허	출원인	효능
해당화	항당뇨와 항산화 효능이 있는 해당화 잎차 제조 방법	전라남도	항당뇨와 항산화
	해당화 줄기 추출물을 포함하는 암 예방 또는 치료용 조성물	연세대학교 산학협력단	암 예방 또는 치료
향나무	향나무 목질부 추출물을 주요 활성 성분으로 함유하는 항노화용 화장료 조성물	㈜한불화장품	항노화용 화장료
	향나무로부터 분리된 세트롤을 함유하는 암 예방 및 치료용 조성물	학교법인 동의학원	암 예방 및 치료
	향나무 추출물로부터 분리된 위드롤을 유효 성분으로 함유하는 암 예방 및 치료용 조성물	학교법인 동의학원	암 예방 및 치료
	향나무 추출물 또는 새드롤을 포함하는 비만 및 제2형 당뇨병 예방 및 치료용 조성물	한국새영공학연구원	비만 및 제2형 당뇨병 예방 및 치료
헛개나무	헛개나무 열매 추출물을 함유하는 간 기능 개선용 조성물의 제조 방법	㈜광개토바이오텍	간 기능 개선
	헛개나무 추출물을 포함하는 비만 예방 및 치료를 위한 조성물	㈜엠디케스팅	비만 예방 및 치료
	헛개나무 열매 추출물을 함유하는 항염증제 및 이의 용도	㈜엘지생활건강	항염증제
협죽도	냉각수 내 세균 증식 억제용 협죽도의 식물 추출물 및 이를 이용한 냉각수 내 세균 증식 억제 방법	재단법인 포항산업과학연구원	냉각수 내 세균 증식 억제
	협죽도 추출물을 유효 성분으로 포함하는 염증성 질환 치료 및 예방용 조성물	한국폴리텍바이오 대학 산학협력단	염증성 질환 치료

14

약용식물	특허	출원인	효능
호두나무	호두 열매 추출물과 은행 열매 추출물을 이용한 천식 치료제	이병두	천식 치료
	호두 추출물을 함유하는 모발 성장 촉진용 화장료 조성물	서원대학교 산학협력단	모발 성장 촉진용 화장
화살나무	항암 활성 및 항암제의 보조제 역할을 하는 화살나무 수용성 추출물	㈜동성제약 이정호	항암 활성 및 항암제의 보조제
황벽나무	황백피와 지모의 혼합 추출물을 포함하는 염증 및 통증 치료용 조성물	㈜메드빌	염증 및 통증 치료
	황백을 이용한 약물 중독 예방 치료를 위한 약제학적 조성물	심인섭	약물 중독 예방 치료
황칠나무	황칠나무 추출물을 포함하는 남성 성 기능 개선용 조성물	전라남도 생물산업진흥재단	남성 성 기능 개선
	황칠나무 추출물을 포함하는 간 질환 치료용 약학 조성물	박소현	간 질환 치료
회양목	회양목 추출물을 포함하는 탈모 방지 또는 발모 촉진용 조성물	㈜이태후생명과학	탈모 방지 또는 발모 촉진용
회화나무	폐경기 질환의 치료 또는 예방, 피부 노화 방지 또는 피부주름 개선용 회화나무 추출물	㈜노바셀테크놀로지	폐경기 질환의 치료 또는 예방, 피부 노화 방지
	회화나무 꽃 추출물의 누룩 발효물을 함유하는 여드름 개선용 조성물	㈜롯데	여드름 개선
	회화나무 유래 줄기세포를 포함하는 탈모 예방 또는 개선용 화장료 조성물	㈜에스테르	탈모 예방

14

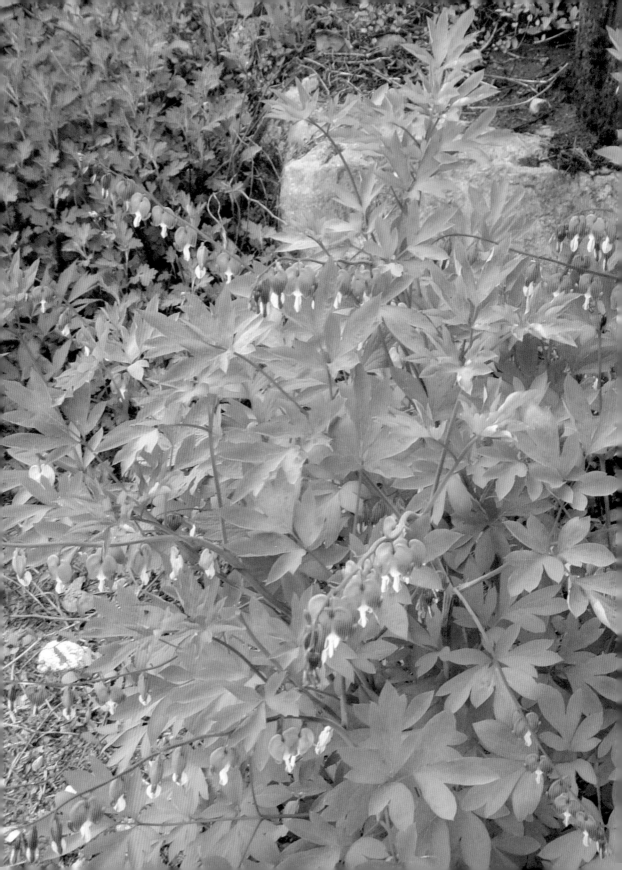

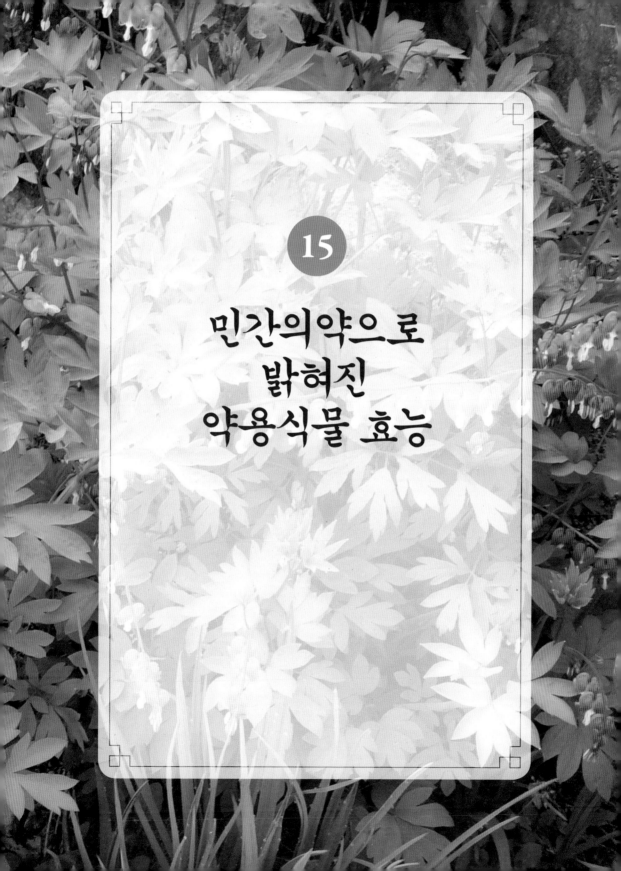

15

민간의약으로
밝혀진
약용식물 효능

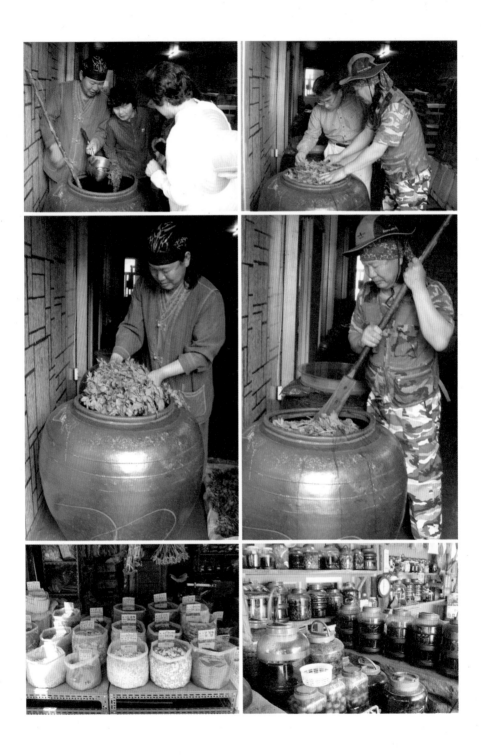

구분	작용	부위	비고
부처손	항암(간암 · 췌장암 · 폐암) · 간경화	전초	
쇠뜨기	혈압 강하 · 이뇨 · 심장 수축력 증가	전초	
속새	간암	줄기	
일엽초	암	전초	
은행나무	동맥 경화	잎	열매 (알레르기)
소나무	송지(인적 작용) · 항알레르기	생송지	
향나무	향균	잎	
측백나무	거담 · 진해	잎	
비자나무	자궁 수축	잎	
주목	항암 · 혈당 강하 · 중추 신경 마비	잎 · 가지	항암제 시판
호두나무	혈청 알부민 증가	호도유	
수양버들	해열 · 국소 마취	가지	아스피린
밤나무	소화	열매	
왕느릅나무	향균	종자	
삼	중추신경 마비	열매 · 잎	
꾸지뽕나무	면역	전체	
무화과	종기	열매	
한삼덩굴	향균	전초	
뽕나무	혈당 강하 · 혈압 강하 · 이뇨 · 진정	잎	
겨우살이	항암 · 이뇨 · 향균	잎	
꽃범의꼬리	지혈 · 향균	뿌리	
메밀	지혈 · 혈압 강하	종자	
여뀌	혈압 강하	잎	

15

구분	작용	부위	비고
하수오	면역	덩이뿌리	
호장근	신장	뿌리	
자리공	신장	뿌리	
쇠비름	대장암	전초 · 줄기	대장 (용종 · 선종 · 암)
패랭이꽃	이뇨 · 혈압 강하 · 향균	물 추출물	
쇠무릎	진통 · 혈압 강하	달인 물	
자목련	비염	신이	
오미자	혈당 강하	열매	
후박나무	토끼의 소장 긴장 저하	달인 물	
복수초	강심	전초	
으아리	진통 · 요산을 녹이는 작용 · 이뇨	달인 액	
할미꽃	향균 · 살충 · 항암	달인 액	독초
꿩의다리	향균 · 항종양 · 혈압 강하	추출물	독초
삼지구엽초	정액 분비 촉진 · 최음 · 혈압 강하	지상부	
으름덩굴	당뇨	줄기	
연꽃	혈액 순환 · 동맥 경화	종자	
왜개연꽃	이뇨 · 호흡 중추 마비	종자	
약모밀	향균 · 혈관 확장	전초	
등칡	이뇨 · 흥분	달인 액	
족도리풀	해열 · 진정 · 진해 · 국소 마취	전초	독초
작약	혈압 강하 · 진경(鎭痙) · 진정	달인 액	
모란	진정 · 최면 · 진통 · 향균	달인 액	
개다래	흥분 · 타액 분비 증가	열매	

15

구분	작용	부위	비고
차나무	이뇨 · 수렴 · 모세 혈관의 저항력 증가	잎	
애기똥풀	진경(鎭痙) · 진통 · 최면	잎	독초
현호색	진통 · 최면 · 진정	전초	독초 (아편 100분의 1)
금낭화	진통 · 항경련 · 진해 · 거담	전초	독초
냉이	자궁 수축 · 지혈 · 모세 혈관 강화	전초	
두충나무	혈압 강하 · 이뇨	줄기	
바위솔	암 · 혈압 강하 · 해열	전초	
수국	항말라리아 · 혈압 강하	전초	
산사나무	소화	열매	
매실나무	항균 · 살충	달인 액	
해당화	중독 증상 해독	달인 액	
마가목	관절염 · 폐 질환	열매	
황기	혈압 강하	추출물	
석결명	시력 회복	추출물	
결명자	혈압 강하 · 항균 · 배변	추출물	
박태기나무	항바이러스 · 항균	줄기껍질	
감초	해독(약물 · 음식물) · 혈압 강하	뿌리	
칡	혈류량 증가 · 진경(鎭痙) · 해열	뿌리	
이질풀	사하	전초	
귤나무	항염	열매	
백선	항암	뿌리껍질	
황벽나무	항균 · 종양세포 억제 · 혈압 강하	줄기껍질	
탱자나무	암세포의 성장 억제	덜익은 과실	

15

구분	작용	부위	비고
붉나무	지사	열매	
사철나무	혈압 강하	줄기껍질	
묏대추나무	진정 · 최면 · 진통 · 항경련 · 혈압 강하	달인 액	
대추나무	혈압 강하	에타놀 추출물	
무궁화	향균 · 항진균	뿌리 · 줄기	
팥꽃나무	진통 · 피임	꽃	
호박	구충 · 살충	종자	
여주	혈당 강하	열매	
수세미외	향균	열매	
하눌타리	혈당 강하	추출물	
배롱나무	항진균	잎	
부처꽃	향균	달인 액	
석류나무	살충 · 향균	뿌리	
산수유	신장	열매	
가시오갈피	면역	뿌리껍질	
오갈피	면역	뿌리껍질	
송악	항경련 · 진통 · 혈액 응고 억제 · 항염증	잎	
인삼	항암 · 진정 · 항궤양 · 혈압 강하	뿌리	
왜당귀	진정 · 향균 · 진경(鎭痙) · 진통	뿌리	
구릿대	해열 · 진통 · 항진균 · 지방 분해 촉진	뿌리	
참당귀	혈압 강하	뿌리	
천궁	진정 · 혈압 강하	뿌리줄기	
갯방풍	진통	뿌리	
고본	진경(鎭痙) · 통정 · 항염증 · 향진균	뿌리	

구분	작용	부위	비고
강활	항균 · 진통 · 항염증	뿌리	
백량금	항균	뿌리	
카치수염	저해	전초	
감나무	혈압 강하 · 관상동맥 혈류량 증가	열매	
개나리	항균 · 암세포 억제	열매	
용담	위액 분비 촉진	뿌리	
치자나무	담즙 분비 촉진 · 혈압 강하	열매	
메꽃	소변 불리	꽃	
새삼	신장	종자	
나팔꽃	사하	종자	
지치	항염증 · 항종양	뿌리	
배초향	향진균	전초	
익모초	흥분 · 혈압 강하	추출물	
속단	뼈의 재생 촉진	뿌리	
꿀풀	항암 · 혈압 강하 · 항균 · 이뇨	전초	갑상선암
단삼	혈압 강하 · 진정 · 진통	추출물	
형개	해열 · 항균	추출물	
구기자나무	혈압 강하 · 혈당 강하 · 항지간(抗脂肝)	열매	
꽈리	향균 · 자궁 적출 흥분	달인 액	독초
미치광이풀	항히스타민 · 위경련 억제	뿌리	독초
까마중	항염증 · 혈당 강하	추출물	
오동나무	암세포 억제	줄기	
지황	강심 · 이뇨 · 혈당 강하	추출물	
현삼	혈압 강하	추출물	

15

구분	작용	부위	비고
냉초	진통 · 해열 · 향균	뿌리	
개오동나무	간암 · 간 복수	열매	
질경이	이뇨	종자	
인동덩굴	진경(鎭痙) · 향균	잎 · 줄기	
잔대	거담 · 강심	달인 액	
더덕	거담 · 강심	달인 액	
만삼	거담	달인 액	
도라지	용혈 · 국소 자극 · 거담 · 항염증 · 항알레르기 · 말초 혈관 확장 · 분비 촉진	뿌리	
톱풀	향균	추출액	
우엉	비만	열매	
개똥쑥	학질	전초	
사철쑥	담즙 분비 · 배설 촉진	전초	
제비쑥	향진균	전초	
개미취	향균	전초	
삽주	소화	뿌리	
잇꽃	골다공증	열매	
산국	향균 · 혈압 강하	달인 액	
엉겅퀴	간 · 어혈	꽃 · 전초 · 뿌리	
지칭개	암세포 억제	추출물	
뚱단지	혈당 강하	덩이뿌리	
해바라기	향균	잎	
금불초	향균 · 신경 흥분	뿌리	

15

구분	작용	부위	비고
목향	구충 · 항균	뿌리	
씀바귀	혈압 강하	달인 액	
우산나물	암세포 억제	전초	
도또마리	비염 · 아토피	열매	
민들레	간염 · 간암 · 황달	전초 · 뿌리	
마늘	면역	비늘줄기	
알로에	사하	가루	
천문동	폐 질환	뿌리	
맥문동	폐 질환	뿌리	
삿갓나물	항균	달인 액	독초
둥굴레	혈압 강하 · 혈당 강하	뿌리	
박새	강심	뿌리	독초
여로	혈압 강하	뿌리	독초
범부채	항진균	달인 액	
율무	혈압 강하	속씨	
옥수수수염	신장	뿌리줄기 · 옥수수수염	
창포	진정 · 혈압 강하	추출물	
석창포	진정 · 혈압 강하	추출물	
천남성	거담 · 암세포 억제	뿌리	독초
부들	혈압 강하 · 항경련 · 응혈 · 향균	꽃가루	
생강	향균	뿌리줄기	
천마	진통	추출물	

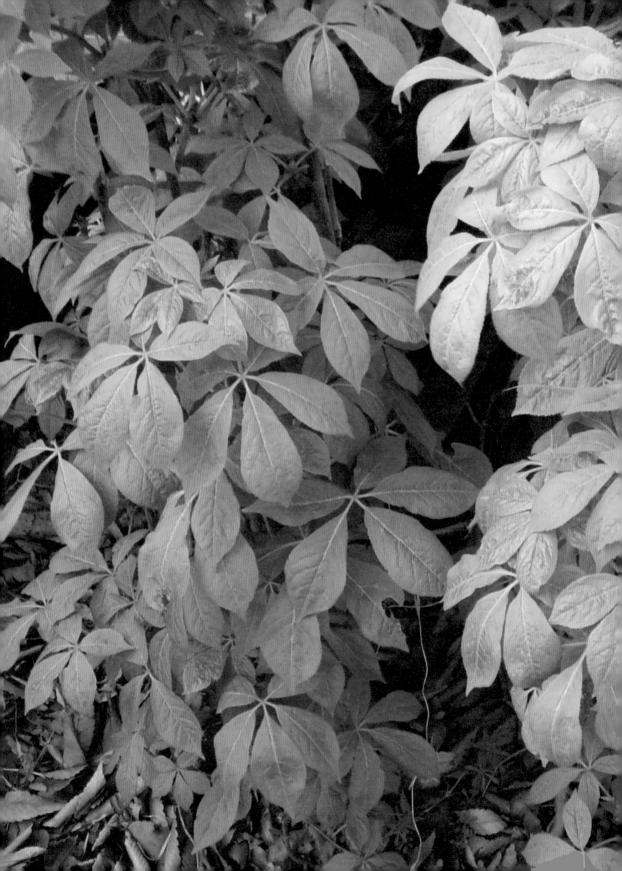

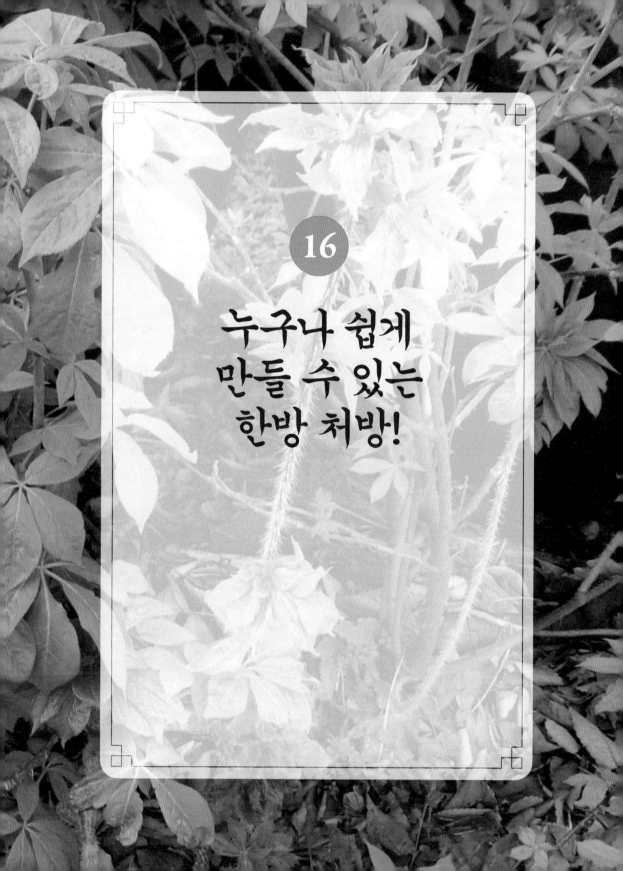

16

누구나 쉽게
만들 수 있는
한방 처방!

사상체질에 따른 보약
"같은 보약을 복용해도 체질에 따라 다르다"

　　사상의학(四象醫學)은 동무(東武) 이제마(李濟馬)가 〈동의수세
보원(東醫壽世保元)〉에서 태양, 태음, 소양, 소음의 4체질로
구분했다. 사람은 태어나면서 체질(체격과 체형, 얼굴 생김새, 성
격, 장부의 대소, 병증 등)이 있다고 주장하는 민속의학이다.

약탕기

【 체질에 좋은 약재 】

태양인 : 소나무(송화, 솔잎, 송지), 오가피류, 하수오, 쑥, 익모초, 인진쑥, 노근

태음인 : 칡, 오미자, 삼지구엽초, 두충, 맥문동, 천문동, 상황버섯, 동충하초

소양인 : 산수유, 구기자, 복분자, 매실, 홍화, 영지버섯, 질경이, 박하, 알로에

소음인 : 산삼, 황기, 백출, 감초, 계피, 익모초, 당귀 천궁, 처조기, 작약, 진피

【 체질 보약 기초상식 】

구분	좋은 식품과 맞지 않은 약용식물	비고
태양인	냉성 식품, 신선한 채소, 메밀, 포도, 다래, 모과, 오가피류, 솔잎, 하수오, 익모초가 좋고, 인삼, 꿀, 대추 당귀, 맞지 않다.	한국인 중 0.3%, 음식에 예민한 편
태음인	현미, 매실, 은행, 호두, 잣, 도라지, 연근, 버섯, 갈근, 오미자, 천문동, 두충이 좋고, 인삼, 숙지황, 홍화는 맞지 않다.	소화기관이 튼튼하다.
소양인	수분이 많은 채소, 보리, 수박, 미나리, 구기자, 산수유, 차전자, 복분자, 홍화가 좋고, 인삼, 녹용, 황기는 맞지 않다.	한국인 중 30%, 소화기관 약함
소음인	열성 식품, 찹쌀, 복숭아, 부추, 쑥갓, 당근, 마늘, 파, 인삼, 황기, 백출, 당귀, 대추, 천궁, 진피가 좋고, 영지, 지황, 맥문동은 맞지 않다.	한국인 중 20%, 십전대보탕 맞음

원기를 보(補)하는 보약의 황제 공진단
"공진단(供辰丹)은 노화를 억제하고 질병을 예방해 주는 명약"

중국 원나라 명의(名醫) 위역림(危亦林)이 만들어 황제에게 바친 보약이다. 조선시대 허준이 쓴 〈동의보감〉에서 "장년기에 진기(眞氣)가 허약할 때 공진단을 쓴다"고 기록돼 있다. 원기(元氣)는 부모로부터 받은 생명의 근원이다. 공진단은 소진된 원기를 보충해 주는 보약으로 주로 기력 저하, 만성 피로, 노화억제 간장과 신장 기능 저하 등에 쓴다. 공진단은 보약으로 가치가 높다. 녹용(鹿茸·혈액과 골수의 생성을 돕는다), 사향(麝香·사향노루의

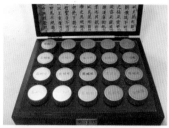
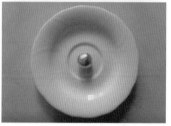

공진단

배꼽에 있는 향주머니), 당귀(當歸·여성에 좋은 보혈제), 산수유(山茱萸·간장과 신장의 기능을 돕는다)를 가루로 내어 토종꿀로 배합하여 만든 구슬만한 단제이다. 공진단의 핵심 성분은 "사향(麝香)", 수컷의 사향샘(생식기 근처의 분비샘)에서 한 마리당 30g 정도만 얻을 수 있기 때문에 금(金) 값의 3배에 이르기 때문에 요즘은 사향 대신 침향(沈香), 목향(木香)을 넣어 판매하기도 한다.

공진단(供辰丹)은 의약품으로 한의원과 약국에서 구입할 수 있다. 식품의약품안전처에서 허약 체질, 무력감, 체력 저하, 간 기능 저하 등에 효능이 있는 것으로 밝혀졌다. 제약회사에서 제조하는 모든 공진단은 사향(74mg) 및 녹용, 당귀, 산수유, 숙지황, 인산(각 444.3mg)의 함량으로 안심하고 복용할 수 있다. 보통 공복에 한 알씩 씹어 먹는다. 단, 공진단 배합 약재가 모두 따뜻한 성질로 열이 많은 체질은 복용을 하지 않는 게 좋다.

16

"경옥고(瓊玉膏)는 붉고 아름다운 구슬 같은 고약으로 기혈을 보(補)한다!"

조선시대 왕들이 경옥고(瓊玉膏)를 건강을 위해 복용하기도 아까워했던 명약으로 알려져 있고, 중국 황제가 곤륜산(崑崙山)에서 나오는 꿀 같은 옥액을 먹고 연년익수(延年益壽)했다는 전설(傳說)이 전하고 있고, 도교(道敎)에서 신선(神仙)을 묘사한 〈황정경〉에 "신장을 간직한 샘"

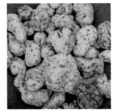

백복령

이라 했고, 조선시대 허준이 쓴 〈동의보감〉에서도 "모발을 검게 하고 허약을 치료한다"고 기록돼 있다.

경옥고의 경(瓊)은 "아름답다", "붉다"의 뜻이며, "옥(玉)"은 구슬을, "고(膏)"는 장기간 고아서 끈끈해진 액상의 약물로 "붉고 아름다운 구슬 같은 고약"이다.

경옥고는 약용, 보약으로 가치가 높다. 생지황(地黃 · 음기와 혈을 보충하는 보약), 꿀(꽃의 끈끈한 액체), 인삼, 복령(茯苓 · 소나무 뿌리 주위에 기생하는 부정형 덩어리)을 배합하여 만든다. 생지황 즙을 꿀과 같이 끓여서 비단 천에 걸러내고 말린 인삼과 백복령을 가루 내어 골고루 섞는다. 여기에 건강에 좋다는 침향 외 다른 약초를 가미하는 경우도 있다. 고약처럼 만들어 숟가락으로 떠먹는 보약으로 1회 한두 숟가락씩 따뜻한 물과 함께 복용하면 좋다.

경옥고는 인체의 삼보(三寶)인 "정기신(精氣神)"을 보충하여 노화를 방지하고 머리카락을 검게 하고 신체기능을 보강해 준다 하여 "익수영진고(益壽永眞膏)"라 부른다.

경옥고는 양기(陽氣) 보다는 음기(陰氣)를 돕는 대표적인 보약으로 폐 질환에 응용된다. 단, 경옥고를 복용할 때는 마늘, 파, 무를 먹지 않는다.

"오자환(五子丸)은 인체의 삼보(三寶)에 도움을 주는 명약!"

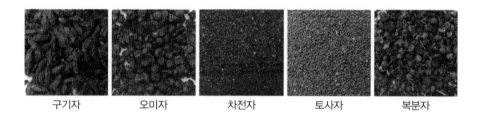

| 구기자 | 오미자 | 차전자 | 토사자 | 복분자 |

약재를 배합해 물로 달인 탕약(湯藥)은 몸에 흡수가 빠르지만, 녹두알 만한 환은 한번에 20~30개씩 복용하기 때문에 효과가 느린편이다.

오자환(五子丸)은 구기자(枸杞子 · 중국의 3대 약초), 오미자(五味子 · 다섯 가지 맛), 차전자(車前子 · 소변불리에 도움), 토사자(免絲子 · 신장에 도움), 복분자(覆盆子 · 자양 강장에 도움)를 말려 가루를 내어 만든 환이다.

구기자는 체력을 보강하고 스태미너와 혈(血)이 부족한 사람에게 쓰는 보혈약(補血藥)이고, 토사자와 복분자는 인체에 부족한 증상인 양허증(陽虛證)에 쓰는 보양약(補陽藥)이고, 오미자는 씨는 매운맛과 쓴맛, 짠맛을 동시에 내며 자양, 강장, 거담, 폐기능을 강화해 주고, 차전자는 신장의 기능을 도와 이뇨에 좋다.

오자환은 신기(腎氣) 부족으로 오는 양위증, 노화를 방지하고, 오래 장복하면 좋다. 다섯 가지 약재를 구입해 누구나 만들 수 있다. 마른 약재를 구입해 가루를 내어 찹쌀 또는 꿀과 조청과 배합하여 환으로 만들어 하루에 3번 식간이나 식후에 20~30알씩 복용하면 효과를 볼 수 있다.

"우황청심환(牛黃淸心丸)은 만병통치약이 아니다!"

우황청심원은 "질병 예방, 치료에 가치가 높아 중풍을 비롯해 면접이나 마음이 불안할 때 먹지만 만병통치약은 아니다"는

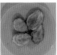
사향

서각

우황청심환

것을 알아야 한다. 그러나 뇌출혈, 뇌졸중의 응급에 쓰고, 고혈압, 협심증, 부정맥에 비상구급약으로 쓴다. 조선시대 허준이 쓴 〈동의보감〉에서 "우황청심원은 중풍으로 갑자기 의식을 잃을 때 쓴다"고 했고, 조선시대 실학자 박지원의 〈열하일기〉에 "중국 사신으로 갈 때 꼭 청심원을 선물로 준비해 갔다"고 기록돼 있다. 우황청심원은 우황(牛黃·소의 쓸개에서 채취), 사향(麝香·기 소통에 도움), 서각(犀角·물소뿔), 영양각(羚羊角·근육을 푸는데 도움), 주사(광물성 약재로 장기 복용시 수은중독 우려), 용뇌(龍腦·나무의 진) 외 30가지 한약재로 이루어져 있다. 우황은 심장의 열을 식히는 청심(淸心) 효능이 있어 기(氣)와 혈(血)을 소통시켜 준다. 사향은 사향노루의 배꼽에 있는 향주머니로 기를 잘 통하게 하기 때문에 구급약으로 쓴다. 서각은 물소뿔로 심장, 간장, 위장의 열을 풀어 주기 때문에 코피증, 피를 토하는 것을 멎게 하는 데 쓴다. 영양각은 영양의 뿔로 근육을 부드럽게 하기 때문에 간질에 쓴다. 주사는 광물성 약재로 경풍증, 진통이나 해독에 쓴다. 용뇌는 자연의 향으로 불면증에 쓴다. 우리나라는 1993년 "멸종 위기에 처한 야생동물들의 국제 거래에 관한 협약"에 가입해 잡지 못하고 수입에 의존하는 상태다. 요즘 중국 여행을 다녀오면 중국제 청심환을 싹쓸이 하다시피 사 오는 사람이 많지만, 대부분 가짜로 〈동의보감〉의 처방대로 한약재 30종 약재를 넣지 않고 5~6가지로만 조제하는 게 대부분이기 때문에 주의를 요한다.

"쌍화탕(雙和湯)은 기(氣)와 혈(血)을 보충하고, 음(陰)과 양(陽)의 균형을 조화시킨다!"

쌍화탕은 우리 인체의 기와 혈을 보충하고 음과 양의 균형을 조화시켜 주는 회복제이다. 쌍화차는 쌍화탕 처방으로 달인 차로 알고 음용해야 한다. "쌍(雙)"은 둘씩 짝을 이루 것이고, "화(和)"는 조화를 의미하는 뜻으로 기(氣)와 혈(血), 음(陰)과 양(陽)을 가리킨다.

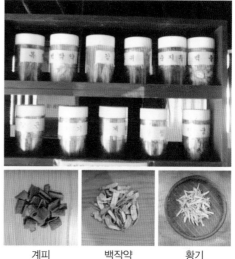

계피   백작약   황기

쌍화탕은 보약으로 가치가 높아 주로 백작약(白灼藥 · 신진대사에 도움), 숙지황(熟地黃 · 신장에 도움), 황기(黃芪 · 식은 땀에 도움), 당귀(當歸 · 여성 질환에 도움), 천궁(川芎 · 부인과 질환 도움), 계피, 감초(甘草 · 약재의 중화제), 생강(生薑 · 냉증에 도움), 대조(大棗 · 불면증에 도움)를 배합하여 혈이 부족한 것을 보충하는 보약이다.

백작약은 보혈제로 혈을 보충하고 간 기능을 도와 근육을 풀어준다. 숙지황은 생지황을 쪄서 말린 검은 것으로 신장의 음기와 혈을 보하는데 쓴다. 황기는 삼계탕에 꼭 들어가는 약재로 기를 보강해 준다. 계피는 맵고 뜨거운 약성이 있어 몸 속을 따뜻하게 하고 혈맥을 통하게 한다.

감기에 기침, 콧물 등의 증상이 있을 때는 쌍패탕(雙敗湯), 쌍금탕(雙金湯)을 쓴다. 쌍화탕은 대부분 약성이 따뜻한 약재로 배합되어 오히려 열을 더 올릴 수 있기 때문에 열이 많은 사람, 설사를 하는 사람은 복용하지 않는다.

"사물탕(四物湯)은 기혈(氣血)을 소통시켜 주는 명약!"

인체의 기혈(氣血)을 소통시켜 주는 사물탕은 중국 〈화제국방〉, 조선시대 허준이 쓴 〈동의보감〉, 의학자 주명신이 쓴 〈의문보감〉, 어의(御醫) 강명길이 쓴 〈제중신편〉에 기록돼 있다.

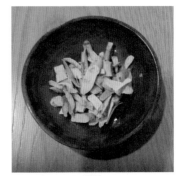

작약

사물탕은 주로 혈(피)과 관련된 처방으로 숙지황(熟地黃·음혈을 보한다), 작약(芍藥·음이 부족한 사람에게 도움), 천궁(川芎), 당귀(當歸·혈이 부족한 사람에게 도움)를 배합한 탕약으로 한약의 대표적인 보혈약으로 주로 혈액순환, 빈혈, 월경불순, 갱년기 장애, 자궁 질환, 산후증에 쓴다.

팔불탕은 기(氣)와 혈(血)이 다 모자라며 기운이 없고 빈혈 증상에는 사물탕에 사군자탕을 합한 것이고, 십전대보탕은 기혈부족증에는 사물탕+사군자탕+육계+황기를 가미한 것이다.

인체에 혈이 부족한 증상을 혈허증(血虛證)으로 주로 출혈, 어혈, 생리 등 체내 혈액이 지나치게 소모되었을 때 나타나는 경우가 많다. 사물탕은 빈혈 회복과정을 빠르게 한다. 주요 증상은 얼굴에 핏기가 없고 입술이 창백하며 빈혈을 동반하는 경우가 많다. 여성의 경우에는 생리가 불규칙하거나 양이 적고 월경이 없어지는 경우도 있다.

사물탕은 인체의 적혈구의 수를 늘려 조혈기능을 강화해 몸의 기능을 회복해 준다. 단, 사물탕을 복용할 때 돼지고기, 밀가루 음식, 튀김, 패스트푸드 등 흡수를 막는 음식을 피하는 게 좋다.

"십전대보탕(十全大補湯)은 인체의 부족한 기(氣)와 혈(血)을 보(補)하며 몸을 따뜻하게 해준다!"

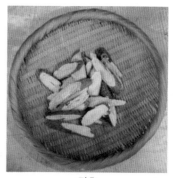

감초

십전대보탕은 중국 송나라 때 〈태평혜민화제국방(太平惠民和劑局方)〉에 "보혈과 몸을 따뜻하게 하는 보약"으로 기록돼 있다.

십전대보탕은 인삼(人蔘·원기를 보함), 백출(白朮·소화기 질환), 백복령(白茯笭·신경계 질환), 감초(甘草·약재 중화제), 숙지황(熟地黃·여성 질환), 작약(芍藥·심혈관 질환), 천궁(川芎·혈액순환에 효험), 당귀(當歸·여성 질환에 도움), 황기(黃氣·몸을 따뜻하게 하는데 도움), 육계(肉桂·강장에 도움), 생강(生薑·몸을 따뜻하게 함), 대조(大棗·불면증에 효험)를 배합해 물에 달인 탕이다.

십전대보탕은 동물 실험에서 콜레스테롤 함량을 줄이고, 이뇨 작용이 있는 것으로 밝혀졌다.

사람의 몸은 일정한 체온을 유지해야 건강하다. 몸을 따뜻하게 유지하는 데는 혈액순환과 함께 기의 소통이 좋아야 가능하다.

십전대보탕은 인체의 기(氣)와 혈(血)이 부족하여 몸이 쇠약한 노인이나 장년, 식은땀이 나며 숨이 차고 기침이 나는데, 입맛이 없고 소화불량에, 추위를 타는 사람, 갱년기에 쓴다.

십전대보탕은 부족한 인체에 영양을 공급하고, 면역력을 강화해 주고, 변질된 세포를 복구해 주고, 병원균에 대한 저항력을 높여 주고, 신진대사에 관여해 조직에 활력을 준다.

16

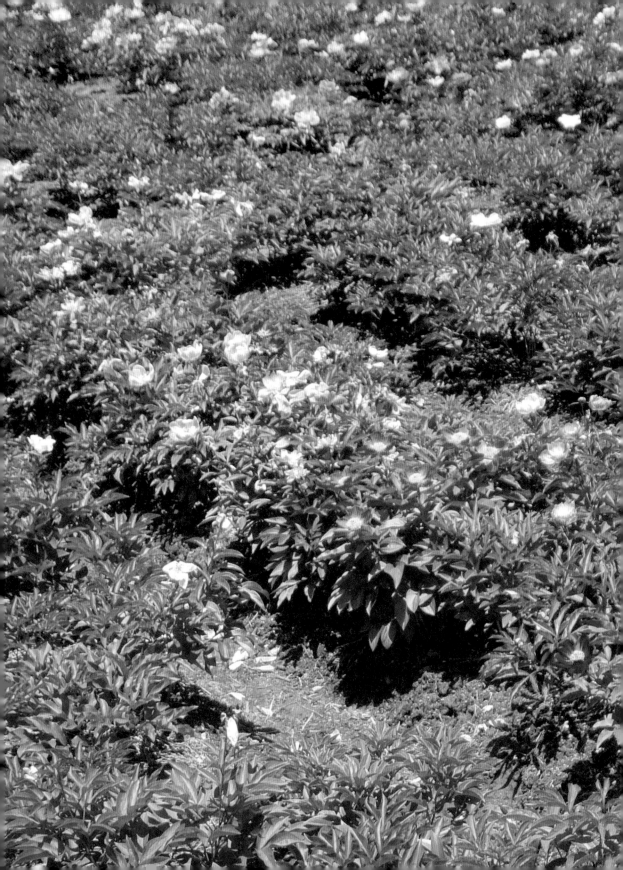

17

알아 두면 편리한
한약재 및
약초 구입처

한국생약협회

전국에서 한약재를 재배하는 생약 생산자 단체로 국산 한약재 전문 매장을 경영하고 있다. 중국산 한약재의 유입으로 우리 땅에서 자생하는 토종 약용식물을 보호하고 국산 한약재의 경쟁력 제고와 품질 좋은 생약을 보급하고 국내 최대인 서울 제기동 약령시장에 '국산한약재상설매장'을 운영하고 있다.

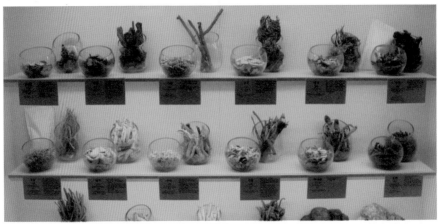

약재

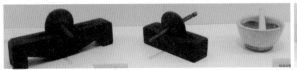

나무약연 및 막자사발

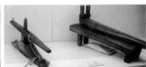

약틀

주소 : 서울시 동대문구 약령동길 88

전화 : 02-967-8133

홈페이지 : www.koreaherb.or.kr/kherb/

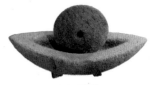

돌(石)약연

서울 경동 약령시장

조선 시대 효종 2년에 설립된 우리나라 최대의 경동 약령시장은 우리 땅에서 자생하는 약초 70%를 차지하는 총본산이다. 한의학박물관이 있으며, 서울특별시에서 1995년부터 전통 한약시장으로 지정되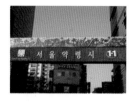었으며 한약 도매상·한의원·한약방·건재상·약초 매장 등이 분포되어 있고, 상가 앞에는 산야초·산나물·희귀 약초·버섯 등을 구입할 수 있다.

위치 : 지하철 1호선 제기동역 하차, 2번 출구, 도보 2분

서울시 약령시 협회 : 02-969-4793

홈페이지 : www.koreaherb.or.kr   정보사이트 : www.intemetkungong.or.kr

대구 약령시장

대구 약령시장은 조선 시대 후기 효종 9년에 경상감사가 집무하던 감영의 소재지로 각 고을에서 약재가 집결하면 질 좋은 약재만을 조정으로 상납하고 나머지는 백성들에게 판매했던 곳이다. 해마다 5월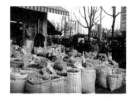초 한방문화 약재축제 기간 중에 한방 무료 진료, 한약 썰기 대회, 약초 및 보약 증정 등 다양한 행사를 열고 있다.

주소 : 대구 약령시보존위원회 대구광역시 중구 남성로 158-1

전화 : 053-253-4729   홈페이지 : www.koreaherb.or.kr

대전 한의약 거리

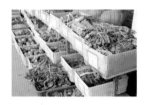

대전역 앞 중앙동의 한의약 거리는 일제 강점기에 조성되기 시작하여 한국 전쟁 직후부터 전국의 약초꾼들이 본격적으로 형성하기 시작했다. 서울 경동약령시장, 대구약령시장과 함께 3대 한약 거리다. 매년 한의약 거리 축제를 열고 있다. 한약재 도·소매 및 전시 판매, 한방 옛 소품 판매, 한방차 무료 시음, 약초 이름 맞추기 다양한 프로그램을 선보인다.

위치 : 대전광역시 동구 대전역 근처

전화 : 대전시 동구청 대표 전화 042-251-4114

제천 약령시장

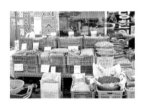

제천 약령시장은 조선 시대 3대 약령시장 중 하나로 2005년 국내의 산청과 함께 약초 웰빙 특구로 지정되어 해마다 '세계한방엑스포대회' 기반 시설을 효율적으로 이용한 한약재·산야초·산나물·약초 체험 등을 열고 있다. 특히 한방 특화사업으로 마련된 산지 경매장을 운영함으로써 생산자와 소비자의 가교 역할을 담당하고 있다.

주소 : 충북 제천시 원화산로 121

전화 : 043-643-7624, 646-2320   홈페이지 : www.jcyakcho.org

산청 동의보감촌

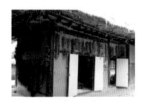

경남 산청군에서는 『동의보감』 발간 400주년과 유네스코 세계기록유산 등재를 기념하기 위해 전통 의약 엑스포를 2013년에 개최했다. 2007년에 조성된 전국 최초의 한의학 전문 박물관·한방테마파크 동의보감촌·동의보감 박물관·약초관·힐링타운·한방기 체험 약선문화관·지리산 산야초 등을 상설매장에서 각종 약재를 구입할 수 있다.

주소 : 경남 산청군 근서면 동의보감로 555번길 45-6

전화 : 055-970-8600   홈페이지 : www.tsancheong.go.kr

함양산삼축제

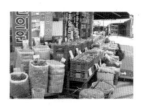

지리산 자락에 있는 함양군은 전체 면적 중 산지가 78%를 차지하는 오지(奧地)다. 해발 1,000m가 넘는 산이 15군데이며 이곳의 토양에는 몸에 좋은 게르마늄이 풍부해 산삼, 산야초가 지천에 자생한다. 해마다 산삼 축제를 통해 우리 땅에서 자라는 산삼의 우수성을 홍보하고 있다. 산삼주재관·산삼판매장·심마니 VR체험·농특산물 판매장·지리산 산야초 등을 구입할 수 있다. 2020년 산삼엑스포를 준비 중에 있다.

주소 : 경남 함양군 함양읍 필봉산길 49

전화 : 함양 군청 055-960-5114   홈페이지 : www..sansamfestiva.com

금산 약령시장

조선 시대 17세기 이후 약령시는 의약의 발달과 약재 수용력의 증가 등 여러 요인으로 현격하게 발달했다. 금산에서는 전국 인삼 생산량의 80%가 거래될 정도로 규모가 크다. 이곳에는 인삼 약령시 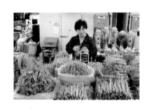 장·수삼센터·인삼도매센터·국제시장·재래시장·홍보관·쇼핑센터 등이 자리를 잡고 있다.

주소 : 충남 금산군 금산읍 중도리 17-2 금산인삼축제

전화 : 041-754-3343(금산인삼도매센터) **홈페이지** : www.geumsan.go.kr

화개장터 약령시장

화개 약령시장은 지리산과 백운산의 하동 포구에 자리 잡은 섬진강의 가교로 영·호남의 질펀한 삶의 마당인 경남 하동 화개장터는 60년 전만 해도 섬진강 뱃길이 짐배들로 가쁜 숨을 뿜었던 곳이 국 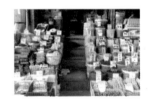 내 최대 약령시장으로 자리를 잡았다. 옛 화개장터에 현대에 들어와 복원한 재래시장은 상설시장으로 탈바꿈되어 지리산에서 자생하는 온갖 산나물·산야초·버섯·녹차·특산품 등을 구입할 수 있다.

주소 : 경남 하동군 탑리

전화 : 하동군청 055-880-2114　　　**홈페이지** : www.tour.hadong.go.kr

진안 고원 한방약초센터

백두대간의 줄기인 노령산맥과 소백산맥의 분수
령을 이루는 해발 약 400m의 600여 만 평의 진안
고원을 둘러싸고 있는 마이산·덕태산·선각산·
성수산과 운장산·구봉산·덕유산 등에서 자라는
질 좋은 산야초를 구입할 수 있다. 진안 홍삼·한
방 특구로 지정되어 45억 원을 들여 한방약초센터
를 건립했다. 1층 25개의 매장에서는 홍삼과 각종
약초를 판매하고 있다.

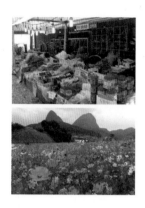

주소 : 전북 진안군 군상리 244

전화 : 063-433-8411

홈페이지 : www.jinan.go.kr

17

전국 농협 하나로 유통

전국 농협의 유통 센터인 하나로 클럽에서 검증된 품질이 좋은 한약재, 건
강식품, 산양산삼, 버섯 등을 코너에서 만날 수 있다. 인터넷 사이트로도 주
문할 수 있으며 생산지와 실명이 명기된 국산만을 판매한다.

홈페이지 : 농협 하나로 유통 www.nhhanaro.co.kr

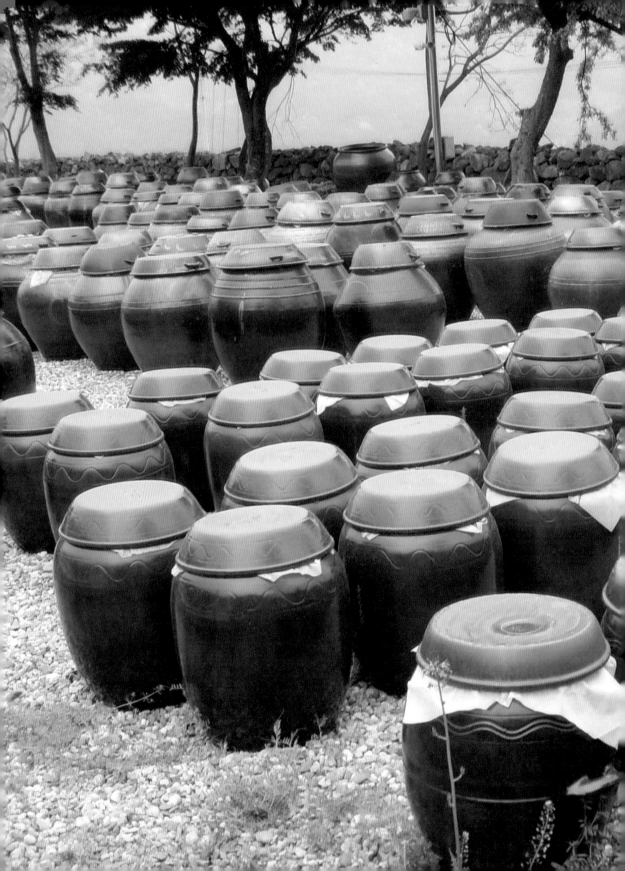

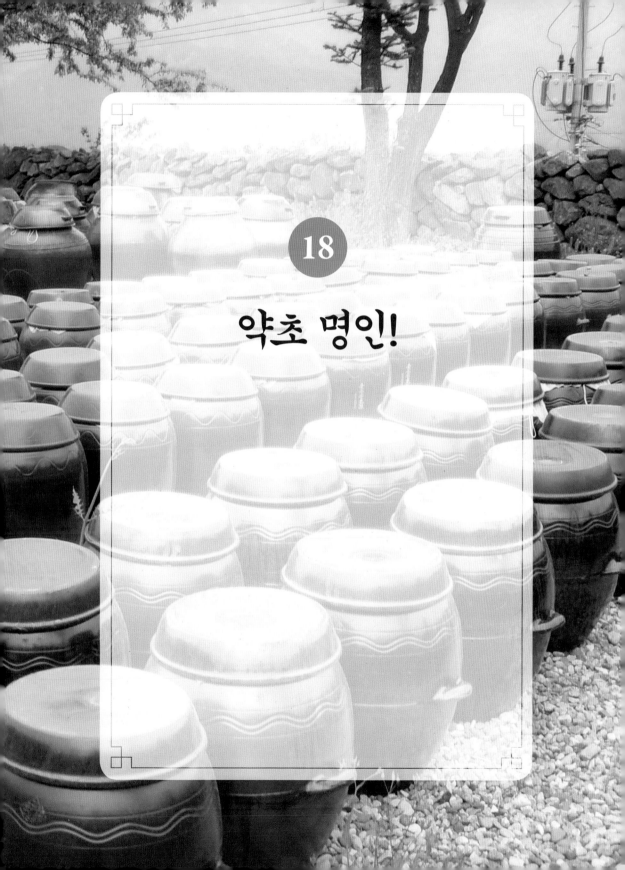

18

약초 명인!

내 몸을 살리는 산야초 명인

진안 고원 영웅문 가시오가피 명인

가시오가피는 해발 600m 이상에서 자란다.
덕태산 자락 5만 평에 나무인삼인
국내 최대 가시오가피와 섬오가피가 자생한다.
가시오가피는 하늘의 별인 오성(五星)의 기운을 받고 자란다.

조선 시대 허준이 쓴 『동의보감』에 오가피를 "삼(蔘) 중에서도 으뜸이라 하여 천삼(天蔘)이라 하여 하늘의 선약(仙藥)", 중국 이시진 쓴 『본초강목』에 "한 줌의 오가피를 얻으니 한 수레의 황금을 얻는 것보다 낫다"고 했듯이 건강한 사람이 장복하면 건강 예방이 되고 노화가 늦추고 환자가 복용하면 건강

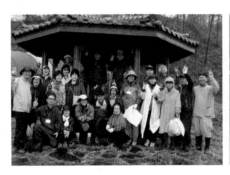
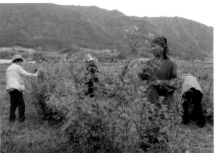

을 회복할 수 있다.

가시오가피는 식용, 약용으로 가치가 높다. 어린순 · 잎 · 줄기 · 열매 · 뿌리 모두 쓴다. 해발 600m 이상에서만 자라는 가시오가피는 항암에 효과가 탁월하다. 강원도 농업기술원 박사팀이 가시오가피의 뿌리껍질 추출물을 사람에게 투여한 결과 간암(94%) · 폐암(91%) · 유방암(89%)의 암세포 억제 효과가 있는 것으로 밝혀 냈다. 가시오가피의 배당체인 세사민(Sesamin)이 사람의 위암 세포의 생장을 억제하고 괴사시키는 작용을 규명하여 항암 효과를 입증했다.

섬오가피의 뿌리는 진통 효과가 아스피린의 7배, 가시오가피의 배당체에는 리그산(Lysine)은 면역력의 강화와 RNA 합성을 촉진해서 백혈구 수를 증가시켜 주고, 세사민(Sesamin)은 항산화 작용, 시안노사이드(Cyanoside)는 진정 작용이 있어 요통과 관절염에 효능이 있고, 아칸소사이드(Acanthoside)는 항암 작용, 지린긴(Gilingin)은 신진 대사 촉진으로 노화 방지에 효능이 있다.

외항선 선장을 지낸 오가피의 달인 정경교(65세) 씨는 오가피 농장을 25년째 운영하면서 KBS 6시 내 고향 오가피 명인, SBS 오가피 달인으로 공인되었다. 가시오가피는 면역력이 향상되고 근골(筋骨)이 강해져 오장 육부의 기능을 좋게 하여 건강에 도움을 준다. 가시오가피+토종오가피+섬오가피+두충+감초+증상별 약초를 가미하여 약한 불로 3일 이상 3~9번 정성스럽게 달여야 효과를 볼 수 있다.

전화 : 063-432-0145, 정경교 010-9640-6562

지리산 산청 약초골 토종 꾸지뽕 명인

꾸지뽕 약초골 농장은 전국 최대 규모인 20만 평이다.
1 농장은 지리산 경남 산청군 지리산 자락에 1만5천 평,
2~4 농장에서 묘목 1년생~접목 7년생까지
연간 100만 묘목을 보급하고 있다.

약초골 꾸지뽕의 명인 장봉기(65) 씨는 25년 전에 속세를 떠나 산으로 입산하여 7년간 수행에만 전념하던 중 老스님이 "21세기는 병든 사람이 대다수이니 생명의 나무인 꾸지뽕을 심어 사람을 살리는 일에 매진하라"라는 권유를 받고 즉시 하산하여 지리산 자락의 산청에서 '꾸지뽕 약초골 농장'을 운영하고 있다.

그는 꾸지뽕의 효능을 민간 요법에 의존하지 않고 충북도립대학 바이오식품생명과학과, 충북대학 농업생명환경대학 식품생명공학과 외 여러 대학에 꾸지뽕의 잎·줄기·열매에 대하여 성분 분석 및 생리 활성을 의뢰하여 성능을 규명하였다. 건조한 꾸지뽕 뿌리와 줄기 분말 2종과 제품 3종 추출액

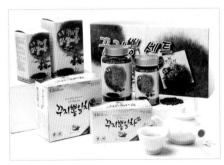

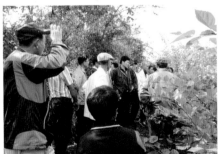

상 음료 제품, 잎과 열매로 제조한 환, 티백차를 개발하여 건강식품으로서의 각광을 받았다.

꾸지뽕은 자연산이 귀하기 때문에 접목을 않고 자연 상태로 두면 열매가 맺지 않는다. 접목을 할 때는 우수 품종을 선택하는 게 중요하다. 가시가 있는 가지 끝을 잘라 접목을 하면 1년 후에는 3년 만에 수확을 할 수 있고, 접목 2년 후에는 2년 후에 수확을 할 수 있고, 접목 3년부터는 1년 후부터 수확을 할 수 있다.

그는 꾸지뽕을 무농약 재배로 친환경, 유기농 묘목을 통해 농민은 물론 귀농·귀촌자·전업농을 위한 안정적인 고수익을 얻을 수 있는 묘목을 분양하고 농가에서 재배기법도 전수하고 있다. 꾸지뽕 농원을 운영하실 분은 산청 농장으로 오시면 20년간의 노하우와 자세한 재배기법과 농사 방법을 채득할 수 있도록 전수해 준다.

연락처 : 장봉기 010-9464-9966, 한상일 010-4118-1538

18

모악산 새만금 유기농 꾸지뽕 명인

자연이 내린 기적의 꾸지뽕에 대하여
귀를 쫑긋하게 세우고 관심을 가진다면 건강을 유지할 수 있다.
우리가 몰랐던 꾸지뽕나무는 건강 동행의 최고 파트너이다.

최근 꾸지뽕이 주목을 받게 된 것은 식물의 자기 방어 물질인 플라보노이드가 함유되어 있기 때문이다. 면역력 증가는 물론 항암 · 혈당 강하 · 혈압 강하에 효능이 있어 산에서 자생하는 자연산인 토종 꾸지뽕은 멸종 위기를 맞고 있다.

조선 시대 허준이 쓴 『동의보감』에 "꾸지뽕은 항암 · 혈당 강하 · 기관지 천식 · 부인병 예방 · 스트레스 해소에 좋다"라고 기록되어 있고, 그 외 『식물본초』 · 『생초약성비요』 · 『본초구원』 · 『전통 의서』 등에 효능과 효과가 언급되어 있다.

진주 MBC 다큐멘터리 약초 전쟁에서 꾸지뽕나무 · 느릅나무 · 하고초 · 와송 외 6개 약초가 항암 약초로 방영되었고, 전남도보건환경연구원 논문에

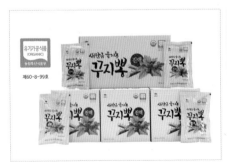

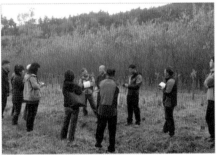

서 '암세포의 성장을 억제'하는 것으로 언급되면서 주목을 받고 있다. 꾸지뽕 나무는 암 · 당뇨 · 고혈압에 좋은 성분이 함유되어 있고, 가바(GABA) 성분이 뽕잎과 녹차보다도 풍부하여 혈액 속의 지방인 고지혈증과 중성지방을 줄여 주고 혈액 중의 콜레스테롤을 낮추어 주고 혈당을 낮추어 췌장의 기능을 도 와준다. 췌장의 인슐린의 작용을 도와주는 내당 인자 · 미네날 · 칼슘 · 마그 네슘 등이 풍부하여 체내 포도당 이용률을 높이고 인슐린의 분비를 조절해 준다.

　새만금유기농꾸지뽕 명인은 육군 대령으로 예편한 후에 고향인 모악산 자 락 금산사 인근에 꾸지뽕 농장을 운영하면서 전국 방송인 KBS 6시 내 고향, KBS 2 굿모닝 대한민국 행복한 귀촌, 종편 MBN 꾸지뽕 당뇨 밥상 천기누 설, TV 조선 내 몸 설명서 꾸지뽕 건강법, 서울경제 TV 새만금꾸지뽕농장 소개 및 효능 등 지역 신문에 수십 번 보도될 정도로 100% 유기농 꾸지뽕(잎, 열매, 줄기, 뿌리)을 직접 유기 가공해서 새만금유기농꾸지뽕으로 많은 분들에 게 건강의 희망을 주고 있다.

전화 : 063-542-8665, 이정모 010-3454-8666

18

덕태산 마가목 효소 명인

덕태산 마가목 효소 명인!
천식 · 기관지염에 효험 있는 나무의 산삼!
인체의 폐는 나이가 들면서 수분 부족으로 쪼그라든다.
폐와 심장이 건강해야 오래 산다.

호남의 지붕 진안군은 임야가 79%, 흔히 무진장(무주, 진안, 장수)이라 하여 무주, 장수군과 전북권에서 영남 지방으로 가는 길목이다. 진안에는 한국의 명승 12호로 지정된 신비의 마이산에는 자연석을 쌓아 만든 천지탑(天地塔)과 석탑이 있다.

진안군에서 노령의 기(氣)가 꿈틀대는 운장산(1,125m), 말의 귀 마이산(수봉

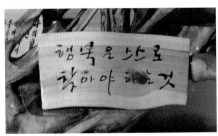
서각

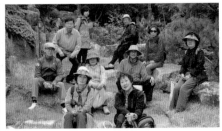
약초 및 포럼 참가

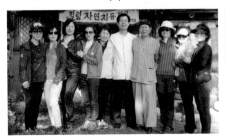
힐링자연치유학교 방문

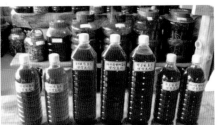
효소

686m, 암봉 680m), 백마의 등 백마산, 수줍어 숨어 있는 명산 구봉산(1,002m), 덕태산(1,113m) 숨어 있는 비경 백운동계곡, 섬진강 발원지 데미샘은 있는 선각산(1,141m) 오계치와 팔공산 서구리제 사이 계곡에 있다.

지구촌에서 감염성 바이러스 코로나로 인하여 5백만 명 이상이 죽었다. 건강의 첫걸음은 편안한 호흡, 폐는 숨을 들이마시고 내쉬는 기관으로, 기능이 약해지면 조금만 운동해도 호흡이 거칠어진다.

현대인은 폐의 기능이 떨어지면서 감기 · 기침(건성 · 습성) · 기관지염 · 천식 · 폐암 질환에 걸린다. 폐는 산소와 탄소를 받아들이고 내보내며 폐 안의 '허파꽈리'라는 기낭(氣囊)에서 3억 개의 폐포를 펼쳐 놓으면 70m²나 되고, 하루에 1만 리터에 달하는 공기를 교환한다.

기침이 잦은 사람은 인간관계도 어렵고 마스크를 써야 할 정도로 불편하다. 우리가 아는 기침은 두 가지가 있다. 하나는 폐포 안에 바이러스나 세균이 침투해 밖으로 기침을 하면서 이물질을 배설하는 습성 기침과 마른기침이 있다. 숲에서 내뿜는 음이온과 산림 향인 피톤치드가 폐에 도움이 된다. 폐에는 도라지 · 더덕 · 배 · 무가 좋지만, 최고의 명약은 천식과 기관지염에 효험 있는 나무의 산삼인 마가목은 항염 작용 · 진해 작용 · 거담 작용이 뛰어나 잦은 기침, 만성 기관지염 · 천식 · 관절염 환자들에게 도움이 된다.

마가목은 식용과 약용으로 가치가 높다. 봄에 어린 순을 채취하여 끓은 물에 살짝 데쳐 나물로 무쳐 먹는다. 가을에 익은 열매를 따서 용기에 넣고 소주(19도)를 부어 밀봉하여 3개월 후에 마신다. 마가목 명인 약산은 전국의 산을 다니며 30년 이상 200여 종의 발효액과 효소를 전통 장독에 숙성시키고 있다. 호남의 지붕인 녹수청산 덕태산자락 600m 능선에서 10년 이상 자생하는 마가목 열매를 따서 효소를 담가 10년 이상 발효 숙성시켜 건강에 도움을 주고 있다.

연락처 : 약산 010-9046-6480

치악산 산양산삼 명인

자연이 준 신비의 명약 산삼!
산삼은 역사적, 문화적, 건강상으로
우리 민족의 유산으로 신(神)의 가호를 받은 신비의 영약이다.

산속에서 저절로 나서 오래 자란 것을 "산삼(山蔘)", 신이 내린 약초라 하여 "신초(神草)", 사람의 모습을 닮았다 하여 "동자삼(童子蔘)"이라 부른다. 산삼은 크게 분류해서 수백 년의 인위적인 간섭 없이 자연 상태로 자란 산삼인 "천종(天種)", 자연 상태에서 발아하여 자란 야생삼 "지종(地種)", 천종 씨앗이나 야생삼 의 씨앗을 채취하여 자연의 깊은 산림 속에 자연 방임하여 키운 산삼 "인종(人種)"으로 구분한다.

예부터 산삼칠효설에서 산삼은 원기를 보하고, 피를 더해 맥을 강하게 하고, 마음을 안정시켜주고, 부족한 진액과 폐를 보하고, 비장을 좋고, 몸속 독소를 제거하는 것으로 알려져 있다.

산삼류에는 사포닌(saponin), 미네랄 등이 함유되어 있어 암·면역력 강

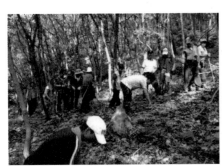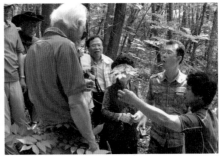

화 · 신체 허약 · 권태 무력 · 기혈 부족 · 스태미너 강화 · 당뇨병 · 고혈압 · 위장병 · 간 질환 · 부인병에 응용되고 있다. 산양 산삼은 원기를 보하고, 피를 더해 주고 맥을 강하게 하고, 진액을 보하고 갈증을 해소하고, 폐의 기능을 보하고, 위장과 비장을 튼튼하게 하고, 몸 안을 해독하여 준다.

산삼의 달인 성기남(65) 씨는 '일입청산갱불환(一入靑山山蔘更不環)', 즉, '내가 한 번 청산에 들어가 다시는 나오지 않는다'라며 산마다 산삼 씨앗을 뿌리고 심고 산삼에 미친 심마니이다. 그는 강원도 치악산 백운 일대 덕동 계곡 자락에 수천만 뿌리, 경기도, 전라도 등에 산양 산삼을 심을 정도다.

경기도 광주 퇴촌 일원의 농민과 산양 산삼조합을 만들어 정부에서 30억 이상의 지원을 받아 산삼 막걸리 공장을 세우고 산삼을 활용한 산삼 막걸리 · 산삼 소주 · 산삼 효소 · 와인 등 20여 종을 개발하여 국내 농협 직판장인 하나로는 물론 일본에 수출하고 있다.

연락처 : 성기남 010-5314-9488

18

진안 고원 인진쑥 명인

진안고원 인진쑥 명인!
호남의 지붕 진안은 임야가 79%,
호남의 명산 마이산에는 신비의 돌탑이 있고,
진안고원은 10만여 평은
1000m 넘는 덕태산, 팔공산, 선각산으로 둘러싸여 있다.

전북 동부 산악 권의 무진장(무주, 진안, 장수)은 영남으로 가는 길목이다. 1990년대 중반 진안군에 살던 1만여 명은 고향을 등져야 했지만, 지금은 귀농 · 귀촌으로 주목을 받고 있다.

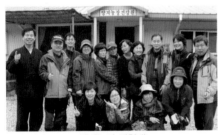
양지농장 체험객

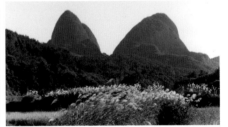
마이산(가을)

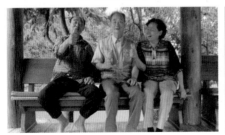
양지농장 방문객과 농장주의 파안대소

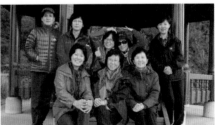
양지농장 숲프로 탐방

진안고원 해발 400m 이상 산자락에서 자라는 명산품으로는 인삼과 4년에서 6년 된 양질의 수삼을 정제하여 껍질을 벗기지 않은 채 증기로 쪄서 여러 번 태양 및 기계 건조를 시킨 담황갈색의 진안 홍삼, 단백질과 미네랄이 풍부한 표고버섯, 사포닌을 함유하고 있는 더덕, 우라늄 광맥이 형성된 운장산 일대의 씨 없는 곶감, 청정 태양초 진안 고추와 함께 친환경 농산물은 자랑은 다른 지역에 비해 고저(高低) 차이가 심하고 산과 물의 근원지에서 자생하는 인진쑥이다.

　우리 조상은 인진쑥을 민간의약으로 애용한 약초이다. 진안고원은 다른 지역에 비해 고저(高低) 차가 심한 곳에서 자생하는 자연산 인진쑥은 연평균 기온이 12~13℃의 지형적 여건 속에서 성장하기 때문에 전국 제일이다.

　사철을 산다고 하여 사철쑥이라고도 불리는 인진쑥은 예부터 쑥 중의 으뜸으로 알려져 있다. 인진쑥은 비타민, 무기질, 칼슘과 철분, 카로틴 양질의 섬유소가 함유되어 있어 중년 여성에게 좋다.

　인진쑥 명인 전병기(74)+김명순(62) 부부는 산속에서 양지농장을 운영하며 농림 식품부 품질관리원에서 무농약 친환경 인증을 받고 자연산 인진쑥과 인공적 으로 재배하고 있다. 전국 방송 KBS-TV 6시 내 고향(2013년 7월 23일)과 오늘 전북(2012년 6월 26일)에 방영되고 지역 신문에 인진쑥으로 소개되기도 했다. 양지농장에서는 해마다 만 톤 이상 블루베리를 생산하고 있고 주변에 온갖 약초가 있어 소문을 듣고 찾는다.

상담 : 전병기 010-3655-9063, 김명순 010-8626-9063

지리산 산야초 명인

지리산 산야초 명인에게 지리산은 삶터다!
지리산의 사시사철 모습은 변화무쌍하다.
지리산 · 섬진강 · 구례 들판의 3대(大)!
아름다운 경관과 넘치는 소출과 넉넉한 인심의 3미(美)를
갖춘 구례군의 풍광과 건강으로 행복을 누리는
지리산 산야초 농장 여행!

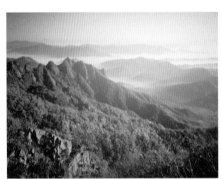
가을 단풍

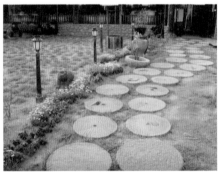
맷돌 산책 길

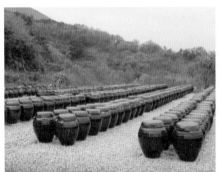
장독(효소, 식초, 된장)

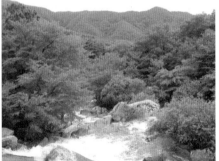
지리산 계곡

지리산은 전남·북과 경남 등 3개 도에 걸쳐 구례, 남원, 하동, 산청, 함양 등 5개군, 15개면, 둘레만 850리에 이르는 산줄기와 계곡에 수많은 역사적인 사연과 문화를 담고 있는 곳이다. 최고봉(1,915m)을 주봉으로 반야봉(1,732m)과 노고단(1507m)이 대표적인 3대 고봉이며 1천 미터가 넘는 봉우리가 20여 개에 달하고 계곡도 피아골, 뱀사골, 친선 계곡, 한신 계곡이 4대 계곡으로 꼽힌다.

지리산은 우리나라 최대의 약초 산지로 이름이 나 있을 만큼 다양하다. 지리산의 식물 종류는 목본 식물이 2백45종, 초본 식물이 5백79종으로 총 8백24종 있다. 용도별로 보면 약용 식물 1백74종, 식용 식물 2백85종, 식용 겸 약용 식물 92종, 경제 수종 16종, 그리고 미이용 식물이 4백23종이다.

지리산 맞은편에 있는 백운산과 지리산 지역에는 서울대학교 농업생명과학대학 1946년에 설립한 남부학술림이 있다. 자생 수종은 신갈나무, 물푸레나무, 고로쇠나무, 구상나무 등 천연활엽수가 있다. 산림 식생의 변화 및 생장특성 규명을 위한 식생 조사, 한국 특산식물 구상나무 서식지의 기후변화 영향과 서식하는 포유류 및 박새류 모니터링하고, 자연생태계 보호지역으로 산채, 약초, 산 열매 등 임산물 채취 금지하고 있다.

지리산 산야초가 있는 지리산과 섬진강과 구례 들판은 산과 강이 조화된 아름다운 경관, 넘치는 소출, 넉넉한 인심을 갖춘 삼대삼미(三大三美)의 고장이다.

사람은 효소에 의해 생명을 유지한다. 몸 안에서 벌어지는 거의 모든 대사활동에 관여하는 단백질로 음식 소화·지방 분해·영양 흡수·세포 형성·해독·살균·분해 배출 등에 사용된다. 효소에는 식물이 가진 고유한 성분이 고스란히 들어 있다. 세포 내외의 환경을 정화하고 혈액으로부터 영양소를 세포로 흡수하도록 촉진하고 장 내의 환경을 깨끗하게 유지해 건강에 도움을 준다. 최근 산림청에서 산나물이 "암세포의 생성과 진행을 억제하는 효과"를 밝혀냈듯이 천혜의 청정 자연환경에서 자라는 산야초로 건강의 희망을 전하고 있다.

지리산에서 230여 종의 산야초를 채취하여 10년 이상 발효 숙성시켜 구례군으로부터 '자연골 산야초 영농법인'과 식약청 "건강식품"으로 허가를 받고 2011년 전라남도 농업박람회에서 농업인 대상을 받기도 했다. 자연이 주는 선물로 "지리산 백야초와 식초"를 공급하여 국민 모두에게 건강과 행복을 주는 곳이다.

지리산권에는 각종 축제도 많고, 동의보감촌, 농촌체험마을과 녹차 밭, 약초 전문 화개장터 등이 많다. 이 중에서 지리산 산야초를 운영하는 손영호 대표 부부는 남부학술림 아래쪽 지리산 중턱 20여만 평을 각종 수백 종의 자연생태계를 보존하며 약초(산양 산삼, 도라지, 당귀, 산야초, 자연산 취 외)와 약용나무(산수유, 꾸지뽕나무 외)를 심고 자연산(토종 벌꿀, 효소, 식초), 경칩 경에는 고로쇠나무에서 얻은 고로쇠 수액 등을 판매하고 있다.

연락처 : 061-781-9133, 손영호 010-5548-9133

ㄱ

- **감(甘) :** 단맛.
- **강장(强壯) :** 몸이 건강하고 정기가 충만한 상태.
- **개창(疥瘡) :** 옴.
- **객혈(喀血) :** 폐와 기관지로부터 피를 토하는 것.
- **거담(去痰) :** 가래를 없어지게 함.
- **경간(驚癇) :** 놀랐을 때 발작하는 간질.
- **곽란(癨亂) :** 음식이 체하여 토하고 설사하는 급성 위장병
- **고(苦) :** 쓴맛.
- **고제(膏劑) :** 고약 상태의 복용약.
- **골절(骨折) :** 뼈가 부러진 상태.
- **교상(咬傷) :** 벌레에 물린 상처.
- **구갈(嘔渴) :** 갈증.
- **구안와사 :** 입과 눈이 한 쪽으로 틀어지는 병.
- **구창(口瘡) :** 입 안에 나는 부스럼.
- **기체(氣滯) :** 기가 여러 가지 원인으로 울체된 것.

ㄴ

- **뇌경색 :** 뇌에 혈액을 공급하는 동맥이 좁아지거나 막혀서 뇌의 조직이 괴사하는 증상.
- **뇌전색(腦栓塞) :** 뇌 이외의 부위에서 생긴 혈전이나 지방·세균·종양 등이 뇌의 혈관으로 흘러들어서 혈관을 막아 버리는 질환.

ㄷ

- **담(淡) :** 담담한 맛.
- **담음(痰飮) :** 수독(水毒)으로 체액이 쌓여 있는 상태.
- **대하(帶下) :** 여성의 질에서 나오는 점액성 물질.
- **도한(盜汗) :** 심신이 쇠약하여 수면 중에 몸에서 땀이 나는 증상.
- **동계(動悸) :** 두근거림.
- **동통(疼痛) :** 통증.
- **두통(頭痛) :** 머리의 통증.

ㅁ

- **몽정(夢精) :** 꿈에서 유정하는 것.

ㅂ

- **번갈(煩渴) :** 목이 마르는 증상.
- **번열(煩熱) :** 가슴이 뜨겁고 열감이 있는 것.
- **변비(便秘) :** 변이 단단하여 잘 배출되지 못하는 것.
- **별돈(別炖) :** 별도로 찌는 것.
- **병인(病因) :** 병을 일으키는 원인이 되는 요소.
- **발열(發熱) :** 신체에 열감이 생기는 것.
- **발적(發赤) :** 붉은 반점이 나타는 것.
- **배합(配合) :** 약물을 처방하여 섞는 것.
- **백대(白帶) :** 흰대하.
- **복창(腹脹) :** 소화 불량으로 배가 팽창한 것.
- **부종(浮腫) :** 몸이 붓는 병.
- **보혈(補血) :** 혈액을 보충함.
- **분변(糞便) :** 대변.

- **비출혈(鼻出血)** : 코피.
- **비뉵(鼻衄)** : 코피.
- **빈뇨(頻尿)** : 소변을 자주 봄.

ㅅ

- **소갈(消渴)** : 오줌의 양이 많아지는 병.
- **소갈증(消渴症)** : 당뇨병.
- **소종(消腫)** : 부은 몸이나 상처를 치료함.
- **소염** : 염증을 가라앉히고 부종(浮腫)을 빼 주는 것.
- **소양(瘙痒)** : 가려움.
- **수종(水腫)** : 림프액이 많이 괴어 몸이 붓는 병.
- **선전(先煎)** : 약을 달일 때 먼저 넣고 달이는 것.
- **설태(舌苔)** : 혀의 상부에 있는 백색 물질.
- **식적(食積)** : 음식이 소화되지 않고 위장에 머물러 있는 것.
- **식체(食滯)** : 먹는 것이 잘 내리지 아니하는 병.
- **신(辛)** : 매운맛.
- **사지경련(四肢痙攣)** : 팔다리의 경련.
- **산(酸)** : 신맛.
- **산제(散劑)** : 가루 상태의 복용약.
- **삽(澁)** : 떫은맛.

ㅇ

- **악창(惡瘡)** : 고치기 힘든 부스럼.
- **어혈(瘀血)** : 체내의 혈액이 일정한 국소에 굳거나 소통 불량 등으로 정체되어 생기는 증상.
- **여력(餘瀝)** : 오줌을 다 눈 후에 오줌이 방울방울 떨어지는 것.
- **염좌(捻挫)** : 외부의 힘에 의하여 관절 · 힘줄 · 신경 등이 비틀려 생긴 폐쇄성 손상.
- **열독(熱毒)** : 더위 때문에 생기는 발진.

- **오경사(五更瀉)** : 매일 이른 새벽이나 아침에 설사하는 것.
- **오한(惡寒)** : 차거나 추운 것을 싫어함.
- **옹(癰)** : 빨갛게 부어오르고 열과 통증을 동반하고 고름이 들어 있는 종기.
- **요배통(腰背痛)** : 허리 통증.
- **옹저(癰疽)** : 큰 종기.
- **옹종(癰腫)** : 작은 종기.
- **울화(鬱火)** : 일반적으로 양기가 뭉치고 적체되어 나타나는 장부 내열의 증상을 말함.
- **울체(鬱滯)** : 소통되지 못하고 막힌 것.
- **유정(遺精)** : 무의식중에 정액이 몸 밖으로 나오는 증상.
- **유즙(乳汁)** : 젖.
- **육부(六腑)** : 담(膽) · 소장(小腸) · 위(胃) · 대장(大腸) · 방광(膀胱) · 삼초(三焦).
- **육장(六臟)** : 간(肝) · 심(心) · 비(脾) · 폐(肺) · 신(腎) · 심포(心包).
- **육음** : 풍(風) · 한(寒) · 서(署) · 습(濕) · 조(燥) · 화(火)로 병사(病邪)를 총칭함.
- **음위(陰痿)** : 발기 불능.
- **애기(噯氣)** : 트림.
- **이뇨(利尿)** : 소변이 잘 나오게 하고 부종을 제거.
- **이명(耳鳴)** : 귀에서 나는 소리.

ㅈ

- **자한(自汗)** : 깨어 있는 상태에서 저절로 땀이 나는 증상.
- **전광(癲狂)** : 정신 착란으로 인한 발작.
- **전간(癲癎)** : 간질증.
- **전약법(煎藥法)** : 약을 달이는 방법.
- **자양강장(滋養强壯)** : 몸에 영향을 주고 기력을 왕성하게 함.
- **종창(腫脹)** : 종양 증상의 총칭.
- **진경(鎭痙)** : 내장 등의 경련을 진정시킴.
- **진해(鎭咳)** : 기침을 진정시키는 것.
- **정창(疔瘡)** : 상처가 곪아 생긴 것.
- **주독(酒毒)** : 술중독.

- **지사(止瀉) :** 설사를 멈춤.
- **진액(津液) :** 몸 안의 체액.
- **진정(鎭靜) :** 격앙된 감정이나 아픔 따위를 가라앉힘.
- **조루(早漏) :** 성교 시 남성의 사정이 비정상적으로 일찍 일어나는 것.

ㅊ

- **창종(瘡腫) :** 온갖 부스럼.
- **창독(瘡毒) :** 부스럼의 독기.
- **청열(淸熱) :** 내열(內熱)의 증상을 완화시킨다는 의미로 해열(解熱)과는 다르다.
- **치매(癡呆) :** 대뇌 신경 세포의 손상 등으로 인하여 지능·의지·기억 등이 지속적, 본질적으로 상실된 질환.
- **치창(痔瘡) :** 치질.

ㅌ

- **토혈(吐血) :** 위와 식도에서 피를 토하는 것.
- **토분상(兎糞狀) :** 토끼의 분변 모양으로 나오는 대변.
- **통경(通經) :** 월경이 막혀 나오지 않았는 것이 통(通)하게 되는 것.
- **통풍(痛風) :** 요산의 배설이 원활치 않아서 체내에 축적 되어 통증을 유발하는 것.
- **탈항(脫肛) :** 항문 및 직장 점막이 항문 밖으로 빠져 나와 저절로 들어가지 않는 상태.
- **탕제(湯劑) :** 물로 달여서 먹는 방법.

ㅍ

- **포전(布煎) :** 약을 달일 때 특정 약물을 베나 포로 싸서 달이는 것.
- **풍한(風寒) :** 감기.
- **풍열(風熱) :** 감기로 열이 나는 것.

- **풍한(風寒) :** 풍과 한이 결합된 병사를 말함.
- **표리(表裏) :** 겉과 속.

ㅎ

- **하리(下痢) :** 장관의 운동이 촉진되어 설사하는 것.
- **한(寒) :** 혈액 순환과 신진 대사가 좋지 않아 수족(手足)이 냉한 상태.
- **흉통(胸痛) :** 가슴에 통증이 있는 증상.
- **해독(解毒) :** 독으로 인한 증상을 풀어 내는 것.
- **해수(咳嗽) :** 기침 증상.
- **허실(虛實) :** 모자란 것과 넘치는 것.
- **현훈(眩暈) :** 어지러운 증상.
- **혈붕(血崩) :** 월경 기간이 아닌데도 대량의 출혈이 있는 증상.
- **한열(寒熱) :** 찬 것과 뜨거운 것.
- **함(鹹) :** 짠맛.
- **후하(後下) :** 약을 달일 때 나중에 넣고 달이는 것.
- **환제(丸劑) :** 둥근 환 상태의 복용약.
- **활정(滑精) :** 낮에 활동할 때 나도 모르게 정액이 저절로 흘러나오는 것.
- **황달(黃疸) :** 온 몸과 눈, 소변이 누렇게 되는 병증.
- **흘역(吃逆) :** 딸꾹질.

참고문헌

原典 및 事典

• 허준(조선 시대), 동의보감, 1610
• 이시진(중국 명나라), 본초도감, 1596
• 춘추전국시대 추정(중국 제왕기), 황제내경, BC 770~221
• 일반 전문의 100인 책임 감수, 가정의학대사전, 금성출판사, 1988
• 최용(이지케어텍), 평생 건강 가이드, 정한 PNP, 2003
• 양성모(일본 NHK 편), 증상으로 알 수 있는 신체의 이상, 두산동아, 1985
• 전통의학연구소 편, 한의학사전, 성보사, 1983

ㄱ

• 김영수(감수—신재홍, 홍문화, 강봉수), 먹으면 치료가 되는 음식 672, 학원사, 1994
• 김승수, 현대인의 健康祕傳 方, 삼성출판(주), 1987
• 국립문화재연구소, 민간의약, 도서출판 행유, 1997
• 권혁세, 약초 민간요법, 글로북스, 2014
• 김일훈, 신약, 광제원, 1987
• 김홍대, 한국의 산삼, 김영사, 2005
• 권오길, 우리 몸 산책, 도서출판 이지, 2009
• 권오길, 인체 기행, 지성사, 1994

ㄹ

• 루이스 이그나로(정헌택 옮김), 심장질환, 이젠 NO, 푸른솔, 2005

ㅂ

• 박광수 · 이송미, 보약, 김영사, 2004

ㅅ

• 신재용, 건강 약재, 삶과꿈, 1996
• 신재용 · 유태종, 약이 되고 궁합 맞는 음식 동의보감, 학원사, 2001
• 신동아 1월호 별책부록, 한방비결, 2001

ㅇ

• 양성모, 당신의 몸 얼마나 아십니까?, 두산동아, 1984
• 양성모, 증상으로 알 수 있는 신체의 이상, 두산동아, 1985

ㅈ

• 정구영, 산야초 대사전, 전원문화사, 2018
• 정구영, 약초 건강 사전, 전원문화사, 2019
• 정구영, 질병 치유 산야초, 전원문화사, 2020
• 정구영, 자연치유, 전원문화사, 2019
• 정구영 · 정경교, 코로나 자연치유, 전원문화사, 2020
• 정구영 · 정로순, 약용나무 대사전, 전원문화사, 2021
• 정구영, 약초 대사전, 글로북스, 2014

- 정구영, 나물 대사전, 글로북스, 2016
- 정구영, 버섯 대사전, 글로북스, 2017
- 정구영, 효소 수첩, 우듬지, 2014
- 정구영, 몸을 알면 건강이 보인다, 태웅출판사, 2003
- 정구영, 산야초 도감, 혜성출판사, 2011

ㅊ

- 최태섭(안덕균 해설), 한국의 보약, 열린책들, 1990

ㅎ

- 황도연, 방약합편, 동양종합통신교육원, 1965
- 하헌용, 한약 한문, 정문각, 2005

약용약초보감

2022년 1월 10일 **초판 1쇄 인쇄**
2022년 1월 20일 **초판 1쇄 발행**

편저자 · 정구영 외 3인
펴낸이 · 남병덕
펴낸곳 · 전원문화사

주소 · 07689 서울시 강서구 화곡로 43가길 30. 2층
전화 · 02)6735-2100
팩스 · 02)6735-2103
등록일자 · 1999년 11월 16일
등록번호 · 제 1999-053호

ISBN 978-89-333-1154-7   13510